U0308438

中华名优中药系列丛书

中国葛根

徐 立 编著

中国中医药出版社
·北 京·

图书在版编目（CIP）数据

中国葛根 / 徐立编著 . — 北京：中国中医药出版社，2021.11
（中华名优中药系列丛书）
ISBN 978 - 7 - 5132 - 6191 - 3

Ⅰ . ①中…　Ⅱ . ①徐…　Ⅲ . ①葛根—研究　Ⅳ . ① R282.71

中国版本图书馆 CIP 数据核字（2020）第 060979 号

中国中医药出版社出版

北京经济技术开发区科创十三街 31 号院二区 8 号楼
邮政编码　100176
传真　010-64405721
河北品睿印刷有限公司印刷
各地新华书店经销

开本 787×1092　1/16　印张 17.25　字数 318 千字
2021 年 11 月第 1 版　2021 年 11 月第 1 次印刷
书号　ISBN 978 - 7 - 5132 - 6191 - 3

定价　68.00 元
网址　www.cptcm.com

服 务 热 线　010-64405510
购 书 热 线　010-89535836
维 权 打 假　010-64405753

微信服务号　zgzyycbs
微商城网址　https://kdt.im/LIdUGr
官 方 微 博　http://e.weibo.com/cptcm
天猫旗舰店网址　https://zgzyycbs.tmall.com

如有印装质量问题请与本社出版部联系（010-64405510）

《中华名优中药系列丛书》编委会

总前言

中医药是中华民族五千年的实践积累，其中蕴含着深厚的科学内涵，是中华文明的瑰宝，为中华民族的繁衍昌盛和人类健康做出了卓越贡献。中药是中医药学的重要组成部分，是我国历代人民在漫长的岁月里与疾病做斗争的重要武器。我国地域辽阔，药材资源种类丰富，应用历史悠久，大部分常用药材已形成公认的名优品牌，如"川广云贵""浙八味""四大怀药"等，不仅是药材商品市场的金字招牌，也是地区经济富有文化特色的金字招牌，在中医临床上享有盛誉，因而，对其系统整理、努力发掘、继往开来是一项崇高的历史使命。

近年来，中药在基础性研究方面取得了长足的进展，由于化学药物的不良反应日渐突出，从天然产物中寻找和开发新药已成为世界医药界研究的热点。2016 年，国务院发表《中国的中医药》白皮书，将中医药发展上升为国家战略，中医药事业进入了新的历史发展时期；此外，国家先后出台了一系列中药材产业发展的纲领性文件，使中药材产业化呈现出良好的发展态势，各地积极推进中药材品牌建设，重装推出了一批历史悠久、品质独特的中药材名优品牌，有力推动了中医药全产业链发展。在国家"一带一路"倡议下，中医药在国际上有了更为广阔的发展空间。为及时总结和推广中药材研究的成果，积极推动名优中药材的研究、应用及产业发展，由中国中医药出版社策划，编者团队与相关单位合作，邀请了全国在中药材教学、科研、生产等领域有影响的 200 余位专家学者参与，组织编写了《中华名优中药系列丛书》。该丛书选择名优药材品种，广泛吸纳了全国科研工作者的最新研究进展及作者的科研心得，从药用历史、本草学、栽培与加工、品质评价、化学成分、药理作用、炮制与制剂、临床应用及产业发展等方面，系统介绍名优中药材的相关研究与应用成果，旨在将名优中药材从科研到生产的最新研究成果，介绍给广大业界

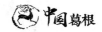

人士。这是首套专门介绍全国名优中药材的丛书，相信本套丛书的出版，对于进一步开展名优中药材的研究及合理利用，以及推进中药材产业的健康和可持续发展具有积极意义。

　　本套丛书在编写出版过程中得到了诸多单位和专家、学者的帮助和支持，参阅了大量的文献资料，特别是得到了中国中医药出版社的大力支持，在此一并致以深切的谢意。尽管我们在编写过程中竭尽所能，但由于涉及交叉学科领域广，错误和疏漏之处恐难避免，敬请广大读者批评指正，以便再版时修订提高。

丛书编委会

2021 年 9 月

编写说明

　　葛根是我最早认识的中药之一，每年七八月份，家乡房子周围和山间林里随处可见成片的葛藤和紫色葛花。小时候常常跟随身为老中医的爷爷去采挖中草药，几乎每次上山爷爷都会挖些葛根，切成片给我们吃，不仅甘甜，还能止渴。读硕士时，导师让我自行选题研究，我便选了葛根对急慢性酒精中毒的防治作用作为我的硕士论文研究题目；读博士时，我的研究仍与葛根有关；工作中，我的科学研究大多也都与葛根有关。从小至今，我一直对葛根这一神奇植物充满敬畏和好奇，这也许是我编写此书的原始动力。

　　葛根是应用历史悠久、用途广泛的珍贵植物。早在 6000 多年前，古代劳动人民就已经用葛藤纺线织布。随着历史的发展，葛根已成为老百姓喜欢的食物和民间常用的中药，其有效成分制品也成为临床常用的药物；葛藤和葛叶可作为动物饲料，去皮的葛藤可用于编织工艺品，其纤维可用于纺布，可谓用途非常广泛。老子云："天下万物生于有，有生于无。"人们在长期的应用实践中，对葛根产生了深厚的感情，积累了很多传说和诗词，形成了独特的葛根文化。文化是人类在社会历史实践过程中所创造的物质财富和精神财富的总和，代表着该群体共有的价值观念、行为模式和实践活动。葛根文化则是人类在漫长的发展过程中，从认识自然、利用自然的实践中形成的，是因葛根而生的独有的精神财富。本书单独附有葛根文化，意在致敬独特的葛根文化，体现葛根在人类历史文明发展过程的重要作用。

　　葛根是适应性强、生长速度极快的神奇植物。葛根极耐寒、耐旱、耐贫瘠、不怕火烧，攀援和覆盖能力极强，目前还没有发现虫伤菌伤。葛藤的生长速度到底有多快？据美国人戏称："栽种葛藤的人，封土之后必须跑步离开，否则就会被葛藤缠住腿。"2010 年，我在园子里种了一株葛根，不到两年，葛藤就疯狂地从门外的下水管攀爬到房顶，我没有

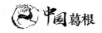

听从父母的劝告将其清理，2013 年的夏天，下水管终不堪重负，连同葛藤、瓦片一起随风倒下，堆满整个院子！这让我深刻地理解为什么葛藤可以治沙，为什么美国要花巨资来控制葛藤的蔓延。

本书对药食两用的葛根相关文献进行了系统的整理，从葛根本草考证、葛根的栽培与加工、葛根品质评价、葛根化学成分研究、葛根药理作用研究、葛根的临床应用及不良反应、葛根有效成分药动学研究、葛根的开发利用、葛根文化等方面较全面地归纳。希望本书可以作为葛根相关研究、种植、产品开发及应用的参考。

编写此书是我多年的愿望，但真正成书，得益于大理大学创新团队建设理念的启发，得益于大理州科技局董文煌，大理大学段宝忠、夏从龙、范敏、张兰胜、李海峰、江世智、王伟、潘文良、彭安忠等专家，以及研究生李若诗、柳波、张际庆、黄钦、杜泽飞、刘杰、陶爱恩、赵飞亚、江媛、王婧等的大力支持。本著作得到大理州科技计划重大项目（D2019NA03）、大理大学博士科研启动费项目（KYBS201810）、大理大学中药资源与民族药创新团队（ZKLX2019318），以及云南省地方本科高校基础研究联合专项资金（2019FH001［-40］），云南省教育厅重点项目（2010Z006）的支持，一并致谢。

因时间紧迫，水平有限，书中错误、不足之处在所难免，敬请广大专家、读者批评指正，便于再版时修正。

徐立

2021 年 9 月

目　录

第一章 葛根本草考证 [1-3]

一、葛根基原考

葛根别名野葛、葛条、黄斤、鹿藿、野扁葛、葛藤。葛根在我国应用历史悠久，历代本草中均有记载。此外早在尧、舜、禹时期，人们就已经开始利用葛藤制麻织布。在1973年江苏吴县草鞋山遗址的发掘过程中，曾经发掘出三块制作于新石器时代，在今天看来依然技艺精湛的葛布残片，这三块葛布残片是我国6000多年前就已经开始利用葛属植物的可靠见证。据考证，在周朝时，朝廷在中央设立"掌葛"官职，负责征收和掌管葛麻类纺织原材料，并已有"山农"之葛（织葛布）和"泽农"之葛（供食用）的区分。

葛根作为药用始载于《神农本草经》，列为中品，但该著作仅有性味功效记载，而无形态学描述，基原亦无从考证。后汉末《名医别录》载："葛根无毒……生汶山（今四川茂县），川谷，五月采根，曝干……疗伤寒，中风，头痛，解肌，发表出汗，开腠理，疗金疮……"

有关葛属植物来源，历代所用种类复杂，大致都是豆科 *Pueraria* 植物。在《神农本草经》中仅有性味功效记载，而无形态学描述，因此其基原无从考证。梁代陶弘景《本草经集注》载："今之葛根，人皆蒸食之，当取入土深大者，破而日干之，生者捣取汁饮之，解温病发热。其花并小豆花干末，服方寸匕，饮酒不知醉。南康（今江西南康区）、庐陵（今江西吉安县）间最胜，多肉而少筋，甘美。但为药用之，不及此间尔。"上述记述可见，上述所描述植物应为葛属 *Pueraria* 植物无疑，且当时已注意到葛根分为食用和药用两种，前者可食用，以江西一带为多，其具有"多肉而少筋，甘美"的特征；而据"为药用之，不及此间尔"，"此间"应指陶弘景所在的茅山一带，入药佳而不宜食用，在味道、质地、产地等方面都与前述的品种不同。唐《食疗本草》云："葛根，蒸食之，消酒毒。其粉亦甚妙"；陈藏器《本草拾遗》云："根堪作粉"，亦有记载食用特性。宋苏颂

《图经本草》载："今处处有之，江浙尤多。春生苗，引藤蔓，长一、二丈，紫色，叶颇似楸叶而青，七月着花，似豌豆花，不结实，根形如手臂，紫黑色，五月五日午时采根，曝干，以入土深者为佳，今人多以作粉食之，甚益人。下品有葛粉条，即谓此也。"以上描述了"引藤蔓，长一、二丈""叶颇似楸叶""（花）似豌豆花"等特征，亦进一步证实其为葛属 Pueraria 植物，与现今野葛 Pueraria lobata (Willd.) Ohwi 的形态特征较为接近，即上述的药用葛。但提及食用性，则又与葛属甘葛藤（粉葛）Pueraria thomosonii Benth. 或食用葛藤 Pueraria edulis Pamp. 的特征更为接近，但具体为哪一种，则无法确认。从分布记载来看，"今处处有之，江浙尤多"，与今之葛属植物尤以野葛类似，江浙二省主以野葛为多，可见在当时对葛根的品种从基原上看区别得并不是很清楚。此外，根据其味及食用

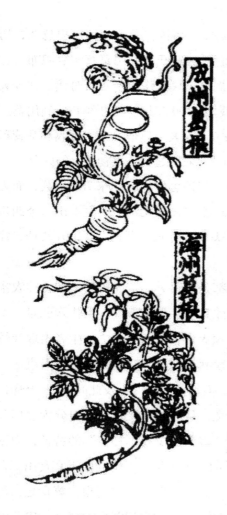

图 1-1《救荒本草》葛根图

记载来看，现今所使用的野葛 Pueraria lobata (Willd.) Ohwi 的块根豆腥味较浓，滋味不佳，而甘葛藤（粉葛）Pueraria thomosonii Benth. 或食用葛藤 Pueraria edulis Pamp. 豆腥味较弱，且纤维含量较低，则具《本草经集注》所记载"（食之）甘美"特征，据此，可见药用葛应以野葛 Pueraria lobata (Willd.) Ohwi 为主流，食用葛则以甘葛藤（粉葛）Pueraria thomosonii Benth. 或食用葛藤 Pueraria edulis Pamp. 为主。

宋《证类本草》载有葛根的附图（图1-1），即成州（今甘肃省）葛根、海州（今江苏省）葛根两种。其中成州葛根，叶为单叶，与葛属 Pueraria 三小叶特征明显不同；而海州葛根，具三小叶，且荚果明显，从其植物特征来看，确似葛属植物，似是指野葛。北宋寇宗奭《本草衍义》云："葛根澧、鼎之间，冬月取生葛，以水中揉出粉，澄成垛，先煎汤使沸，后擘成块下汤中，良久，色如胶，其体甚韧，以蜜汤中拌食之。擦少生姜尤佳……彼之人，又切入煮茶中以待宾，但甘而无益。又将生葛根煮熟者，作果卖。虔、吉州、南安军亦

如此卖。"这其中描述的葛根无疑是甘葛藤或食用葛藤块根。明朱橚《救荒本草》附有葛根图（图1-2），并云："葛根今处处有之，苗引藤蔓，长二、三丈，茎淡紫色，叶颇似楸叶而小色青，开花似豌豆，花粉紫色，结实如皂角而小，根形如手臂……蒸食之，或以水中揉出粉澄滤成块，蒸煮皆可食。"根据葛根图及形态描述，亦无法确证其基原。

明代李时珍《本草纲目》记载："葛有野生，有家种，其蔓延长，取治可作乡长绤绤。其根外紫内白，长者七八尺。其叶有三尖，如枫叶而长。面青背淡，其花成穗，累累相缀、红紫色。其荚如小黄豆荚，亦有毛。其子绿色，扁扁如盐梅子核，生嚼腥气，八九月采之。"据"其叶有三尖，如枫叶而长"与今甘葛藤或野葛相似，但其葛根附图（图1-3），为单叶，从图来看却又不是葛属植物。同时，李时珍还明确指出了葛有野生和家种之分，但他并未从形态上分别加以描述。据上所述，葛有野生、家种，按其形态描述看，根据"其叶有三尖，如枫叶而长"的特征，此种应是指食用葛根。

清《植物名实图考》载："……有家园种植者，亦有野生者"，对植物的形态虽亦无更多描述，但就其分布，"有江西、湖广（湖南、两广）"，尤其提到广西葛以宾州贵县者为佳，玉林葛尤珍。据调查此两地均有种植甘葛藤（粉葛）的悠久历史，且有野生葛的分布，并且就其中葛（一）及葛（二）的附图看，两者均为葛属植物。根据图中所描绘的叶子的外形

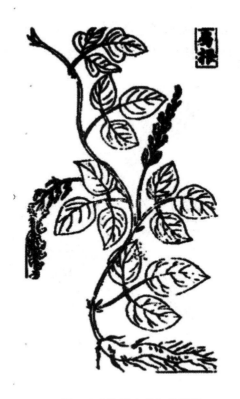

图1-2《救荒本草》葛根图

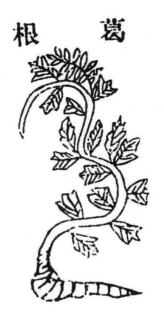

图1-3《本草纲目》葛根图

及茎上粗毛的多少来分析，图1-4应为甘葛，即粉葛；而图1-5是野葛而无疑。药物出产"以四川者为最"，据上述所致，古代药用的葛根产区较广，野生品和家种品均供药用。

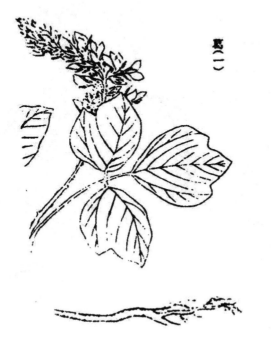

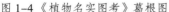

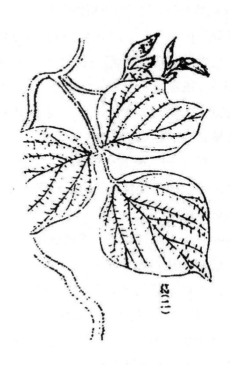

图1-4 《植物名实图考》葛根图　　　　　　　　　图1-5 《植物名实图考》葛根图

近现代的《中药大辞典》和《中华本草》及2005年版前的《中华人民共和国药典》（以下简称《中国药典》），所记载的关于葛根的基原，为豆科植物的野葛 *Pueraria lobata* (Willd.) Ohwi 或甘葛藤 *Pueraria thomsonii* Benth.；2005年版以后《中国药典》一部按植物不同来源将葛根分列为野葛 *Pueraria lobata* (Willd.) Ohwi 及甘葛藤 *Pueraria thomsonii* Benth. 分别列为"葛根"及"粉葛"两味药材区分使用。

综上所述，可知古代葛根区分药用和食用，所使用的植物，是以葛属植物为主，确切地说，还都是以野生葛和家种葛为主。而野生葛除了野葛 *Pueraria lobata* (Willd.) Ohwi 之外，很难确定是否还有其他同属植物的野生种作为葛根使用。从分布来看，野生种的葛属植物主要还是野葛 *Pueraria lobata* (Willd.) Ohwi，该植物分布广，几乎遍及全国各地，产量大。在唐代以前认为野葛入药最好，野葛作为葛根分列收载和使用，是有着充分文献学依据的，其区分使用延续了古代多年传承的药用习惯。至于家种葛，主要是以食用为主，其来源主要以甘葛藤（粉葛）*Pueraria thomosonii* Benth. 或食用葛藤 *Pueraria edulis* Pamp.

为主，两者也可入药用，但品质不及野葛 *Pueraria lobata* (Willd.) Ohwi，明《本草纲目》首次明确指出葛有家种和野生之分，其所描述的品种为家种的粉葛，加之葛根民间应用食疗及提取葛粉的情况相当普遍，又因为食用葛和甘葛的口感好、出粉率高，所以用量比较大。这种习惯经唐代、宋代，一直延续到明代；至清代《植物名实图考》将家种和野生两品种并列的情况分析，表明在明清以来，甘葛（粉葛）、食用葛及野葛均可作为葛根的入药正品。

《中国药典》收载了粉葛（甘葛藤 *Pueraria thomsonii* Benth.）和葛根（野葛 *Pueraria lobata* (Willd.) Ohwi）两种葛属植物，作为药用。据有关文献记载，还有一些同属植物在不同省区的个别地方也当做葛根使用，如三裂叶野葛 *Pueraria phaseoloides* (Roxb.) Benth（浙江部分地区）、峨眉葛 *Pueraria omeiensis* Wang et Tang（贵州、四川部分地区）、山葛藤 *Pueraria montana* (Lour.) Merr.（广西部分地区）、华葛 *Pueraria chinensis* Ohwi（台湾部分地区）等也混做葛根使用。云南葛根 *Pueraria peduncularis* Benth. 在云南、贵州、四川等地又称苦葛，西藏个别地方误做葛根入药，但该植物有毒，多作农药、杀虫剂使用，不可作葛根入药，以上几种植物分布较窄，为区域使用，产量也较少。

值得提出的是，古代除了以根作为葛根使用外，还以叶、蔓（藤）、葛谷（种子）等入药治病。《本草纲目》引《名医别录》载："叶主治金疮止血。"苏恭曰："蔓主治卒喉痹……水服。"《本草纲目》载："消痈肿。"《神农本草经》载："葛谷（种子），甘、平、无毒……主治痢疾。"《本草纲目》载："葛谷（种子）解酒毒"。现今则只主要以根和花入药治病。

二、葛根功效考

历代文献对葛根的功效应用有较多记载。如《神农本草经》载："主消渴，身大热，呕吐，诸痹，起阴气，解诸毒"；《名医别录》曰："疗伤寒中风头痛，解肌发表出汗，开腠理，疗金疮，止痛，胁风痛"，"生根汁……疗消渴，伤寒壮热"。近代较多文献及专著记载葛根入药，相关典籍及文献记载见表1-1。从表1-1中可看出，历代葛根主要用于外感发热、消渴病、泄泻、痢疾、金疮等的治疗，具有解肌退热、生津止渴、发表透疹、升阳止泻、解酒毒、疗金疮之功能，与现今《中国药典》所记载用法基本一致。此外，文献记载的捣汁内服治疗狂犬咬伤、生用堕胎等仅在个别文献中出现，未见同类记载，还有待进一步研究验证。

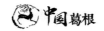

表 1-1　有关典籍及文献记载葛根功效情况

专著及文献	药效记载
神农本草经	主消渴，身大热，呕吐，诸痹，起阴气，解诸毒
名医别录	疗伤寒中风头痛，解肌发表出汗，开腠理，疗金疮，止痛，胁风痛
本草经集注	杀野葛、巴豆、百药毒。生者捣取汁饮之，解瘟病发热。葛根为屑，疗金疮断血为要药，亦疗疟及疮至良
药性论	能治天行上气，呕逆，开胃下食，主解酒毒，止烦渴。熬屑治金疮，治时疾寒热
新修本草	根末之，主猘狗啮，并饮其汁良
日华子本草	治胸膈热，心烦闷，热狂。止血痢，通小肠，排脓、破血。傅蛇虫啮，解署毒箭
本草拾遗	生者破血，合疮，堕胎。解酒毒，身热赤，酒黄，小便赤涩。可断谷不肌
开宝本草	小儿热痞，以葛根浸捣汁饮之良
医学启源	除脾胃虚热而渴
本草衍义	大治中热，酒、渴疾。多食行小便，亦能使人利。病酒及渴者，得之甚良
汤液本草	益阳生津
滇南本草	治胃虚消渴，伤风、伤暑、伤寒，解表邪，发寒热往来，湿疟。解中酒热毒，小儿豆疹初出要药
本草蒙筌	疗伤寒发表解肌，治肺燥生津止渴。解酒毒卒中，却温疟往来。散外疮疹止疼，提中胃气除热生根汁乃大寒，专理天行时病。止热毒吐衄，去热燥消渴。妇人热闷能苏，小儿热痞堪却。葛粉甘冷，醉后宜食。除烦热利大便，压丹石解鸠鸟毒
本草纲目	散郁火
本草便读	解阳明肌表之邪，甘凉无毒，鼓胃气升腾而上，津液资生。若云火郁发之，用其升散，或治痘疹不起，赖以宣疏，治泻则煨熟用之
本草害利	发汗升阳，生用能堕胎，蒸熟散郁火，化酒毒，止血痢。能舞胃气上行，治虚泻之圣药。鲜葛根汁大寒，治温病火热，吐衄诸血

三、葛根临床应用考

历代医家对葛根的使用各有差异，详细论述见表 1-2。

表 1-2　历代医家及文献葛根临床应用记载

医家或著作	使用记载
张元素	用此（葛根）以断太阳入阳明之路，即非太阳药也，故仲景治太阳阳明合病，桂枝汤加麻黄、葛根也。又有葛根黄芩黄连解肌汤，是知葛根非太阳药，即阳明药。太阳初病，未入阳明，头痛者，不可便服葛根发之，若服之是引贼破家也，若头颅痛者可服之
李杲	干葛，其气轻浮，鼓舞胃气上行，生津液，又解肌热，治脾胃虚弱泄泻圣药也
本草纲目	本草十剂云，轻可去实，麻黄、葛根之属。盖麻黄乃太阳经药，兼入肺经，肺主皮毛；葛根乃阳明经药，兼入脾经，脾主肌肉。所以二味药皆轻扬发散，而所入迥然不同也
神农本草经疏	葛根，解散阳明温病热邪主要药也，故主消渴，身大热，热壅胸膈作呕吐。发散而升，风药之性也，故主诸痹。伤寒头痛兼项强腰脊痛，及遍身骨疼者，足太阳也，邪犹未入阳明，故无渴证，不宜服
本草汇言	葛根，清风寒，净表邪，解肌热，止烦渴。泻胃火之药也。尝观发表散邪之药，其品亦多，如麻黄拔太阳营分之寒，桂枝解太阳卫分之风，防风、紫苏散太阳在表之风寒，藁本、羌活散太阳在表之寒湿，均称发散药也。而葛根之发散，亦入太阳，亦散风寒，又不同矣，非若麻、桂、苏、防，辛香温燥，发散而又有损中气之误也；非若藁本、羌活，发散而又有耗营血之虞也。《神农经》谓起阴气，除消渴，身太热，明属三阳表热无寒之邪，能散之清之之意也如伤风伤寒，温病热病，寒邪已去，标阳已炽，邪热伏于肌腠之间，非表非里，又非半表半里，口燥烦渴，仍头痛发热者，必用葛根之甘寒，清肌退热可也，否则舍葛根而用辛温（如麻、桂、苏、防之类），不惟疏表过甚，而元气虚，必致多汗亡阳矣。然而葛根之性专在解肌，解肌而热自退，渴自止，汗自收。而本草诸书又言能发汗者，非发三阳寒邪在表之汗也，又非发风温在经之汗也，实乃发三阳寒郁不解，郁极成热之汗也。又如太阳汗出不彻、阳气怫郁，其人面色缘缘正赤，躁烦不知痛之所在，短气，更发汗以愈，宜葛根汤治之，郁解热除，汗出而邪自退，此所以本草诸书言发汗者此也
本草正	葛根，用此者，用其凉散，虽善达诸阳经，而阳明为最，以其气轻，故善解表发汗。凡解散之药多辛热，此独凉而甘，故解温热时行疫疾，凡热而兼渴者，此为最良，当以为君，而佐以柴、防、甘、桔

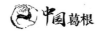
医家或著作	使用记载
药品化义	葛根，根主上升，甘主散表，若多用二、三钱，能理肌肉之邪，开发腠理而出汗，属足阳明胃经药，治伤寒发热，鼻干口燥，目痛不眠，疟疾热重。盖麻黄、紫苏专能攻表，而葛根独能解肌耳。因其性味甘凉，能鼓舞胃气，若少用五、六分，治胃虚热渴，酒毒呕吐，胃中郁火，牙疼口臭。或佐健脾药，有醒脾之力。且脾主肌肉，又主四肢，如阳气郁遏于脾胃之中，状非表症，饮食如常，但肌表及四肢发热如火，以此同升麻、柴胡、防风、羌活，升阳散火，清肌退热，薛立斋常用剂也。若金疮、若中风、若痉病以致口噤者，捣生葛根汁，同竹沥灌下即醒，干者为末，酒调服亦可。痘疮难出，以此发之甚捷
本经逢原	葛根轻浮，生用则升阳生津，熟用则鼓舞胃气，故治胃虚作渴，七味白术散用之。又清暑益气汤兼黄柏用者，以暑伤阳明，额颅必胀，非此不能开发也
本经疏证	葛根之用，妙在非徒如栝蒌但涸阴津，亦非徒如升麻但升阳气，而能兼擅二者之长，故太阳阳明合病，自下利者（葛根汤证），太阳被下，利遂不止，脉促喘汗者（葛根芩连汤证）咸用之。盖两者之利，为阳盛于外，不与阴交，阴遂不固而下溜，起其阴气，使与阳决，得曳以上行，则非但使利止，并能使阳之遏于外者，随胃阳鼓荡而散矣
药盦医学丛书	葛根，斑疹为必用之药，亦并非已见点不可用，痧麻均以透达为主，所惧者是陷，岂有见点不可用之理？惟无论痧麻，舌绛且干者，为热入营分，非犀角、地黄不办，误用葛根，即变证百出，是不可不知也。又凡伤寒阳明症已见，太阳未罢，得葛根良。太阳已罢，纯粹阳明经症，得葛根亦良。惟温病之属湿温及伏暑、秋邪者不适用，此当于辨症加之注意。若一例横施，伏暑、秋邪得此，反见白㾦，则用之不当之为害也
本草正义	葛根，气味皆薄，最能升发脾胃清阳之气，《伤寒论》以为阳明主药，正惟表寒过郁于外，胃家阳气不能散布，故以此轻扬升举之药，捷动清阳，捍御外寒，斯表邪解而胃阳舒展，所以葛根汤中仍有麻黄，明为阳明表寒之主药，非阳明里热之专司，若已内传而为阳明热症，则仲景自有白虎诸法，非葛根汤之所宜用。其葛根黄芩黄连汤方，则主阳明协热下利，貌视之。颇似专为里有实热而设，故任用芩、连之苦寒，则葛根似亦为清里之品；抑知本条为太阳病桂枝证医反下之之变，邪热因误下而入里，里虽宜清，而利遂不止，即以脾胃清阳下陷之候，葛根只以升奉陷下之气，并非为清里而设，此皆仲师选用葛根之真旨。由此推之，而知《本经》之主消渴者，亦以燥令太过，降气迅速，故虽饮多而渴不解，此药治之，非特润燥，亦以升清。又主呕吐者，亦以胃气不能敷布，致令食不得入，非可概治胃火上逆之呕吐。而仅知为清胃生津、甘润退热之普通药剂，则似是实非，宁独毫厘之差，真是千里之谬矣

第二章 葛根的栽培与加工 [4-25]

一、葛根生长的环境条件

葛根性喜温暖湿润的气候，耐寒、耐高温能力较强，在 –8.0～40.5℃温度条件下均能正常生长，气温高于 40.5℃时，叶面容易出现灼伤，生长受到抑制；气温低于 –8℃时，容易出现冻害；葛根生长发育最适宜温度为 20～30℃。

（一）温度对葛根种子萌发及生长的影响

葛根种子发芽最适宜温度为 20～25℃，播种 2～3 天后胚根、胚芽突破种皮即可发芽，且幼苗生长健壮、根系发达；葛根种子在 5～10℃也能发芽，但出芽不整齐、幼苗生长极其缓慢；发芽温度高于 26℃时，虽然种子发芽快，但是幼苗虚弱、徒长，根系较弱，不利于培育壮苗。因此，葛根种子最适宜播种时间一般为 2 月中下旬至 3 月上旬，此时温度还较低，需要搭建塑料拱棚覆盖催芽，做好保温、保湿是培育葛根优质种苗的关键，是葛根高产高品质栽培的基础。

葛根不同部位生长特性不同，茎叶生长最适宜温度是 25～28℃，每年 5、6 月份平均气温分别为 21.6℃、25.0℃，白天温度在 22～30℃，夜间温度在 15～18℃，是葛根藤蔓快速生长期；葛根块根第 1 次生长高峰期是同化器官形成的主要时期，地上部分枝逐渐形成，地下部分从主根生长速度加快到块根形成，块根伸长增粗，根细胞层分化大量细胞，形成大量的薄壁细胞。7、8 月份平均气温分别为 28.0℃、27.0℃，白天温度在 24～39℃，夜间温度在 22～25℃，夜间葛根也能正常生长，白天高温有利于葛根茎叶生长；块茎膨大最适宜温度为 20～24℃，膨大期是葛根块茎形成的关键时期。9、10 月份平均气温分别为 23.2℃、17.9℃，昼夜温差为 7℃左右，有利于葛根块茎形成和快速生长，是影响葛根产量的关键时期；葛根成熟期，每年 11 月平均气温为 12.3℃，白天温度

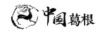

在 3～29℃，夜间温度在 1～12℃，昼夜温差大有利于葛根块茎中淀粉的形成和积累，同时也是葛根次生代谢产物形成及品质差异形成的重要时期。

（二）水分对葛根生长的影响

葛根生长期水分用量十分重要。葛根苗期水分需求量较少，少量水分就能满足幼苗生长；幼苗移栽时如遇干燥天气或遇小雨只淋湿土地表皮时，应一次浇足水，如果遇到大雨不必浇水。葛根块根进入第 1 次生长高峰期时，叶片分化数较多，叶面积迅速扩大，根系向纵深方向快速生长，此时需水量大，应该保证充足的水分，满足葛根的快速生长需要；葛根块根进入第 2 次生长高峰期块根膨大期时，次生形成层等分生组织细胞分裂极为活跃，块根生长迅速，是葛根生长需水量最大的时期，缺水会造成大幅减产。葛根块根在收获前 10 天左右，应停止浇水。

（三）光照对葛根生长的影响

光照时间多少对葛根产量和品质影响很大，在葛根营养生长期内，平均每天光照时间 6～7 小时时，最适合葛根生长。整个葛根生长期需要光照时间在 800～1000 小时最为适宜。葛根生长进入生长高峰期，需要光照时间较长，平均每天 5～6 小时葛根生长良好，若光照不足 6 小时，会影响葛根的生长发育。在短日照条件下，叶片易于直立，有利于葛根块茎膨大；当在长日照条件下，叶片易于披张，不利于块茎膨大。成熟期内当光照平均每天大于 4 小时时，有利于葛根块茎充实壮大。

（四）气候和土壤对葛根生长的影响

葛根对生长气候和土壤要求不严，野生葛根主要生长在海拔 2000 米以下温暖湿润的荒坡、荒山、堤岸、河边、堤角、田边等地，喜温暖湿润气候，喜光，也较耐荫，耐寒，喜土层厚、排水良好、肥沃疏松、富含腐殖质的沙壤土，以中性或微碱、微酸的土壤为好。在瘠薄的石谷或黏性的土壤环境中也能正常生长。

葛根人工栽培时，可选择温暖、阳光充足的气候条件，如云南属亚热带高原气候，冬春两季为旱季，晴朗干燥，很少有雨雾天气，夏秋两季为雨季，较适合葛根生长。在充足的阳光下葛根长势强，分枝较多，茎粗壮，品质好产量高；而光照不足时，分枝减少，叶小较稀，葛根品质差产量低。葛根人工栽培时应该选择土层厚、疏松肥沃、排水良好、富含有机质的沙壤土，在土层瘦薄或过黏、排水不良的土壤中则生长不良。用根头繁殖需

1 ～ 2 年，以其他方法繁殖需 2 ～ 3 年，亩产可达 1000kg 以上。

二、种植环境要求

葛根性喜温暖、潮湿环境，耐热耐旱，对种植土壤要求不严，能在各种土壤条件下生长，但以土层深厚、疏松，pH 值在 6 ～ 8 之间的腐殖土或沙质土有利于块根膨大，最适宜葛根生长。但是，为了提高葛根产量和品质，根据葛根植株高大，根系发达，生长过程水分和养分需要量大，而且耐寒耐旱及不耐涝的特点，葛根种植地应选择在海拔 1000 ～ 1800 米，坡度小于 25°，雨量充沛，气候湿润，每年春季 3 ～ 5 月有充足水源保证，光照充足，耕作层深厚，土质疏松，结构良好，排灌方便，通气性好，富含有机质，保水保肥力强，pH 值在 6 ～ 8 之间的缓坡耕地、荒坡、荒山或林地及房前屋后沙质土壤为宜。

三、整地及要求

精细整地，冬前深翻土壤 80cm，由于葛根种植需要 2 ～ 3 年时间才能收获，所以要求一次性施足底肥。整地时施农家肥 30000 ～ 45000kg/hm²，三元复合肥、磷肥均为 75kg/hm²，在畦面下 20 ～ 60cm 深处将底肥与土壤拌匀，确保块茎能在 70cm 以上土层中生长。根据地形、水源、土质等情况决定起垅方向，黄壤土、黏质土壤、比较耐旱和水源充足的地方按东西走向，砂质土壤、黑色土壤、不耐旱和水源不充足的按南北走向，按选定方向做成宽 1.2m 左右的畦，畦高 15 ～ 20cm。按行距 1.0 ～ 1.2m 的规格挖种植沟，沟深、宽为 50 ～ 60cm，畦间开沟约 30cm，以利于排水。单行起垅宽 15cm 以上，双行起垅宽 70cm 以上，沟宽约 30cm。

垅面定植点的间距以株距 45cm 为宜，一垅种植或双行种植，呈三角形栽植，不可靠近边沟，以便于通光透气，种植密度 4000 ～ 15000 株 / 公顷为宜，有利于植株和块茎生长。

四、育苗

（一）种子繁殖育苗

葛根种子育苗宜在春季进行，播种前种子用 30 ～ 35℃的温水浸种 24 小时，浸种后取出种子稍晾后即刻播种到育苗床上，株行距 15cm×10cm，每穴播种 2 ～ 3 粒，覆土厚 2cm，播种完，浇足水，始终保持苗床湿润，再用竹片在苗床上搭建塑料小拱棚。葛根种子发芽后，每 3 天左右浇水一次，苗床温度保持在 20 ～ 30℃，温度达到 30℃以上时，

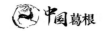

应及时降温；温度过低时应注意保温。葛根种子发芽初期应该适当遮阴，避免阳光直射烧苗，苗高达 2 ~ 3cm 后应该逐渐减少遮阴，有利于培育壮苗。当葛根幼苗生长到苗高 5 ~ 8cm 时，即可带土移栽。

（二）压条繁殖育苗

压条繁殖可采用波状或连续压条法，选择优良无病虫害的葛根藤条将其拉直后分段埋土，待茎节处长出 4 ~ 6 条根后将其切断，分别移栽到育苗床，移栽完毕后，苗床充分浇水，保持苗床湿润，用竹片在苗床上搭建塑料小拱棚。葛根种条生根初期应该适当遮阴，避免阳光直射烧苗，当种条移栽成活后应该逐渐减少遮阴，培育壮苗。当葛根苗生长到苗高 5 ~ 8cm 时，即可带土移栽。

（三）扦插繁殖育苗

选择优良无病虫害健壮的葛根藤条切成 2 ~ 3 节插穗 5 ~ 6cm，将插穗垂直扦入育苗袋中，土层与葛根芽基部持平，稍用力将育苗碗中土壤压实，使插穗与土壤紧密接触，浇足水。扦插时间一般安排在清明前后 10 天左右，扦插成活率较高。当藤条苗生长至 10cm 时，及时抹掉茎部 3 ~ 7 叶腋间萌发的小嫩芽，只留一个生长健壮的芽，便于主藤快速向上生长，即可带土移栽。

（四）组织培养育苗

1. 外植体的选择及消毒杀菌

葛根组织培养中外植体的选择以根、茎、叶、腋芽等营养器官为主。选择优良无病虫害健壮的葛根的根、茎、叶、腋芽等营养器官作为外植体，外植体用自来水洗净后，在无菌操作台上用 70% 的酒精溶液消毒 30s，再用 0.1%HgCl$_2$ 消毒 8 ~ 10min，最后用无菌水洗涤 4 ~ 6 次。郭军战等以带腋芽的茎段作为外植体，以 MS 培养基 +BA（细胞分裂素）0.32mg/L+NAA（萘乙酸）0.12mg/L 为培养基进行愈伤组织诱导效果最好。唐萍等利用野葛叶片、茎段为材料，在 MS 培养基中加入适宜激素进行组织培养，茎段进行愈伤组织诱导比叶片效果更好。

2. 基本培养基及愈伤组织诱导

葛根组织培养中最常用的是 MS 培养基、B5 培养基，葛根组织培养中添加的生长调节物质主要有两大类，生长素类（NAA、IBA、2,4-D）和细胞分裂素类（6-BA、BA）。生长调节物质的不同种类和浓度配比对组织培养中愈伤组织的诱导有很大的影响。毛霞等对粉葛组织培养及植株再生研究中发现，不同的生长激素及浓度配比对粉葛外植体的再生和分化具有重要的作用，不同浓度 KT、6–BA 和 IAA 对丛生芽增殖影响为 KT>6–BA>IAA，适当的浓度配比可以更好地诱导粉葛外植体的分化、增殖和生长。胡万群等对细叶粉葛的无菌苗进行组织培养，在 MS 培养基中加入不同配比的 6–BA 和 NAA，对无菌苗分化出丛生芽有较大影响，1.2mg/L 6–BA 比 0.5mg/L 6–BA 分化出的丛生芽数更多，0.5mg/L NAA 比 0.2mg/L NAA 增值的无菌苗更高。洪森荣等实验得到相类似的结论，2.0mg/L 6–BA+0.5mg/L NAA 诱导叶片愈伤组织效果最好，出愈率达 100%。魏世清等对野葛愈伤组织诱导的研究中发现，2,4–D 浓度在 0.2 ～ 1.0mg/L 范围内，野葛茎尖可以诱导出愈伤组织，且在 0.5mg/L 时愈伤组织诱导率最高，达 98.0%，当浓度大于 0.5mg/L 时，诱导率开始下降，并出现褐化现象。李玲等在研究三裂叶葛愈伤组织的形成的试验中还发现，在 B5 培养基 +1.0mg/L 2,4–D+0.1mg/L NAA+300mg/L 水解酪蛋白用于愈伤组织继代培养优于 MS 培养基 +0.5mg/L 2,4–D +0.2mg/L NAA，形成的愈伤组织颗粒大，呈质地松散的浅绿色。

3. 继续培养

葛根组织的培养以温度 25℃左右，光照时间 12 ～ 14h/d，光照强度 1500 ～ 2500lx 为宜。经过 5 ～ 8d 培养，外植体转绿开始膨大，经过 25 ～ 30d 培养，愈伤组织表面分化出绿色小芽点，再经过 14 ～ 20d 培养，当芽生长到 5 ～ 8cm 高时，可转接到不定芽分化培养基上诱导芽分化及增殖培养。

4. 不定芽诱导及增殖培养

芽生长到 5 ～ 8cm 高时，将不定芽切成 2 ～ 3 节的茎段，接种于适合不定芽诱导及增殖的培养基 MS + 0.2 mg/L 6–BA + 0.05 mg/L NAA，培养基中分别添加蔗糖 30g/L、琼脂 8.0g/L，pH 为 5.8，培养温度 25℃、光照强度 3000lx、光照时间 16h/d。经过 30 ～ 40d 培养，可获得大量的丛生芽，当丛生芽长到 3 ～ 5cm 高时可转接到生根培养基上进行生根培养。

5. 生根培养

当丛生芽长到 3 ～ 5cm 高时，将丛生芽切割下来，转接到生根培养基 1/2MS，培养基中分别添加蔗糖 20g/L、琼脂 8.0g/L，pH 为 5.8，培养温度 25℃、光照强度 3000lx、光照时间 16h/d。经过 20 ～ 30d 培养，当幼苗长出 6 ～ 10 条根、苗高 8 ～ 10cm 时，可进行试管苗的驯化移栽。

6. 试管苗的驯化及移栽

试管苗培养瓶从培养室移出到温室中炼苗 3 ～ 5 天后，打开瓶盖加少量自来水继续炼

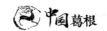

苗 3 ~ 5 天，取出试管苗用自来水洗净根部粘带的培养基，将试管苗移栽到移栽基质（蛭石：珍珠岩：腐殖土 =1：1：1）的苗床上。移栽后管理温度是白天（23±3）℃、夜间（23±3）℃，水分要求 2 天浇一次，光照时间为 8 ~ 10h/d，光照强度 10000 ~ 15000lx，湿度保持栽培环境湿度 80% ~ 90%，移栽 2 ~ 3 天后喷施较低浓度的营养液。经过 20 ~ 30 天驯化，即得到可移栽试管苗。

五、移栽及管理

种植垄标准为宽 90 ~ 110cm，高 60 ~ 70cm，垄与垄之间保留 60cm 左右的通道方便工作行走即可。高产栽培应该选择土层深厚，土质疏松多孔，富含有机质，光照充足，排灌良好水源充足，无污染的缓坡耕地、山地、零星空地作为种植地。

葛根移栽时间一般在每年的 3 ~ 4 月，春雨过后为宜。当土壤温度维持在 17℃ 以上时，就可以进行移栽。一般选择在阴天或雨天进行移栽，移栽成活率高。对于普通坡地栽培的葛根，畦带沟宽 130cm，单行种植，株距控制在 120cm，每亩定植 400 株左右；篱架栽培的葛根，株距控制在 60cm，每亩定植 800 株左右。在移栽过程中，幼苗应该和畦面呈 30° 角倾斜插入，这样能够促使根系膨大，为以后的采收提供便利。葛根定植后，要及时检查秧苗成活情况，及时补苗，补苗后要加强管理，保证秧苗全部成活。

葛根幼苗定植后，如果连续遇到干旱，应该做好田间灌溉工作，灌溉时间应该控制在上午 12 点以前和下午 4 点以后。对于田间水利条件较好，地势平坦的土地，可以采用沟灌，避免淹没秧苗。在查苗补苗过程中，如发现秧苗生长弱小，可用树枝作为标记，每株多施 1 ~ 2 次肥料，促进幼苗快速生长。葛根在整个生长发育期间，对养分需求量较大，秧苗成活之后，进入快速生长阶段，对氮、钾、钙、镁、硼等元素需求量增大，因此需要增加施肥量。

葛根幼苗移栽一个月后，幼苗藤蔓生长到 20cm，每亩追施尿素 10kg，氯化钾 5kg，复合肥 3kg，随灌溉一起施入，提高肥料利用效率。同时，使用发酵溶液或发酵肥，效果更好。苗期进行第一次追肥之后，要结合秧苗生长情况，适当增加 1 ~ 2 次的追肥，有条件的可加经发酵后的花生麸和肥料一起用，可提高葛根品质，此时葛根根系已经下扎较深，追肥应挖穴深施，施肥后回土填穴。

葛根属于攀援类植物，在生长到一定阶段之后，如果不进行搭架引蔓处理，将会严重影响到葛根正常生长，不利于葛根根系膨大。因此在葛根生长到 50cm 左右时，就要及时搭架引蔓。在具体操作过程中，要结合种植实际情况和环境要求综合确定，一般情况下采用人字形的搭架模式，选择使用 2m 长的竹竿或木板，在两根葛根苗中间斜插一根竹竿，和相邻的竹竿相互交错，形成人字形，再将两根竹竿较差部位平放一根竹竿，并使用铁丝和绳索对交叉部位进行固定，将葛根藤蔓引上支架。

中耕除草既可以消灭田间杂草，又可以增加土壤通透性，加速根系呼吸，改善地力。葛根幼苗定植之后，要及时进行中耕除草，提前培土。

中耕要掌握第一次浅中耕，第二次深中耕的原则。在葛根幼苗定植半个月后，进行第一次浅中耕除草，中耕深度维持在 7cm，疏松土壤，消灭田间杂草。第二次中耕除草，在定植后的一个月进行，中耕深度维持在 10 ～ 15cm，并结合中耕进行培土，促进根系迅速生长。葛根生长过程中还要注意做好修枝整蔓工作，避免葛根地上部分过量生长。每株葛根保留 1 ～ 2 个枝条，培养成主蔓。葛根藤没有生长到 1m 时不能保留侧蔓，应该将主枝左右生长的萌发枝全部摘除，促进主蔓生长。当所有侧蔓生长点与根部的距离达到 3m 以后，要及时摘心，避免侧蔓疯长。

六、病虫害防治

病虫鼠害防治要以“预防为主，综合防治”为原则，针对主要病虫害采取相应预防措施。加强种苗病虫检疫，确保种苗无病虫害，采取土壤消毒、轮作、深翻晒伐、抗旱排涝、中耕除草、增施肥料、修剪整蔓等农业综合防治措施，提高葛根抗病虫害抗逆能力，减少病虫危害能力，促进葛根健康生长。

采用化学防治控制葛根病虫草危害，在化学农药选用时，要严格按中药材生产质量管理规范 GAP 种植和无公害农产品生产的要求，选用高效、低毒、低残留的农药。葛根的主要病害有黄粉病、炭疽病、霜霉病，发病时使用 50% 的多菌灵可湿性粉剂 600 倍液或退菌特 800 倍或 70% 的甲基托布津 800 倍液可湿性粉剂进行防治，每周一次，连续喷施 3 次。葛根虫害主要有蛀心虫、蚜虫、蟠蟓、蝗虫、松毛虫等，可人工捕杀或选用普通的高效低毒杀虫剂防治，如敌杀死、乐果、敌敌畏等。土蚕、黄蚂蚁对幼苗成活和葛根的品质及产量影响较大，可在开挖种植沟时人工捕杀土蚕，施底肥回填土时，就要施用土壤杀虫农药毒杀害虫，在葛根生长期，还可选用 5% 辛硫磷颗粒剂或 3% 呋喃丹颗粒剂施入土壤毒杀。同时，葛根富含淀粉有甜味，老鼠爱吃，注意鼠害防治。

七、采收与加工

葛根栽培 2 年后即可采收，优质葛根以 2 ～ 3 年生收获为好，有效成分含量较高，品质好。葛根采挖期一般为立冬后至清明前后，即当年11月～次年3月，这段时间大部分葛根叶转入枯黄，葛根块茎已经停止生长，进入休眠期。此时，葛根块茎积累的有效成分最多，品质最好。采挖时，由于葛株茎藤韧性强，切勿将块根强行扭断，要用剪刀将大块根从茎基部剪断，以免伤及其他留用的块根和须根，然后再将植株四周的土挖开，不要紧靠根部直采挖下去，以免挖断根的分枝（或主根），而采挖不到完整的根，避免伤到留用的块根和须根。采挖时，采大留小，间隔挖根，保留没有商品价值的小根，作为来年栽培的繁殖材料。葛根采挖时间一般选在天气晴朗的上午进行，以便于采后及时处理。葛根采收时应尽量保持根茎表面结构完整，避免碰伤、压伤、擦伤、刺伤等人为机械损伤，以保证块茎质量。同时要及时补充越冬基肥，为下年葛根丰收打下基础。

贮藏没有碰伤、压伤、擦伤、刺伤等人为机械损伤的葛根块根，贮藏场所要干爽、通风良好，先在地面铺3～5cm厚干净润湿的河沙，然后在河沙上放置一层块根，再放置一层河沙，最后用5～6cm河沙盖严，保持润湿。葛根贮藏过程中要经常检查保存情况，如嗅到酒味，或见河沙发潮，可能是块根变质引起，应及时挑出发霉变质的块根，及时重新堆藏，避免出现大量块根发霉变质的情况。为了减少葛根在运输过种中的相互摩擦、挤压、碰撞等造成的机械性损伤，可采用竹筐、麻袋、草袋等包装，同时还可减少水分蒸发和病害蔓延，使组织新鲜饱满，延长贮藏期。

将挖掘出来的葛根块根，刮去粗皮，去掉须根，根据《中国药典》2015年版记载，葛根药材加工方法为"趁鲜切成厚片或小块干燥"，挖掘出来的葛根块根截成10cm左右的小段或纵切为约5cm厚片，随切随炕干或晒干，以色白、粉多、无霉变者为佳。张双等通过比较葛根阴干、晒干以及不同温度（45℃、60℃、85℃）烘干条件下葛根素含量，最终确定葛根药材的最佳加工工艺为45℃，进而在45℃条件下，比较了不同烘干时间条件下葛根素含量，发现12h烘干时间下葛根素含量最高，由此确定葛根的最佳加工工艺为45℃烘干12h。该加工工艺比传统的"晒干"工艺制成的药材中葛根素含量更高，有效成分保留更好，是对传统加工工艺的提升。取葛根的块根洗净，磨碎，加水揉和、过滤、分离出淀粉，晒干即成白色粉末状淀粉，食、药用均可。一般每8～10kg鲜块根可提取1kg葛粉。其次，葛藤可加工成葛麻，每20kg鲜藤可加工成1kg葛麻制造纤维。葛叶经过筛选无杂质，青干的可加工饲料。

第三章　葛根品质评价

一、葛根生药学鉴别

（一）性状鉴别

1. 野葛

呈纵切的长方形厚片或小方块，长 5 ～ 35cm，厚 0.5 ～ 1cm。外皮淡棕色，有纵皱纹，粗糙。切面黄白色，纹理不明显。质韧，纤维性强。无臭味微甜。

2. 粉葛

呈圆柱形、类纺锤形或半圆柱形，长 12 ～ 15cm，直径 4 ～ 8cm；有的为纵切或斜切的厚片，大小不一。表面黄白色或淡棕色，未去外皮的呈灰棕色。横切面可见由纤维形成的浅棕色同心性环纹，纵切面可见由纤维形成的数条纵纹。体重，质硬，富粉性。

（二）显微鉴别 [26]

1.《中国药典》2015 年版规定

本品粉末淡棕色。淀粉粒单粒球形，直径 3 ～ 37μm，脐点点状、裂缝状或星状；复粒由 2 ～ 10 分粒组成。纤维多成束，壁厚，木化，周围细胞大多含草酸钙方晶，形成晶纤维，含晶细胞壁木化增厚。石细胞少见，类圆形或多角形，直径 38 ～ 70μm。具缘纹孔导管较大，具缘纹孔六角形或椭圆形，排列极为紧密。

2.《香港中药材标准》规定

横切面木栓层较宽，由数列木栓细胞紧密排列而成；皮层较窄；纤维束众多，与导管群相间排列，纤维束周围薄壁细胞含草酸钙方晶，形成晶纤维；韧皮部与木质部相间排列，异形维管束形成 1 ～ 3 个同心环；导管大、密集，与纤维束相间排列；射线较窄；薄

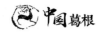

壁细胞含少量淀粉粒。

粉末淡棕色至黄白色。淀粉粒多。多为单粒，球形、半球形或椭圆形，直径2～53μm，脐点点状、裂缝状或星状；复粒较少，由2～12分粒组成，直径8～87μm。纤维多成束，壁厚，木化，周围薄壁细胞多含草酸钙方晶，薄壁细胞壁增厚并木质化，形成晶纤维。具缘纹孔导管较大，众多，排列极为紧密。色素细胞黄棕色，长圆形，常分散于纤维和导管旁。

同时对葛根和粉葛的显微差别进行了比较，如表3-1。

表3-1 葛根与粉葛的显微鉴别特征比较

项目	粉葛	葛根
淀粉粒	极多，单粒少，复粒多由2～20个分粒组成	多，单粒球形，半圆形，多为复粒，由2～10个分粒组成
纤维	多成束，直径5～25μm，壁厚，非木化，周围细胞大多合有草酸钙方晶，形成晶纤维	多成束，细长。直径10～29μm，壁厚，木化，周围细胞大多含草酸钙方晶，形成晶纤维
草酸钙方晶	类双锥形，直径～22μm	多呈类双锥形，直径5～20μm，长至33μm
导管	主要为具缘纹孔导管，另有网纹导管	具缘纹孔导管，多破碎成块片状
其他	棕色细胞，黄棕色或红棕色，长圆形	色素块，绿黄色，不规则形状

（三）理化鉴定

1. 薄层色谱法（TLC）

取本品粉末0.8g，加甲醇10mL，放置2小时，滤过，滤液蒸干，残渣加甲醇0.5mL使溶解，作为供试品溶液。另取葛根对照药材0.8g，同法制成对照药材溶液。再取葛根素对照品，加甲醇制成每1mL含1mg的溶液，作为对照品溶液。照薄层色谱法（《中国药典》2015年版通则0502）试验，吸取上述三种溶液各10μL，分别点于同一硅胶G薄层板上，使成条状，以三氯甲烷-甲醇-水（7∶2.5∶0.25）为展开剂，展开，取出，晾干，置紫外光灯（365nm）下检视。供试品色谱中，在与对照药材色谱和对照品色谱相应的位置上，显相同颜色的荧光条斑。

2. 高效液相色谱法（HPLC）

对照品溶液：取葛根素对照品1.0mg，溶解于10mL70%乙醇中。

供试品溶液：取本品粉末 0.1g，置 50mL 锥形瓶中，加 70% 乙醇 20mL。超声（90W）处理 30 分钟。用 0.45μm 微孔滤膜（PTFE）滤过，即得。

液相色谱：二极管阵列检测器，检测波长 250nm；4.6×250mm 十八烷基键合硅胶（5μm）填充柱；流速约 1.0mL/min。色谱洗脱程序见表 3-2：

表 3-2　色谱洗脱程序

时间（min）	0.1% 甲酸（%，v/v）	乙腈（%，v/v）	洗脱
0 ~ 40	90 → 65	10 → 35	线性梯度

供试品色谱图见图 3-1，葛根提取液应有与对照指纹图谱相对保留时间范围内一致的 5 个特征峰。

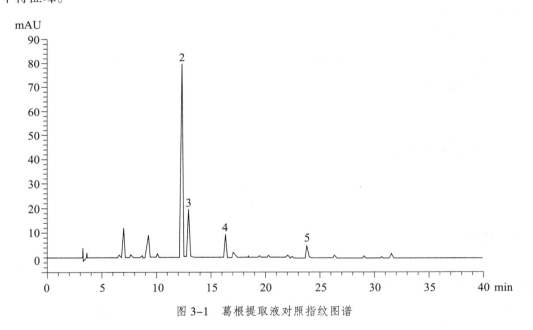

图 3-1　葛根提取液对照指纹图谱

3. 药材质量标准

（1）药材含量标准

1)《中国药典》标准：照高效液相色谱法（《中国药典》2015 年版通则 0512）测定。色谱条件与系统适用性试验以十八烷基硅烷键合硅胶为填充剂；以甲醇 – 水（25：75）为流动相；检测波长为 250nm。理论板数按葛根素峰计算应不低于 4000。

对照品溶液的制备：取葛根素对照品适量，精密称定，加 30% 乙醇制成每 1mL 含 80μg 的溶液，即得。

供试品溶液的制备：取本品粉末（过三号筛）约 0.1g，精密称定，置具塞锥形瓶中，精密加入 30% 乙醇 50mL，称定重量，加热回流 30 分钟，放冷，再称定重量，用 30% 乙醇补足减失的重量，摇匀，滤过，取续滤液，即得。

测定法：分别精密吸取对照品溶液与供试品溶液各 10μL，注入液相色谱仪，测定，即得。

本品按含葛根素（$C_{21}H_{20}O_9$），葛根不得少于 2.4%，粉葛不得少于 0.3%。

2）《香港中药材标准》标准：按干燥品计算，本品含葛根素（$C_{21}H_{20}O_9$）不少于 2.6%。

3）《欧洲药典》标准：以干品计，葛根药材中含总异黄酮不得少于 6.5%，其中葛根素的含量不得少于 45%。

（2）杂质限量

水分不得过 14.0%（参照《中国药典》2015 年版通则 0832 第二法）。

总灰分测定葛根不得过 7.0%，粉葛不得过 5%（参照《中国药典》2015 年版通则 2302）。

二、商品规格等级

（一）《七十六种药材商品规格标准》记录标准

1. 野葛

（1）葛方规格标准：统货。干货。鲜时纵横切成 1cm 的骰形方块。切面粉白色或淡黄色，有粉性，质坚实。气微味甘平。无杂质、虫蛀、霉变。

（2）葛片规格标准：统货。干货。类圆柱形，鲜时横切成 0.6～0.8cm 厚片。表皮多黄白色。切面粉白色或黄白色，具粉性，有较少纤维和环状纹理。质坚实。间有碎破、小片。无杂质、虫蛀、霉变。

2. 家葛

一等：干货。鲜时去皮切去两端后，纵剖两瓣。全体粉白色。断面显环纹，粉性足，纤维很少。气微、味甘。剖瓣长 13～17cm，中部宽 5cm 以上。无杂质、虫蛀、霉变。

二等：干货。鲜时刮去外皮，不剖瓣。表皮黄白色。断面白色，有环纹、纤维多、有粉性。气微、味甘。中部直径 1.5cm 以上，间有断根、碎破、小块。无茎蒂、杂质、虫蛀、霉变。

备注：

（1）家葛系指广西种者，特征是纤维少，去外皮、粉性足。

（2）原规格配方时还需加工。建议在产区试行加工为 1cm³ 的小块（似骰形）便于使用[27]。

（二）葛根等级划分

葛根须为当季产品，具备正常的色泽，呈圆柱形、类纺锤形或半圆柱形，长 12 ～ 15cm，直径 4 ～ 8cm；有的为纵切或斜切的厚片，大小不一。表面黄白色或淡棕色，未去外皮的呈灰棕色。横切面可见由纤维形成的浅棕色同心性环纹，纵切面可见由纤维形成的数条纵纹。体重，质硬，富粉性。不允许有不正常的气味和滋味，不允许有霉变情况；不得带有有害杂质和异物。根据《中药材商品规格等级 葛根》团体标准 T/CACM 1021.67–2018，具体等级划分标准见表 3–3。

表 3–3　葛根等级划分

规格	等级	性状描述	
		共同点	区别点
葛根丁	选货	干货。具有较多纤维；气微，味微甜，口尝无酸味	大部分呈规则的边长为 0.5 ～ 1.0cm 方块。切面整齐，切面颜色浅灰棕色，外皮颜色灰棕色至棕褐色；微具粉性，质坚实
	统货		呈规则或不规则块状，切面平整或不平整，粉性较差。表面黄白色或棕褐色
葛根片	—	干货。呈不规则厚片状，切面不平整，可见同心性或纵向排列的纹理，粉性较差。表面黄白色或黄褐色，纤维较多。质坚实。间有破碎、小片。气微，味微甜，口尝无酸味	

注 1：市场上葛根丁加工的直径通常有 0.5cm、0.8cm、1.0cm、1.2cm 等类型，以便于商品流通交易。这些不同直径的葛根丁是切制葛根时调节切丁机器的结果，质量差异不大，为简化起见，本标准不作过细的划分。

注 2：硫熏后的葛根丁为黄白色，清水漂洗后葛根丁色泽更白，这两类药材均不符合《中国药典》2015 年版的规定，因此本标准不涉及此类药材的规格等级。

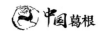
三、葛根化学评价方法

（一）薄层色谱法

李云霞等[28]采用薄层色谱法将葛根素与其他成分分离，再应用双波长薄层扫描法来测定其含量，平均加样回收 98.72%，RSD（相对标准偏差）=0.86%（n=5）。周国海等[29]采用紫外分光光谱法、薄层扫描法对葛根不同部位中总黄酮与葛根素的含量进行了测定。结果表明：总黄酮以峨眉葛块根含量最高，达 7.23%，野葛叶含量最低，仅为 1.00%；葛根素的含量以峨眉葛块根最高，达 4.06%，野葛叶最低，仅为 0.103%。唐昌云等[30]对有代表性的购物网站上销量前 20 位的葛根药材，进行显微及 TLC 鉴别，初步探讨 B2C 模式下葛根中药材的质量特点。认为采用 TLC 检测能区分野葛和粉葛。熊恩庸等[31]采用薄层扫描法测定葛根中葛根素的含量，发现不同葛根中葛根素在不同部位中也存在较大差异，依次为块根、茎、叶，其中块根中葛根素含量最高为 2.43%，而叶中含量最低仅为 0.01%，两者相差 243 倍。茎中葛根素的含量为 0.94%，相对也比较低。马家骅等[32]用水作溶剂，从葛根中提取分离葛根素，并采用薄层扫描法对其含量进行测定。结果显示直接从葛根中提取分离得到的葛根素，产率为 6‰，含量为 99.1% ～ 99.7%。张蕾等[33]采用双波长薄层扫描法对不同品种及产地的葛根中所含葛根素的含量进行了测定比较，结果表明野葛根中葛根素的含量较粉葛根高 8 ～ 10 倍。不同产地的野葛、粉葛中葛根素的含量亦有差别，其中野葛以广西产的含量最高，粉葛以江苏产的含量较高。这提示我们在成方制剂中，由于所用葛根的品种、产地不同，将会对成品葛根素含量乃至其疗效产生影响。库尔班等[34]采用硅胶 G 高效薄层色谱双波长扫描法对葛根中葛根素含量进行测定，平均回收率为 99.86%，变异系数为 1.36%。程庚金生等[35]点样于硅胶 GF254 板，以氯仿 – 甲醇 – 乙酸乙酯 – 水（3：3：4：1）为展开剂，采用单波长扫描，检测波长 254nm，狭缝宽度为 6mm×0.3mm，测定消渴丸中葛根素含量，在 2.0 ～ 10.0μg 范围内线性良好，平均回收率为 101.1%，RSD=1.7%。李云霞等[28]将葛根乙醇提取液点于高效硅胶 GF254 薄层板，以氯仿 – 甲醇 – 水（3：1：0.05）第 1 次展开，再以氯仿 – 甲醇 – 水（5：1：0.05）第 2 次展开，反射法双波长锯齿扫描，λ_S=254nm，λ_R=333nm。测定葛根素在 0.36 ～ 3.60μg 范围内线性良好，平均回收率为 98.72%。孙淑琴等[36]用甲醇超声提取感冒清热冲剂中葛根素，以氯仿 – 甲醇 – 醋酸乙酯 – 水（8.1：9.4：26：4）为展开剂，激发波长为 320nm，单波长荧光反射法线性扫描测定，葛根素线性范围是 0.137 ～ 0.685μg，平均加样回收率为 100.40%，RSD 为 1.53%。Chen Si-Bao 等[37] 在温度 16.5℃，展开剂氯仿 - 甲醇 - 乙酸乙酯 - 水（20：40：22：10，v/v），取下层，用于苷类成分展开。甲苯 - 丁酸乙酯 - 甲酸（60：30：5，v/v）用于苷元类成分展开，10% H_2SO_4 作为显色剂，105℃ 加热至条带显现。紫外扫描波长，366nm 的色谱条件下，对葛根药材中的葛根素、大豆苷、染料木苷和大豆苷元进行含量测定。

（二）高效液相色谱法

罗承锋等[38] 测定大鼠血浆中葛根素含量，选用 Hypersil ODS C_{18} 柱（4.6mm×150mm，5μm），流动相为甲醇 - 水（含 50mmol/L 醋酸铵）=23：77，荧光检测器激发波长 250nm，发射波长 480nm，葛根素在 0.16 ～ 120mg/L 范围内线性良好，最低检测限为 10μg/L。金丽等[39] 采用汉邦 Lichrospher C_{18} 柱（250mm×4.6mm，5μm），甲醇 - 水（25：75）为流动相，检测波长 250nm，测定铁必复颗粒中葛根素含量，线性范围为 23.84 ～ 143.02μg/mL，平均回收率为 97.70%，RSD 为 0.66%。汤丹丹等[40] 建立同时检测小鼠血浆、脑匀浆中葛根素的 HPLC-MS/MS 法，以对羟基苯甲醛为葛根素内标物，采用 Agilent Eclipse plus C_{18} 柱（100mm×4.6mm，3.5μm），流动相是甲醇 -10mmol/L 乙酸胺（含 0.1% 甲酸）=80：20，流速 0.6mL/min，柱温 30℃；质谱条件为 ESI 源，雾化温度为 550℃，多反应监测测定模式，葛根素和对羟基苯甲醛采用负离子方式（选择监测离子反应分别为 m/z 415.0 → 295.0 和 m/z 120.9 → 91.8），该方法分析时间短，仅为 4min。裴维瀚等[41] 用高效液相色谱法建立了生、煨葛根的指纹图谱，并用中药色谱指纹图谱相似度评价系统软件对建立的指纹图谱进行比较分析，确定了生品葛根的 14 个特征峰和煨葛根的 19 个特征峰。石峰等[42] 采用 RP-HPLC 法对不同产地的葛根药材进行综合研究，发现运用梯度洗脱法得到的色谱图各分离峰分离较好，达到了指纹图谱的要求，表明 RP-HPLC 法可作为控制葛根药材、提取物以及其制剂内在质量的依据。仲英等[43] 以山东益都产的葛根为原料，用高效液相色谱法对葛根不同生长季节葛根素含量与质量变化进行了的研究。结果表明，6 月份葛根素含量最高，粗品中葛根素含量在 70% 左右。谭生建等[44] 建立了反相高效液相色谱测定葛根芩连片中葛根素含量的方法，该法操作简便、结果准确。Ching-Che L 等[45] 采用高效液相色谱法可一次性测定葛根药粉中 3'- 羟基葛根素、葛根素、3'- 甲氧基葛根素、6"-O-D- 葛根素木糖苷、大豆苷、染料木苷、6,7- 二甲氧基香豆素、大豆苷元、染料木素、芒柄花素、异甘草素、鹰嘴豆芽素 A 的含量，为葛根的质量控制提供科学参考。楚纪明等[46] 采用 Hypersil BDS C_{18} 柱（250mm×4.6mm，5μm）色谱柱，甲醇 -

水为流动相，梯度洗脱，流速 0.7mL/min，进样量 10μL，柱温 25℃，检测波长 250nm，建立了 HPLC 同时测定野葛、粉葛、泰国葛中异黄酮葛根素、大豆苷和染料木素含量的方法。结果表明，葛根素、大豆苷和染料木素分别在 0.05～1.20μg，0.025～0.60μg，0.025～0.60μg 范围内呈良好线性关系，r 分别为 0.9999，0.9999，0.9999，其平均回收率为 97.26%～104.64%，RSD 均小于 3%。徐立等[47]采用高效液相色谱法，测定葛根不同部位中葛根素的含量，并评价葛根药材不同部位的质量含量测定。其色谱条件为 Agilent ZORBAX SB C$_{18}$ 色谱柱（4.6mm×150mm，5μm），流动相为甲醇 – 水（27∶73），检测波长 274nm，流速 1.0mL/min，柱温 25℃。结果显示葛根素在 0.05～1.00μg 范围内呈良好的线性关系，r=0.9998，RSD 为 0.73%。实验结果提示葛根不同部位葛根素含量大小顺序为藤＞根＞果，其中，叶和花中未测出葛根素。

（三）超高效液相色谱法

赵振霞等[48]采用 HPLC 法和 UPLC 法两种方法分别测定心可舒胶囊中葛根素，UPLC 法采用 Acquity T3 C$_{18}$（2.1mm×100mm，1.8μm）色谱柱，流动相为乙腈 –0.1% 三氟乙酸水溶液，梯度洗脱，流速为 0.5mL/min，检测波长均为 287nm。葛根素在 46.05～1160μg/mL 范围内线性良好，平均回收率为 100.7%，RSD 为 1.4%，两种方法测定心可舒胶囊的葛根素含量一致，但 UPLC 法梯度洗脱程序较 HPLC 法简单，且分析时间、灵敏度等均优于 HPLC 法。张晨宁等[49]建立超高效液相色谱串联三重四级杆质谱法测定降脂活血片中葛根素，采用 Restek Uitra BiPh 色谱柱（100mm×2.1mm，5μm），以乙腈（含 0.1% 甲酸）–0.1% 甲酸为流动相，梯度洗脱，流速 0.4mL/min，柱温 40℃，进样量 5μL。质谱条件：ESI 源，毛细管电压 3.8kV，离子源温度 150℃，喷雾气 N$_2$，体积流量 1000L/h，碰撞气 Ar，体积流量 0.16mL/min，扫描方式为 MRM。葛根素的线性范围为 4.285～1097ng/mL，检测限为 0.7ng/mL，平均回收率为 100.2%。Du G.[50]等使用微波辅助提取葛根药材，采用超高效液相色谱法，以葛根素 –4'-O– 葡萄糖苷，葛根素 –3'– 甲氧基 –4'-O– 葡萄糖苷，大豆苷元 –4',7– 二葡萄糖苷，葛根素，6"-O– 木糖基葛根素苷，芹糖基葛根素苷，大豆苷，3'– 甲氧基葛根素，染料木苷，槐根苷 A，芒柄花苷，大豆苷元，染料木素，芒柄花黄素为对照品，进行葛根药材的质量控制研究。

（四）分光光度法

贾贞[51]测定葛根素注射液中葛根素，在 358nm 波长激发荧光，在 477nm 波长处测定葛根素荧光强度。葛根素浓度在 $1.0×10^{-7}$ ～ $1.0×10^{-5}$ mol/L 范围内与荧光强度具有良好线性关系，检出限为 $2.02×10^{-8}$ mol/L，与紫外吸收分光光度法结果相比，令人满意。梁文法等[52]点样于硅胶 G 板上，用氯仿 – 无水乙醇（7∶3）为展开剂，在紫外灯 365nm 下定位葛根素，刮下斑点。以乙醇作空白，在 251nm 处测定吸光度，标准曲线法计算葛根中葛根素含量，线性范围为 1 ～ 5μg/mL，平均回收率为 98.6%。赵慧春等[53]将愈风宁心片乙醇提取液点于硅胶 GF254 薄层板，以乙酸乙酯 – 甲酸 – 水（48∶6∶6）为展开剂，于紫外灯 254nm 下观察斑点位置，刮下斑点，用乙醇浸取，激发波长 258.6nm，发射波长 477.0nm，测定相对荧光强度。葛根素检测限为 0.042μg/mL，回收率在 93.1% ～ 109.2%，RSD<2%。

（五）近红外光谱法

传统的中药分析方法如 HPLC、GC 和 TLC 等，需要复杂的样品前处理过程，分析过程繁琐漫长，不利于中药质量的快速分析和评价。近红外光谱法具有无损测定和快速分析的特点，可对中药中的多个活性成分同时测定，作为中药质量评价的新兴技术日益受到关注。石猛等[54]集消渴丸干模丸的近红外光谱，与 HPLC 检测结果关联进行化学计量学分析，结合偏最小二乘法建立干模丸中葛根素含量的定量校正模型：R^2=0.9482，RMSECV=0.248，RPD=4.40。对验证集样品预测平均相对偏差为 3.51%，模型预测性能良好。王宁等[55]建立一种快速测定心通口服液中葛根素含量的新方法，采用声光可调滤光器 – 近红外光谱分析技术，建立葛根素近红外光谱与 HPLC 分析值之间的数学模型。建立的定量模型准确性好，葛根素的内部交叉验证均方差是 RMSEP=0.1371，R^2=0.9845。陈斌等[56]采用近红外光谱法测定葛根中的有效成分，具有可连续、快捷测量的优点，而且在测量前不需要化学预处理，认为近红外光谱法在饮片生产中有良好的应用前景。李春燕[57]收集了 9 个不同产地（河南、河北、广西、湖北、江苏、山西、四川、云南和安徽）、不同品种（粉葛和野葛）的葛根样品共 74 种。在近红外快速分析方法建立过程中，采用偏最小二乘法（partial least squares，PLS），分别采用 11 种光谱预处理方法、不同建模光谱区间和建模维数进行建模方法筛选，并对建立的近红外分析方法采用预测集样品进行验证和统计学检验。结果显示，所建立的近红外分析方法可同时对葛根中的葛根素、总黄酮、总氨基酸和总糖含量进行快速分析。

（六）毛细管电泳法

王烜[58]采用高效毛细管电泳法测定感冒清热颗粒中葛根素含量，毛细管规格为

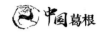

75m×64.5cm，分离电压 20kV，检测波长 254nm，柱温 25℃，采用压力进样 20kPa，进样时间 5s。缓冲液是 pH 值为 8.7 的 25mmol/L 磷酸二氢钠 –25mmol/L 硼砂溶液。葛根素在 0.011 ～ 0.11mg/mL 线性关系良好，检测限较低，为 0.57μg/mL，加样回收率 99.69%。黄丽涵等[59] 采用胶束电动色谱 – 质谱联用法测定心脑康胶囊中的葛根素，石英毛细管（80cm×50μm）为分离通道，以 30mmol/L 月桂酸 –90mmol/L 氨水（pH 值 9.0）为缓冲溶液，50% 异丙醇（含 1mmol/L 乙酸）为鞘液，鞘液流速 8μL/min。质谱条件：电喷雾电离源，采用选择性离子监测，毛细管电压为 4.3kV，喷雾气压力为 34.3kPa，干燥气 10L/min，温度为 325℃。葛根素的线性范围为 0.50 ～ 500mg/L，检出限为 0.050mg/L，回收率为 96.5%，RSD 为 3.1%。Chen G. 等[60] 采用毛细管电泳，色谱条件为：使用 50mmol/L 的硼酸盐（pH 值 9.0）作为缓冲液，分离电压 9kV，工作电极（饱和甘汞电极）电压 0.9V，进样时间为 6s，可同时对葛根药材中的葛根素、大豆苷元和芦丁进行含量测定，12min 即可完成分析。

（七）酶联免疫吸附测定法

单文超等[61] 建立间接竞争酶联免疫分析法测定葛根中葛根素的含量，线性范围为 15.6 ～ 500ng/mL，孔间差和板间差均不大于 3.5%，平均回收率为 101.8%，并且该法检测结果与 HPLC 法检测结果一致。万凤[62] 采用 ELISA 法测定人唾液中葛根素含量，葛根素的线性范围为 5 ～ 1280ng/mL，r=0.9939，最低检测限为 2.47ng/mL，平均回收率为 95% ～ 115%，与 HPLC 法测定结果的相关性良好。宋兴兴等[63] 利用 ELISA 原理研制出一种简便、快速评价葛根药材质量的胶体金试纸，葛根素胶体金试纸的半定量限为 34g/mL，适用于原料采购现场的快速检测。

四、重金属及农药残留量检测方法

（一）葛根的重金属及农药残留限量标准

《中国药典》暂未涉及葛根中的重金属及农药残留限量标准。日本药局方规定了葛根中的重金属限量标准铅（Pb）<10mg/kg，砷（As₂O₃）<5mg/kg。《香港中药材标准》规定了葛根的农药残留限量标准，具体见表 3–4。

表3-4 葛根药材中农药残留限度

有机氯农药	限度（不多于）
艾氏剂及狄氏剂（两者之和）	0.05mg/kg
氯丹（顺-氯丹、反-氯丹与氧氯丹之和）	0.05mg/kg
滴滴涕（4,4'-滴滴依、4,4'-滴滴滴、2,4'-滴滴涕与4,4'-滴滴涕之和）	1.0mg/kg
异狄氏剂	0.05mg/kg
七氯（七氯、环氧七氯之和）	0.05mg/kg
六氯苯	0.1mg/kg
六六六（α，β，δ 等异构体之和）	0.3mg/kg
林丹（γ-六六六）	0.6mg/kg
五氯硝基苯（五氯硝基苯、五氯苯胺与甲基五氯苯硫醚之和）	1.0mg/kg

（二）重金属元素检测方法

近年来，随着人们对中药中重金属关注度的增高，中药中重金属的研究也迅速发展起来。重金属含量的多少可以使得重金属在临床上表现出对人体有害或有益两种截然不同的作用，所以在中药现代化背景下控制中药饮片中重金属的含量对中药饮片质量的保证有着重要的意义。在《中国药典》2015年版中，检测中药重金属含量的经典方法为比色法，实际应用中则更倾向于使用高精密度和高灵敏度的仪器来检测重金属含量。

目前新的中药重金属检测技术包括：①电感耦合等离子体原子发射光谱技术（ICP-AES），具有检测限低、线性范围宽、高灵敏度和高精密度以及强抗干扰能力等优势[64]；②电感耦合等离子体质谱技术（ICP-MS），可以与多种分离技术和进样技术联合使用[65]，其测试结果只需要经过一次处理样品和上机，ICP-MS检测限更低、线性范围更宽，抗干扰能力更强，并且能精确提供同位素信息[66]，在痕量分析领域中是目前最先进的方法；③高效液相色谱-电感耦合等离子体质谱联用技术（HPLC-ICP-MS），常用于中药中砷形态的分析[67]；④阳极溶出伏安法（ASV），不需要贵重仪器就能快速检测出样品中较低浓度的金属元素，并可同时进行几种元素的测定，尤其适用于重金属污染事故现场测定[68]；⑤免疫法快速检测技术，除具有省时、省力、易操作等优点外，同时具备选择性强和高灵敏度等特点，常作为现场抽检和快速扫描批量样品等检验的辅助检测方法[69]。具体的检测方法研究举例如下：

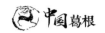

1. 电感耦合等离子体质谱技术（ICP-MS）

罗艳等[70]通过 ICP-MS 测定 5 种药材及其水煎液中 8 种重金属的含量，结果表明 ICP-MS 方法简便，有较高的灵敏度、准确度、精密度和较低的检出限，适合于中药材及煎煮液中重金属含量测定。舒抒[71]从重金属及有害元素检查，浸出物测定及总黄酮、大豆苷及大豆苷元的含量测定，研究评价了重庆产粉葛质量。钟凌云等[72]通过微波消解进行样品处理电感耦合等离子质谱法，测定 20 批葛根药材中 Cr、Ni、As、Cd、Pb、Hg 的量，结果显示葛根中重金属平均含有量 Cr（3.28mg/kg）、Ni（1.83mg/kg）、As（0.31mg/kg）、Cd（0.23mg/kg）、Pb（1.85mg/kg）、Hg（0.07mg/kg），不同产地、不同批次的葛根中 Cr、Pb、Ni 含有量差别较大，As、Hg、Cd 含有量差别不大；Cr 平均含有量最高，Hg 平均含有量最低；各样品 Pb、As 和重金属总量均符合现行标准。

2. 石墨炉原子吸收分光光度法

张凌艳等[73]采用石墨炉原子吸收分光光度法测定葛根中重金属元素 Pb 和 Cd 的含量，并与丹参、西洋参、白芍、黄芪中重金属的含量进行比较。结果显示葛根中重金属的含量为 Pb 4.633mg/kg，Cd 0.255mg/kg，与《中国药典》中有重金属含量标准的丹参、西洋参、白芍、黄芪四味常用中药材比较无差别。

3. 电感耦合等离子体原子发射光谱技术（ICP-AES）

崔蕴慧等[74]采用湿法消化法对样品进行前处理，使用 ICP-AES 法进行重金属检测分析。结果测出三七葛根胶囊中含有微量的重金属成分，结果分别是：铬（Cr）≤ 0.13mg/kg，铜（Cu）≤ 3.81mg/kg，镉（Cd）≤ 0.02mg/kg，锌（Zn）≤ 1.80mg/kg；铅（Pb）≤ 0.53mg/kg，砷（As）未检出。说明三七葛根胶囊含有微量重金属成分，但其含量远低于国家相关标准。

4. 原子吸收光谱法

何佩雯等[75]建立了原子吸收光谱法测定葛根药材中镉、铬、铅、砷和汞的含量。采用微波消解，以硝酸镁、硝酸钯及硝酸钯＋硝酸镁作为基体改进剂配合石墨炉原子吸收光谱法测定药材中镉、铬、铅、砷含量，冷原子吸收光谱法测定其中的汞含量。结果表明该方法线性关系良好，相关系数 r=0.999，精密度试验 RSD（n=5）为 0.01%～3.9%，平均回收率为 80.2%～112.0%。说明该法快速、干扰少、精密度高，能满足中药材中重金属含量的测定。

（三）农药残留量检测方法

安全性是药物质量的首要标准。中药的安全性首先会受到自身成分的影响；其次，在其生长、生产等过程中会受到外界有害物质的影响，农药就是其中之一[76]。因此，在饮片生产过程中对农药残留的监测和控制就显得尤为重要。气相色谱法使用电子捕获检测器、火焰热离子检测器、氮磷检测器等多种检测器，是中药中残留农药的主要定量分析方法，并取得了理想的效果[77]。具体的检测方法研究举例如下：

1. 气相色谱法

杨雪梅等[78]采用气相色谱法检测9种药材中有机氯农药的残留量，其中有11种农药得到了较好的分离，证明气相色谱法能用于药材中有机氯农药残留量的检测。何佩雯等[79]运用归纳对比的方法，系统分析比较了气相色谱样品的前处理方法在中药农药残留检测中的应用，对气相色谱中常用的电子捕获、硫磷、氮磷及质谱检测器在中药农药残留检测中的特性及适用范围进行了对比分析。结果表明，气相色谱及其前处理是一种成熟、稳定的中药农药残留的检测手段。认为气相色谱及其新技术在中药农残检测中的应用越来越广泛，有利于促进中药中农药残留检测标准与国际接轨，更好地保障中药及其制剂的使用安全。伊雄海等[80]研究了某制药企业所用葛根药材中农药污染的情况，发现样品中有机氯农药的检出率较高，但未超标。王均[81]建立了葛根药材中27种有机氯农药（OCPs）和PPs残留量的气相色谱检测方法。采用色谱柱为DB-1701毛细管柱（30m×0.25mm×0.25m）；程序升温为90℃保持1min，以40℃/min升至150℃，保持5min，再以2℃/min升至210℃，最后以10℃/min升至280℃，保持20min；进样量为1μL；载气及流速为氮气（99.999%），1.0mL/min；进样口温度为250℃；检测器温度为300℃。结果表明葛根药材中27种OCPs和PPs在10～500μg/L范围内具有良好的线性关系，相关系数（γ）≥0.9958；最低检测限在0.09～1.82μg/L之间；低、中、高浓度回收率在80.1%～98.0%之间，RSD在2.03～9.17%范围内。

2. 液质联用检测技术

郭丽丽等[82]利用所建立的15种农药残留的SinChERS–液质联用检测技术分析不同产地葛根药材及不同批次葛根提取物中的农药残留情况。发现15种农药在2～200ng/mL范围内线性关系良好，检出限为0.030～0.727μg/kg，定量限为0.09～2.18μg/kg，加样回收率为70.66%～119.40%；不同产地药材以及不同批次提取物中的农药残留经评估不存在使用风险，但其中检出了克百威、氯唑磷和灭线磷3种国家已明确禁止用于中药材种植的高毒性农药。

第四章　葛根化学成分研究

一、葛根的化学成分

近年来，国内外对葛根植物化学成分研究不断深入，使其在医药和食品业中的应用更加广泛。目前从葛根中分离鉴定的化学成分主要有黄酮类、三萜皂苷类、香豆素类、淀粉与氨基酸等。

（一）黄酮类 [83-85]

异黄酮是一种将苯色酮环作为基础，由肉桂酰辅酶 A 侧链延长环化形成的一种酚类化合物。葛根中黄酮类化合物含量最高。迄今为止，已从葛根中分离出七十余类化合物，包括 61 个异黄酮类，7 个葛根苷类和其他 4 种黄酮。其中葛根素、大豆苷、大豆苷元为主要成分。这些黄酮类化合物主要从 *Pueraria lobata* (Willd.) Ohwi、*Pueraria thomsonii* Benth 和 *Pueraria omeiensis* Tang et Wang. 中分离得到。从葛属植物的花、藤、叶中也分离出少量黄酮类化合物。葛根中的黄酮，大多都是大豆黄酮（7,4'- 二羟基异黄酮）的衍生物。C-7 和 C-4'处的羟基经常被糖残基（如葡萄糖、木糖或木糖）取代，形成 7-O- 或 4'-O- 糖苷。如，葛根和大豆中的主要成分大豆苷就是大豆苷元的 7-O- 葡萄糖苷。一些异黄酮通过 C-8 的 C- 糖苷键与糖残基结合。葛根素是一种 8-C- 葡萄糖苷，1959 年从大叶葛根中分离得到。羟基或甲氧基也被异黄酮骨架的 C-5、C-6 或 C-3'取代。包括：大豆苷元（Daidzein，又名大豆素、大豆黄素、黄豆苷元）、大豆苷（Daidzin，又名黄豆苷）、葛根素（Puerarin，又名葛根黄素）、大豆素 4',7'- 二葡糖糖苷、金雀异黄素（Genistein）、拟雌内酯、4',6'- 二乙酰基葛根素、尿囊素、7',12'- 二羟基香豆素、7- 甲基 -4- 羟基异黄酮、紫檀烷、鹰嘴豆芽素 A（biochanin A）、染料木苷（Genistin）、芒柄花素（Formononetin）、芒柄花苷（Ononin）、3'- 羟基葛根素（PG-1）、葛根素木糖苷（PG-2）、3'- 甲氧基葛根素（PG-3）、葛根素芹菜糖苷（Mirificin）、异甘草素（Isoliquiritigenin）、3′-Methoxy Daidzein、Puerarin-4′-O-Glucoside、3′-Methoxydaidzin 等 60 余种异黄酮，具有改善血液循环、降低血压、降低血糖和抗癌等作用。

葛根苷是葛属植物特有的一类化合物。它们被认为是二氢查尔酮的衍生物。迄今为止，已从葛属植物中分离出 7 种葛根苷，包括葛根苷 A-D（Puerosides A-D）、葛根素 A、葛根素 B。1985 年，日本研究人员从大叶黄柏根中分离鉴定出两种葛根苷，即葛根苷 A 和 B。随后，1987 年和 1989 年其他研究组从国槐和大黄中分离出两个结构相似的化合物，分别命名为大黄苷 A（2004 年修订为苦参内酯 A）和槐苷 A（1993 年修订为葛根苷 C）。1993 年晚些时候，野原等人从大叶黄柏根中分离出葛根素 A-C 和另外两种葛根素 A、B。Nohara 等人，发现 1985 年和 1989 年报道的葛根苷 A-C 的结构是错误的，并建立了正确的结构。另外两种葛根苷，葛根苷 D 和苦丁烯醇 A 分别于 2007 年和 1997 年从大叶黄柏根中分离得到（结构于 2004 年修订）。

（二）三萜类化合物 [83,85-87]

葛属植物近年研究较多的除了主要成分黄酮外，还有三萜类成分，是多个异戊二烯去掉氢氧基后首尾相连而成的物质，其分子结构中含有部分氢氧基与羟基基团。迄今为止，共分离到 30 个三萜和三萜皂苷，都具有五环三萜骨架，其中 27 个化合物为具有 3β- 羟基 -12- 烯 - 油酸烷骨架的油酸烷型三萜（或三萜皂苷）。油酸烷骨架还可以被 21β-/22β-羟基或 22β- 乙酰氧基取代。三萜皂苷（Triterpenoid saponin）以葛根皂醇 A、B、C 命名的，七种新型皂苷是皂草精醇、槐二醇（Sophoradiol）、Cantoniensistro、大豆苷醇 A（Soyasaoige-bik A）、大豆皂醇 B（Soyasapogenol B）、Kudzusapogenol A、Kudzusapogenol B、Kudzusapogenol C。其皂苷元为齐墩果烷，其 C-2 位羟基上有鼠李糖基、葡萄糖基、半乳糖基、葡糖醛酸基的糖链，C-28 位是甲基，在 E 环上有氧基。C-21、C-22、C-24 位多数存在羟基，C-29 位偶有羟基和羧基存在。C-3 位在三萜类化合物的主要成苷部位，少数在 C-21、C-22，在 C-21 或 C-22 羟基上有葡萄糖基的双糖链苷并且其组成架构相对复杂，常见的糖残基包括鼠李糖（Rha）、葡萄糖（Glc）、半乳糖（Gal）、阿拉伯糖（Ara）和葡萄糖醛酸（GlcA）。桦木酸（Betulinic acid）、羽扇豆醇（lupeol）和羽扇豆酮（lupeone）是从葛根中分离得到的三种羽扇豆烷型三萜类化合物。该类药理活性并不固定，具有抗肿瘤、保肝、抗炎镇痛等功效。且有报道 C-29 位存在羟基将会降低该化合物的护肝活性，相反 C-21 有羟基将会增强该化合物的护肝活性。

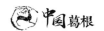

（三）香豆素类 [83,87]

葛根中还有香豆素成分，香豆素多为苯肼二氢呋喃衍生物（coumestan），它实际上为异黄酮类化合物的最高氧化形式。从葛根中分离得到 5 种香豆素及其衍生物。除酚性物质葛香豆雌酚（Puerarol）从 *P. omeiensis* 中分离得到外，槐香豆素 A（Sophoracoumestan A）、9- 羟基 -2',2'- 二甲基吡喃（5',6',2,3）- 香豆素 [9-hydroxy-2',2'-dimethylpyrano（5',6',2,3）-coumestan]、拟雌内酯（Coumestol）和 6,7- 二甲氧基香豆素（6,7-dimethoxycoumarin）均为首次从 *P. lobata* 根或藤中分离得到。

（四）淀粉与氨基酸 [87-94]

葛根中含有丰富的淀粉，含量高达 34.19% ～ 62.90%，其中直链淀粉含量占总体的 15.09% ～ 34.70%。葛根淀粉对酸碱较玉米、甘薯淀粉稳定，凝胶强度较玉米淀粉强。葛根淀粉对 α- 淀粉酶的作用极为敏感，容易被淀粉酶等消解。葛根淀粉具有一些与其他淀粉不同的功能性质，如淀粉糊黏度高，透明度高，不易老化，凝胶在冷冻情况下不易脱水收缩。

葛根淀粉提取的一般工艺流程是：葛根→清洗→打浆→漂洗→筛分→除杂→漂洗→脱水→干燥→淀粉产品。葛根淀粉的可塑性很强，在生产中可根据不同需求改变提取方法得到不同性质的淀粉，例如，通过打浆工艺，制片工艺，冷冻干燥工艺可获得各种黏度的淀粉；高强度低频超声可以从葛根中提取高直链淀粉；脱支和温度循环结晶可以得到不同抗性淀粉。葛根淀粉的应用范围也很广泛：葛根淀粉复合膜可用于食物的保鲜，葛粉凝胶，速溶葛粉等。

另外，葛根中富含多种功能性成分，如人体必需氨基酸、人体必需的矿物质和微量元素，是营养丰富的保健类成分。葛根与葛根制品中约有 17 种氨基酸，其中含有 7 种人体必需氨基酸。如亮氨酸、苯丙氨酸、赖氨酸、异亮氨酸等都是非常重要的氨基酸，赖氨酸 >7.54mg，苯丙氨酸 >9.65mg，苏氨酸 >9.63mg，异亮氨酸 >7.45mg，亮氨酸 >11.54mg，组氨酸含量亦高达 6.74mg。

（五）其他成分 [83-85,95]

除上述外，还有植物甾醇、酚酸、单萜苷、二糖、生物碱、长链脂肪酸和芳香化合物也从葛属植物中分离得到。甾体类成分有豆甾醇（stigmasterol），β- 谷甾醇（β-sitosterol），β- 胡萝卜苷（β-sitosterol-β-D-Glc，daucosterol）等。脂肪酸主要有 2,2- 烷酸、2,3- 烷酸、花生酸（Arachidic acid）、1-2,4-烷酸甘油酯等。葛根中的生物碱主要有氯化胆碱、二氯化乙酰胆碱、乙酰胆碱等。芳香类成分有 Puerosidea A，Puerosidea B，Kuzubutenolide A 等。

葛属植物中分离得到的化学成分见表 4-1，化学结构见图 4-1。

表 4-1　葛属植物中分离得到的化学成分

NO.	化合物名称	取代基	种名	部位
		黄酮类化合物		
1	葛根素芹菜糖苷 -4′-O- 葡萄糖苷	R_1=H，R_2=H，R_3=H，R_4=Glc-Api，R_5=H，R_6=Glc	*P. lobata*	root
2	鸢尾酮 -7-O-β-D- 吡喃葡萄糖基 -（1→6）-β-D- 吡喃葡糖	R_1=OH，R_2=OMe，R_3=Glc-Glc，R_4=H，R_5=H，R_6=Me	*P. lobata*	flower
3	4',7- 二羟基 -3'- 甲氧基异黄酮 -8-C-[β-D- 吡喃葡萄糖基 -（1→6）]-β-D- 吡喃葡萄糖	R_1=H，R_2=H，R_3=H，R_4=Glc-Glc，R_5=OMe，R_6=H	*P. lobata*	root
4	3'- 甲氧基葛根素 -4'-O-β-D- 吡喃葡萄糖苷	R_1=H，R_2=H，R_3=H，R_4=Glc-Api，R_5=H，R_6=Glc	*P. lobata*	root
5	葛花苷	R_1=OH，R_2=OMe，R_3=Glc-Xyl，R_4=H，R_5=H，R_6=Me	*P. lobata*	flower
6	3'- 甲氧基大豆苷 -4'-O- 葡萄糖苷	R_1=H，R_2=H，R_3=Glc，R_4=H，R_5=OMe，R_6=Glc	*P. lobata*	root
7	3'- 羟基 -4'-O-β-D- 葡糖基嘌呤	R_1=H，R_2=H，R_3=H，R_4=Glc，R_5=OH，R_6=Glc	*P. lobata*	root
8	7-O-β-D- 木糖基 -1→6-β-D- 葡萄糖苷	R_1=OH，R_2=OMe，R_3=Glc-Xyl，R_4=H，R_5=H，R_6=H	*P. lobata*	flower
9	大豆苷元 -7,4'-O- 二葡萄糖苷	R_1=H，R_2=H，R_3=Glc，R_4=H，R_5=H，R_6=Glc	*P. lobata*	root
10	葛根素 -4'-O- 葡萄糖苷	R_1=H，R_2=H，R_3=H，R_4=Glc，R_5=H，R_6=Glc	*P. lobata*	root
11	4',7- 二羟基 -3'- 甲氧基异黄酮 -8-C-[β-D- 阿皮呋喃基 -（1→6）]-β-D- 吡喃葡萄糖	R_1=H，R_2=H，R_3=H，R_4=Glc-Api，R_5=OMe，R_6=H	*P. lobata*	root
12	葛根素 -7-O- 葡萄糖苷	R_1=H，R_2=H，R_3=Glc，R_4=Glc，R_5=H，R_6=H	*P. lobata*	root
13	6"-O-α-D- 吡喃葡萄糖基葛根素	R_1=H，R_2=H，R_3=H，R_4=Glc-Glc，R_5=H，R_6=H	*P. lobata*	root

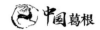

续表

NO.	化合物名称	取代基	种名	部位
14	4',5,7- 三羟基异黄酮 -6- 甲醚 -7-O-β-D- 木吡喃糖基 -（1→6）-β-D- 吡喃葡萄糖苷	R_1=H, R_2=OMe, R_3=Glc-Xyl, R_4=Glc-Api, R_5=H, R_6=Glc	*P. lobata*	flower
15	3'- 羟基大豆苷元 8-C- 癸酰基（1→6）葡萄糖苷	R_1=H, R_2=H, R_3=H, R_4=Glc-Api, R_5=OH, R_6=H	*P. lobata*	root
16	3'- 羟基 -6''- 邻木糖基葛根素	R_1=H, R_2=H, R_3=H, R_4=Glc-Xyl, R_5=OH, R_6=H	*P. lobata*	root
17	染料木素 8-C- 呋喃（1→6）糖苷	R_1=OH, R_2=H, R_3=H, R_4=Glc-Api, R_5=H, R_6=H	*P. lobata*	rattan
18	芒柄花黄素 8-C-[β-D- 呋喃基 -（1→6）]-β-D- 吡喃葡萄糖	R_1=H, R_2=H, R_3=H, R_4=Glc-Api, R_5=H, R_6=Me	*P. lobata*	root
19	芒柄花黄素 8-C-[β-D- 木吡喃酯 -（1→6）]-β-D- 吡喃葡萄糖苷	R_1=H, R_2=H, R_3=H, R_4=Glc-Xyl, R_5=H, R_6=Glc	*P. lobata*	root
20	芹糖葛根素苷	R_1=H, R_2=H, R_3=H, R_4=Glc-Api, R_5=H, R_6=H	*P. lobata*	root
21	葛根素木苷	R_1=H, R_2=H, R_3=H, R_4=Glc-Xyl, R_5=H, R_6=H	*P. lobata*	root
22	6''-O- 丙二酰大豆苷	R_1=H, R_2=H, R_3=Glc-Mal, R_4=H, R_5=H, R_6=H	*P. lobata*	root
23	鸢尾黄酮苷	R_1=OH, R_2=OMe, R_3=Glc, R_4=H, R_5=H, R_6=H	*P. lobata*	flower
24	8- 甲氧酮	R_1=H, R_2=H, R_3=Glc, R_4=OMe, R_5=H, R_6=Me	*P. lobata*	root
25	4,6- 二甲氧基异黄酮 -7-O- 葡萄糖苷	R_1=H, R_2=OMe, R_3=glc, R_4=H, R_5=H, R_6=Me	*P. lobata*	root
26	6''-O- 乙酰大豆苷	R_1=H, R_2=H, R_3=Glc-acetyl, R_4=H, R_5=H, R_6=H	*P. lobata*	root
27	3'- 甲氧基葛根素	R_1=H, R_2=H, R_3=H, R_4=Glc, R_5=OMe, R_6=H	*P. lobata*	root
28	5- 羟基龙脑素	R_1=OH, R_2=H, R_3=Glc, R_4=H, R_5=H, R_6=Me	*P. lobata*	root
29	黄豆黄素苷	R_1=H, R_2=OMe, R_3=Glc, R_4=H, R_5=H, R_6=H	*P. lobata*	flower

续表

NO.	化合物名称	取代基	种名	部位
30	3'- 羟基葛根素	R_1=H，R_2=H，R_3=H，R_4=Glc，R_5=OH，R_6=H	*P. lobata*	root
31	染料木素	R_1=OH，R_2=H，R_3=Glc，R_4=H，R_5=H，R_6=H	*P. lobata*	root
32	3'- 甲氧基大豆苷	R_1=H，R_2=H，R_3=Glc，R_4=H，R_5=OMe，R_6=H	*P. lobata*	root
33	染料木素 8-*C*- 葡萄糖苷	R_1=OH，R_2=H，R_3=Glc，R_4=H，R_5=H，R_6=H	*P. lobata*	rattan
34	龙脑素	R_1=H，R_2=H，R_3=Glc，R_4=H，R_5=H，R_6=Me	*P. lobata*	root
35	4'- 甲氧基葛根素	R_1=H，R_2=H，R_3=H，R_4=Glc，R_5=H，R_6=Me	*P. lobata*	root
36	葛根素	R_1=H，R_2=H，R_3=H，R_4=Glc，R_5=H，R_6=H	*P. lobata*	root
37	大豆苷	R_1=H，R_2=H，R_3=Glc，R_4=H，R_5=H，R_6=H	*P. lobata*	root
38	大豆苷元 4'-*O*- 葡萄糖苷	R_1=H，R_2=H，R_3=H，R_4=H，R_5=H，R_6=Glc	*P. omeiensis*	root
39	鸢尾酮	R_1=OH，R_2=OMe，R_3=H，R_4=H，R_5=H，R_6=Me	*P. lobata*	flower
40	鸢尾黄酮苷	R_1=OH，R_2=OMe，R_3=H，R_4=H，R_5=H，R_6=H	*P. lobata*	flower
41	3'- 甲氧基大豆苷元	R_1=H，R_2=H，R_3=H，R_4=H，R_5=OMe，R_6=H	*P. lobata*	root
42	异黄酮 A	R_1=OH，R_2=H，R_3=H，R_4=H，R_5=H，R_6=Me	*P. lobata*	root
43	甘氨酸	R_1=H，R_2=OMe，R_3=H，R_4=H，R_5=H，R_6=H	*P. lobata*	flower
44	三羟基异黄酮	R_1=OH，R_2=H，R_3=H，R_4=H，R_5=H，R_6=H	*P. lobata*	root
45	3'- 羟基大豆苷元	R_1=H，R_2=H，R_3=H，R_4=H，R_5=OH，R_6=H	*P. lobata*	root
46	芒柄花黄素	R_1=H，R_2=H，R_3=H，R_4=H，R_5=H，R_6=Me	*P. lobata*	root

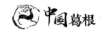

续表

NO.	化合物名称	取代基	种名	部位
47	大豆苷元芒柄花黄素	R_1=H, R_2=H, R_3=H, R_4=H, R_5=H, R_6=H	*P. lobata*	root
48	3'- 甲氧基 -6'- 邻木糖基葛根素	R_1=H, R_2=H, R_3=H, R_4=Glc-Xly, R_5=OMe, R_6=H	*P. lobata*	flower, leave
49	鸢尾苷 -7-*O*- 葡萄糖苷	R_1=OH, R_2=OMe, R_3=Glc, R_4=H, R_5=H, R_6=Me	*P. lobata*	flower, leave
50	3'- 羟基 -4'- 甲基大豆苷	R_1=H, R_2=H, R_3=Glc, R_4=H, R_5=OH, R_6=Me	*P. lobata*	flower, leave
51	7- 羟基 -2',5'- 二甲氧基异黄酮	-	*P. lobata*	rattan
52	7,2',4'- 三羟基异黄酮	-	*P. lobata*	rattan
53	槲皮素	-	*P. lobata*	root
54	异甘草素	-	*P. lobata*	rattan
55	7- 甲氧基甘草苷元	-	*P. lobata*	rattan
56	葛根苷 A	-	*P. omeiensis*	root
57	葛根苷 B	-	*P. lobata*	root
58	葛根苷 C	-	*P. lobata*	root
59	葛根苷 D	-	*P. lobata*	root
60	苦丁烯醇 A	-	*P. lobata*	root
61	野葛醇 A	-	*P. lobata*	root
62	野葛醇 B	-	*P. lobata*	root
香豆素类				
63	葛根酚	-	*P. lobata*	root
64	苦参碱 A	-	*P. lobata*	root
65	9- 羟基 -2',2'- 二甲基吡喃（5',6',2,3）- 香豆素	-	*P. lobata*	rattan
66	香豆素	-	*P. lobata*	root
67	6,7- 二甲氧基香豆素	-	*P. lobata*	root
三萜类及其皂苷类				
68	槐花二醇	R_1=H, R_2=H, R_3=H, R_4=OH	*P. lobata*	root
69	广藿香酚	R_1=H, R_2=H, R_3=OH, R_4=OH	*P. lobata*	root

NO.	化合物名称	取代基	种名	部位
70	大豆皂苷 B	R_1=CH$_2$OH，R_2=H，R_3=H，R_4=OH	*P. lobata*	root
71	大豆皂苷 A	R_1=CH$_2$OH，R_2=H，R_3=OH，R_4=OH	*P. lobata*	root
72	葛根酚 C	R_1=CH$_2$OH，R_2=H，R_3=OH，R_4=H	*P. lobata*	root
73	葛根酚 A	R_1=CH$_2$OH，R_2=CH$_2$OH，R_3=OH，R_4=OH	*P. lobata*	root
74	葛根酚甲酯 B	R_1=CH$_2$OH，R_2=COOCH$_3$，R_3=OH，R_4=OH	*P. lobata*	root
75	葛根皂苷 SA1	R_1=β-D-glcA-（1-2）-β-D-gal，R_2=H，R_3=OH	*P. lobata*	root
76	葛根皂苷 SA2	R_1=β-D-glcA-（1-2）-β-D-gal，R_2=H，R_3=O-α-L-ara	*P. lobata*	root
77	葛根皂苷 SA3	R_1=α-L-ara-（1-2）-β-D-gal-（1-2）-β-D-glcA，R_2=H，R_3=O-α-L-ara	*P. lobata*	root
78	葛根皂苷 C1	R_1=α-L-rha-（1-2）-β-D-gal-（1-2）-β-D-glcA，R_2=O-β-D-glc，R_3=H	*P. lobata*	root
79	葛根皂苷 B1	R_1=CH$_2$OH，R_2=COOH，R_3=CH$_3$，R_4=OH，R_5=OH，S=α-L-rha-（1-2）-β-D-gal-（1-2）-β-D-glc A	*P. lobata*	root
80	乙酰槐花皂苷 III	R_1=H，R_2=H，R_3=H，R_4=H，R_5=OCOCH$_3$，S=α-L-rha-（1-2）-β-D-gal-（1-2）-β-D-glc A	*P. lobata*	root
81	乙酰大豆皂苷 I	R_1=CH$_3$，R_2=H，R_3=H，R_4=H，R_5=OCOCH$_3$，S=α-L-rha-（1-2）-β-D-gal-（1-2）-β-D-glc A	*P. lobata*	root
82	大豆皂苷 I	R_1=CH$_2$OH，R_2=H，R_3=H，R_4=H，R_5=OH，S=α-L-rha-（1-2）-β-D-gal-（1-2）-β-D-glc A	*P. lobata*	root

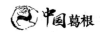

NO.	化合物名称	取代基	种名	部位
83	Subproside V	R₁=CH₂OH，R₂=CH₃，R₃=CH₂O-glc，R₄=OH，R₅=H	*P. lobata*	root
84	葛根皂苷 A1	R₁=α-L-rha-（1-2）-β-D-ara-（1-2）-β-D-glcA，R₂=xyl，R₃=OH，R₄=OH	*P. lobata*	root
85	葛根皂苷 A2	R₁=β-D-gal-（1-2）-β-D-glcA，R₂=H，R₃=OH，R₄=OH	*P. lobata*	root
86	葛根皂苷 A4	R₁=β-D-glc-（1-2）-β-D-glcA，R₂=H，R₃=OH，R₄=OH	*P. lobata*	root
87	葛根皂苷 A5	R₁=α-L-rha-（1-2）-β-D-glc-（1-2）-β-D-glcA，R₂=H，R₃=OH，R₄=OH	*P. lobata*	root
88	葛根皂苷 SA4	R₁=β-D-glcA-（1-2）-β-D-glcA，R₂=ara，R₃=OH，R₄=H	*P. lobata*	root
89	葛根皂苷 SB1	R₁=α-L-rha-（1-2）-β-D-gal-（1-2）-β-D-glcA，R₂=ara，R₃=H，R₄=H	*P. lobata*	root
90	葛根皂苷 A3	R₁=α-L-rha-（1-2）-β-D-gal-（1-2）-β-D-glcA，R₂=H，R₃=OH，R₄=OH	*P. lobata*	root
91	大豆皂苷 A3	R₁=α-L-rha-（1-2）-β-D-gal-（1-2）-β-D-glcA，R₂=H，R₃=OH，R₄=H	*P. lobata*	root
92	槐花皂苷 III	R₁=α-L-rha-（1-2）-β-D-gal-（1-2）-β-D-glcA，R₂=H，R₃=H，R₄=H	*P. lobata*	root
93	3-*O*-[D- 吡喃葡萄糖基 -（1 → 3）-D-6-*O*- 甲基 - 葡萄糖醛酸吡喃糖基]-3*β*,15*α*,23- 三羟基 - 油酸 -12- 烯 -16- 酮	-	*P. peduncularis*	rattan
94	3*β*,15*α*- 二羟基 - 油酸 -12- 烯 -16- 酮	-	*P. peduncularis*	rattan
95	桦木酸	-	*P. peduncularis*	rattan
96	羽扇豆醇	-	*P. lobata*	root
97	羽扇豆酮	-	*P. lobata*	root

续表

NO.	化合物名称	取代基	种名	部位
甾体及其苷类				
98	β- 谷甾醇棕榈酸酯	R=palmitate	*P. lobate* *P. thomsonii*	root
99	胡萝卜苷	R=glc	*P. lobate* *P. thomsonii*	root
100	α- 菠萝甾醇葡萄糖苷	R=glc	*P. peduncularis*	rattan
101	β- 谷甾醇	R=H	*P. lobata*, *P. thomsonii*	root
102	α- 菠萝甾醇	R=H	*P. peduncularis*	rattan
103	豆甾醇	-	*P. lobata*	root
其他类				
104	4- 羟基 -3- 甲氧基肉桂酸	-	*P. lobata*	root
105	没食子酸	-	*P. lobata*	root
106	水杨酸	-	*P. lobata*	root
107	4- 羟基 -3- 乙氧基苯甲醛	-	*P. lobata*	rattan
108	邻苯二甲酸二异丁酯	-	*P. lobata*	root
109	邻苯二甲酸二（2- 乙基己基）酯	-	*P. lobata*	root
110	香兰素	-	*P. lobata*	rattan
111	（6S,9S）- 玫瑰糖苷	-	*P. lobata*	root
112	蔗糖	-	*P. lobata*	root
113	Butesuperin A	-	*P. lobata*	rattan
114	羟基晚香玉酮	-	*P. lobata*	rattan
115	榛仁球蛋白	-	*P. lobata*	rattan
116	尿素	-	*P. lobata*	root
117	5- 甲基乙内酰脲	-	*P. lobata*	root
118	棕榈酸二羟基丙酯	-	*P. lobata*	root
119	1- 单戊酸甘油酯	-	*P. omeiensis*	root
120	二十八烷酸	-	*P. omeiensis*	root
121	二十烷酸	-	*P. lobata*	root
122	棕榈酸	-	*P. lobata*	root

1-50

51

52

53

54

55

56

57

58

59

60

61

62

63

64

65

66

67

68-74

75-78

79-83

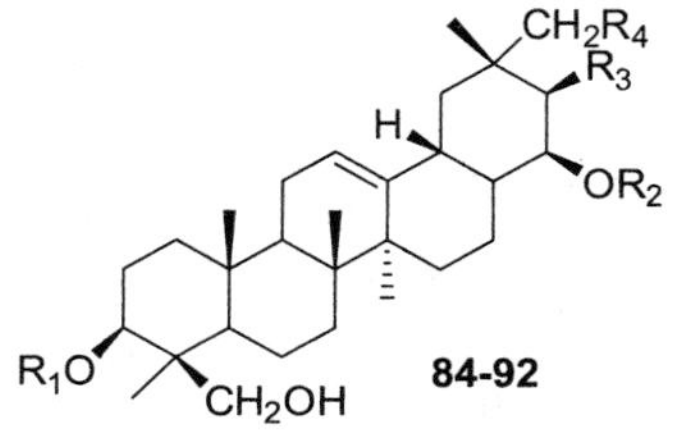

84-92

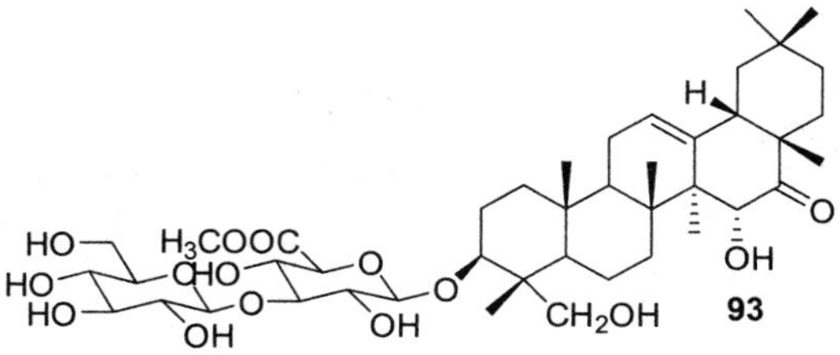

93

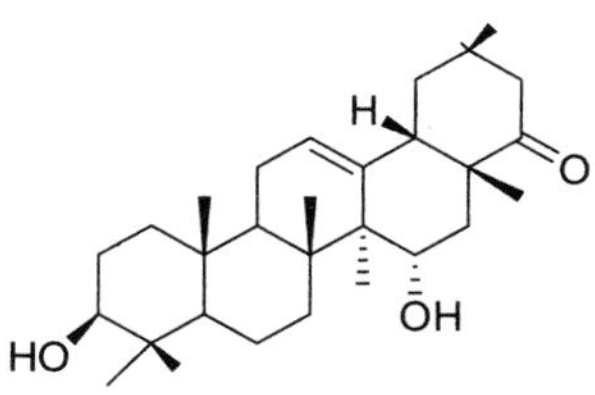

94

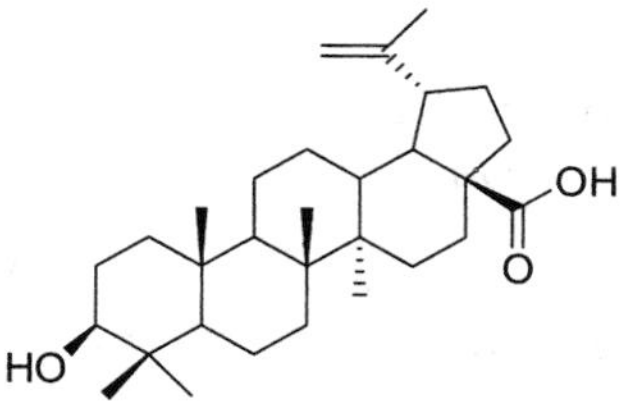

95

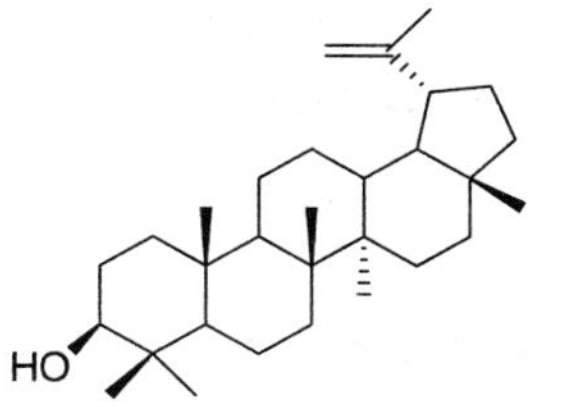

96

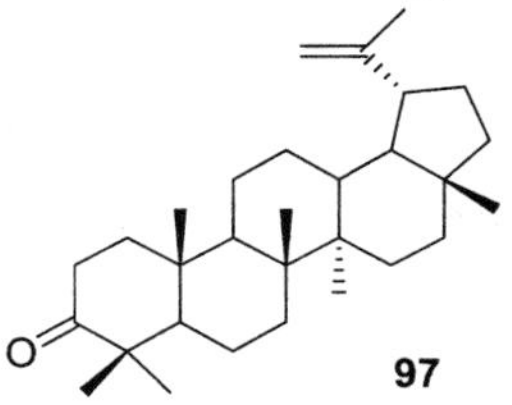

97

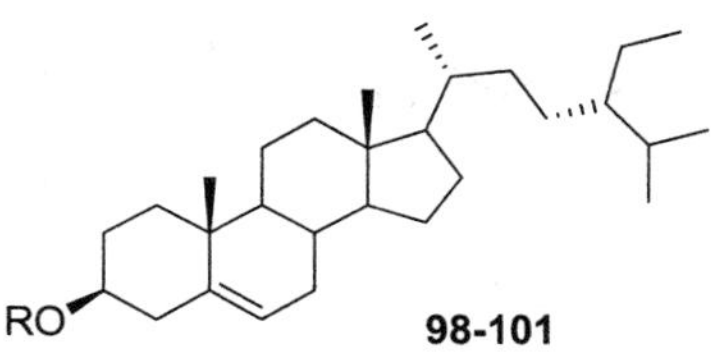

98-101

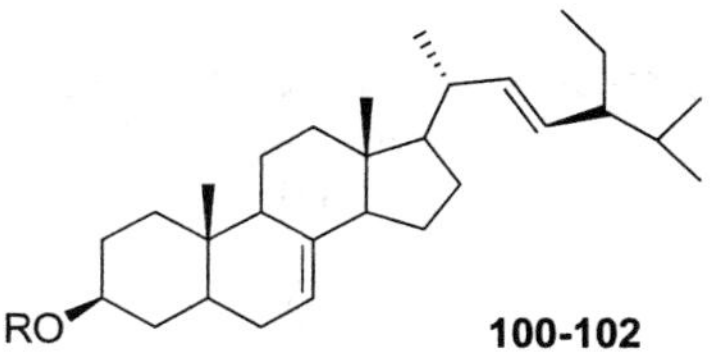

100-102

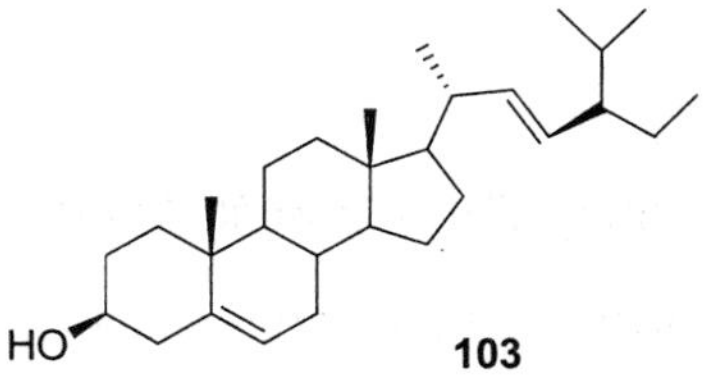

103

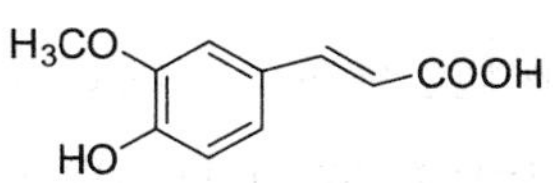

104

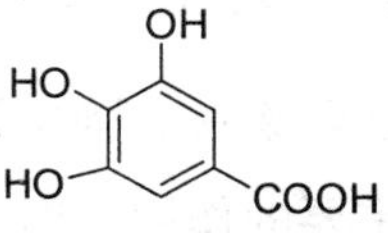

105

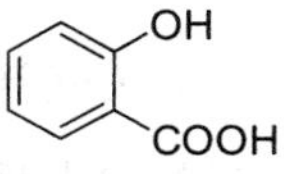

106

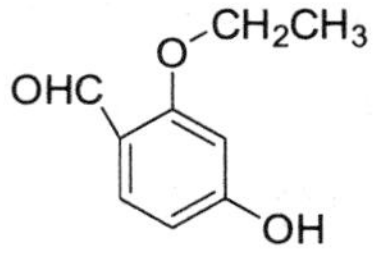

107

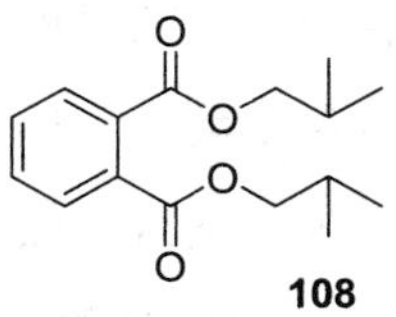

108

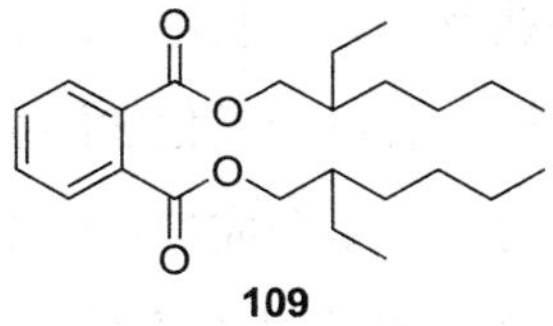

109

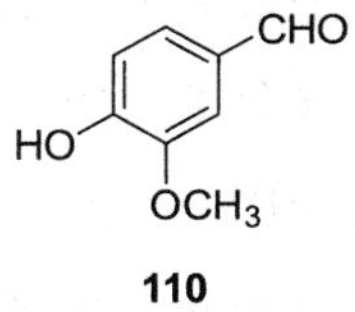

110

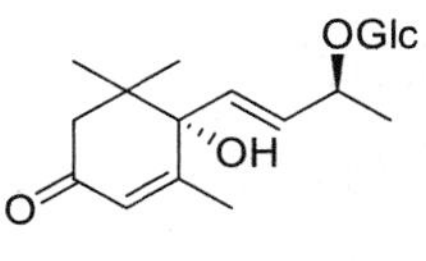

111

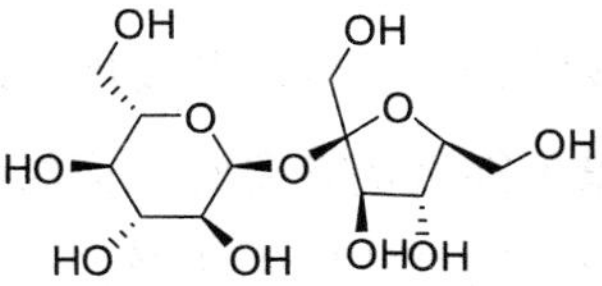

112

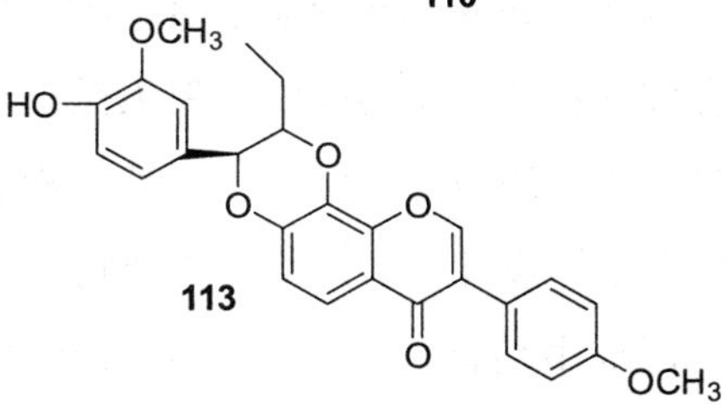

113

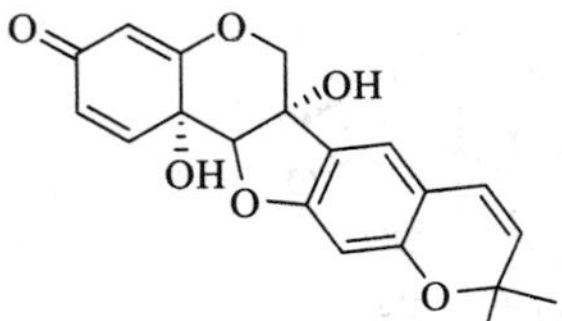

114

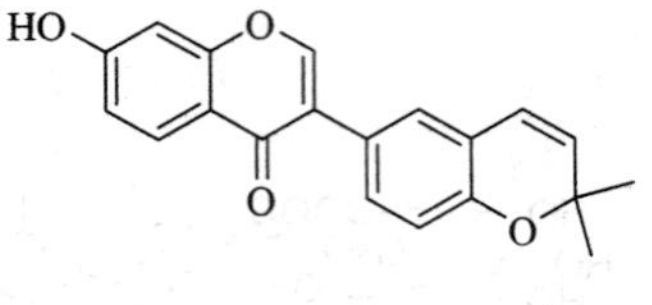

115

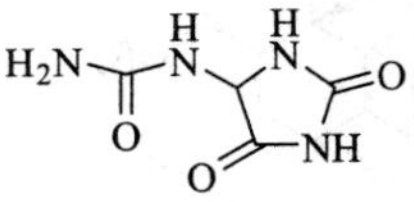

116

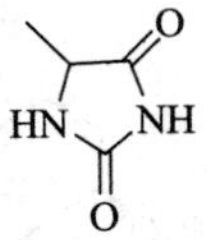

117

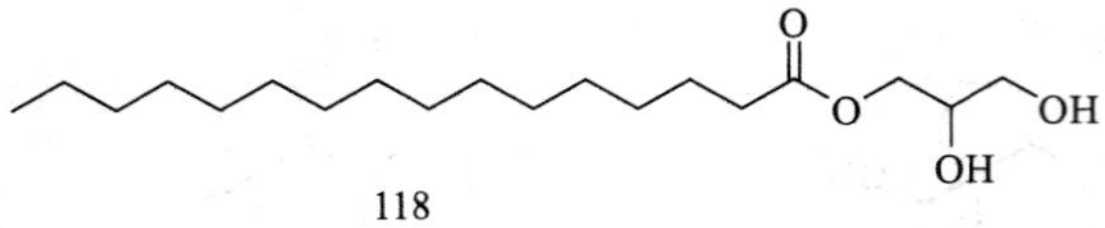

118

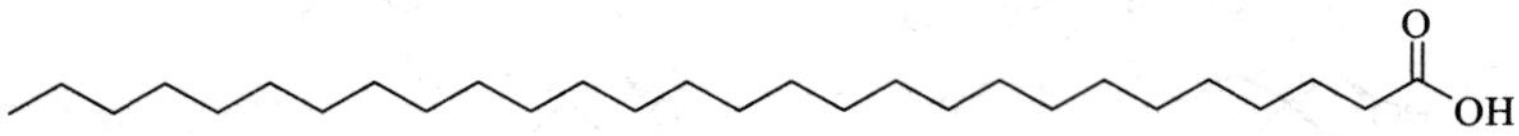

120

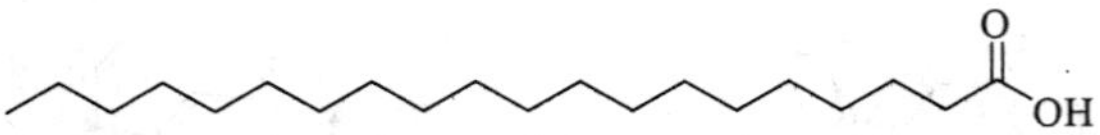

121

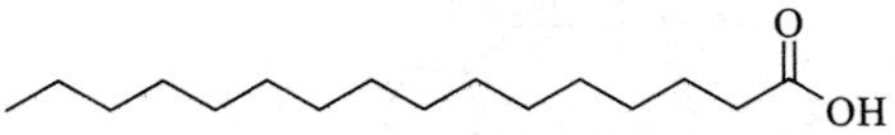

122

图 4–1　葛根中分离到的主要化学成分结构

二、葛根的成分合成研究

天然活性药物在心脑血管疾病、癌症、慢性病等危害人类健康的重大疾病的治疗中发挥着越来越重要的作用。但由于天然药物本身的理化性质的问题，或由于天然来源的局限性，极大地限制了天然产物药物的开发利用，而有机合成化学的发展为天然产物成为药物或药物先导分子增加了可能性。有机合成化学的发展也在推动着天然产物药物的研究，起了积极的作用。在经典化学时代，全合成的目的主要是为了确认天然产物的分子结构，但自从现代分析技术出现后，尤其是单晶 X 射线衍射技术和 NMR 等光谱技术的不断进步，全合成的目的演化为探索全新天然结构产物的合成；发现和发展新的合成方法，以解决其自身或相关领域的难题；当天然产物的产量不能满足需要时，提供天然产物大规模生产的有效方法；设计天然产物的类似物，为天然产物提供替代品 [96]。

传统中药葛根，历代本草均有记载，在中国历史悠久，具有改善心脑血管循环，降糖，降脂，解痉等作用，目前在临床上主要用于心脑血管疾病、糖尿病等疾病的治疗。由于其疗效好，安全性高等，所以随着科学技术手段的不断进步和药物研究手段的不断发展，受到了全球广泛关注。国内外研究者对葛根活性成分进行了多方面研究，发现多种有效成分。早在 1959 年，日本科学家柴田承二 [97] 对葛根的化学成分进行了研究，证明葛根中所含的主要有效成分为异黄酮类化合物，主要有大豆苷元（Daidzin）和葛根素

（Puerarin）等化合物。

异黄酮类化合物属于黄酮大家族中重要的一个分支，主要指的是两个具有酚羟基的芳香环（A 环和 B 环）通过中央三碳链相互作用连接而成的一系列化合物，B 环连接位置为 3 位。异黄酮类化合物具有广泛的生物活性和药理学作用，以葛根素为例，目前临床研究表明：葛根素毒性低，安全范围广，疗效好。在临床上主要用于治疗心脑血管疾病方面的药物，已于 1993 年被正式批准用于临床 [98]。除葛根素之外，葛根的其他相关制剂产品也在临床上不断得到应用。但以葛根素为例，由于具有异黄酮化合物的结构属性，其水溶性差，脂溶性也不好，生物利用度低，因而限制了葛根素更广泛的应用。目前临床应用的葛根素注射液，大多需要加入聚乙烯吡咯烷酮（PVP）或高浓度的丙二醇，才能达到该注射剂要求的药物浓度，这样使药物的黏稠度较大，给大规模生产造成过滤上的麻烦，成本增加 [99]。此外，另一重要活性成分大豆苷元同样具有广泛的药理作用，在临床上主要用于增强冠状动脉及外周血管血流量，具有抗心肌缺氧、抗氧化等广泛的生理活性，但同样由于大豆苷元的结构属性，其在空间上由于大的共轭体系呈平面结构，分子堆砌紧密，分子作用力大，脂溶性和水溶性均较差，口服吸收生物利用度低，显效时间慢，难以制备注射液制剂在临床上应用。因此，基于以上科学问题，特别是近年来随着合成化学的快速发展，国内外科学家为了提高葛根及其相关制剂的临床疗效，致力于葛根活性成分的结构改造、全合成及构效关系的研究，相关的合成研究报道日益增多，主要围绕异黄酮类化合物的结构属性开展研究，特别在大豆苷元和葛根素的全合成和结构修饰两大方面的研究日益深入，目的就是为了寻找理化性质及药理活性良好的异黄酮类衍生物。以下以大豆苷元和葛根素为例介绍葛根活性成分的合成研究进展。

（一）葛根活性成分的全合成研究

1. 大豆苷元的全合成研究

异黄酮类化合物大豆苷元（4′,7- 二羟基异黄酮）又名黄豆苷元、大豆黄酮，是葛根异黄酮的重要成分之一，化学结构见图 4-2。具有明显的抗缺氧及抗心律失常等多方面的药理作用，并且对高血压患者的头痛、头晕、颈项强痛等症状有明显改善，治疗心绞痛、突发性耳聋等也有一定疗效，并发现对脑血栓、脑动脉硬化有一定的疗效。

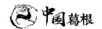
图 4-2　大豆苷元的结构式

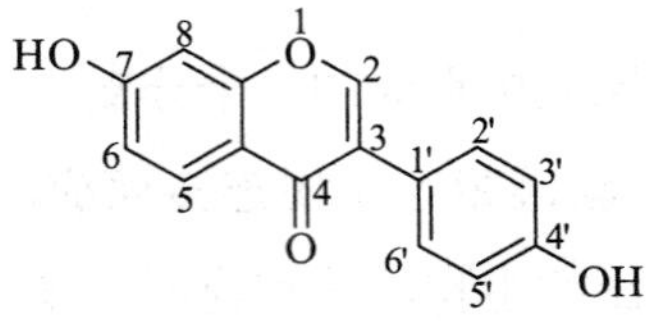

大豆苷元为简单的异黄酮类化合物，但因其广泛的药理活性，以化学合成工业化制备日益受到人们的重视。早在 1972 年，我国中国医学科学院药物研究所邵国贤等[100]就完成了大豆苷元的全合成工作，并经药理实验表明有明显抗缺氧作用，临床观察表明合成的大豆苷元与葛根总黄酮疗效相似。

1978 年，沈阳药学院（现沈阳药科大学）奚绍祁等[101]报道了对大豆苷元的全合成研究，他们研究了一条适合于工厂生产的工业路线（图 4-3）。路线共分为两部分，其中第一部分为脱氧安息香的制备，第二部分为异黄酮骨架的构建。在第一部分脱氧安息香的制备步骤中，他们采用的是 Fridal-Grafts 反应路线，以间苯二酚和对羟基苯乙酸脱水缩合制备脱氧安息香。在第二部分异黄酮骨架的构建步骤中，在当时实验条件下，奚绍祁等人根据原料来源、安全生产等原因，采用了二甲基甲酸胺，三氯氧磷和二甲氧基二甲胺基甲烷这两种环合剂进行试验。最终完成了大豆苷元的全合成工作，并且合成路线经中试放大试验，取得了满意的效果，这对大豆苷元的合成研究起到了指导性意义。

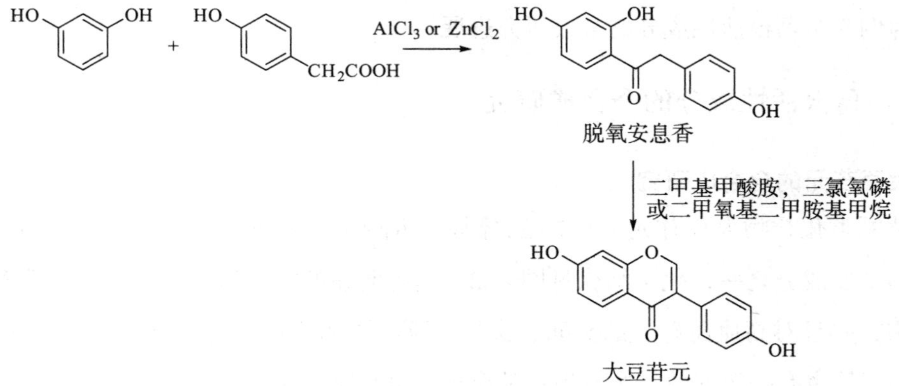

脱氧安息香

二甲基甲酸胺，三氯氧磷
或二甲氧基二甲胺基甲烷

大豆苷元

图 4-3　奚绍祁大豆苷元合成路线

2004 年吴纯鑫[102]总结了文献中苯基苄基酮路线合成大豆苷元的方法（图 4-4）。路线分为两大部分，首先是以间苯二酚为原料合成关键中间体 2,4– 三羟基脱氧安息香（I），第二部分是中间体 2,4– 三羟基脱氧安息香（I）在不同环合剂作用下构建异黄酮骨架。

其中关键中间体 2,4– 三羟基脱氧安息香（I）的合成方法有两类，即苯乙腈法和苯乙酸法。第一种苯乙腈法指的是以间苯二酚为原料，与对羟基（或对甲氧基）苯乙腈在 ZnCl₂/HCl 的催化下反应得到胺盐，然后水解得到脱氧安息香（I）。第二种苯乙酸法又包括两种，一种是"一锅法"[103]，是 20 世纪 90 年代发展的新合成方法，指的是以间苯二酚为原料与对羟基（或对甲氧基）苯乙酸在三氟化硼乙醚中反应得到脱氧安息香，该法收率较高，得到的脱氧安息香产物可以不经后处理直接投料下一步。另外一种是间苯二酚在氯化锌的催化下直接与对羟基（或对甲氧基）苯乙酸在熔融状态反应得到脱氧安息香。

在第二部分，中间体 2,4– 三羟基脱氧安息香（I）在不同环合剂作用下构建异黄酮骨架步骤中，吴纯鑫针对文献内容，总结了 8 条环合路线。其中 a、b、f 方法的收率比较低，方法 d、e 由于使用了价格昂贵的增碳试剂，反应成本较高。此外方法 c 和 h 分别因为有冗杂的反应后处理过程和通用性不高，应用受到了限制。方法 h 为新发展的合成方法，通用性高。

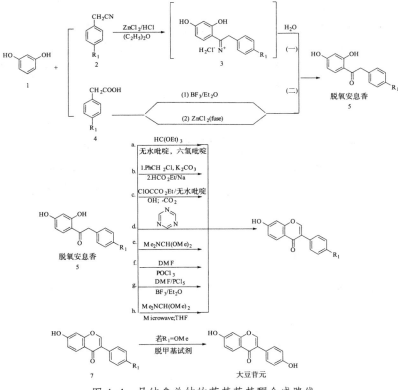

图 4-4 吴纯鑫总结的苯基苄基酮合成路线

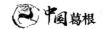

基于反应路线的收率，反应条件及原料试剂成本等因素分析，吴纯鑫提出以间苯二甲醚为原料，通过酸化、脱甲基化、增碳环化及甲氧基异黄酮的脱甲基化反应合成得到大豆苷元的新路线（图4-5），该路线中先由对甲氧基苯乙酸与氯化亚砜反应生成对甲氧基苯乙酰氯，然后对甲氧基苯乙酰氯与间苯二甲醚在三氯化铝作用下发生 Feridel-Crafts 反应，得到中间体 2,4,4′- 三甲氧基脱氧安息香，经三氯化铝脱甲基得到 2- 羟基 -4,4′- 二甲氧基脱氧安息香，之后与原甲酸三乙酯发生增碳关环反应得到 4′,7- 二甲氧基异黄酮，再与脱甲基试剂作用得到目标产物 4′,7- 二羟基异黄酮，即大豆苷元。该合成方法单步的合成收率较高，均在 80% 以上，其中中间体 2,4,4′- 三甲氧基脱氧安息香的产率达到了 93% 以上，路线简单，操作简便，反应条件温和，且后处理简单，直接以甲醇重结晶即可得到晶体纯品。

图 4-5　吴纯鑫的大豆苷元合成路线

2. 葛根素的全合成研究

葛根素，化学名为 8–C–β–D– 葡萄糖基 –7–4′– 二羟基异黄酮，分子量 416.38，是由豆科植物野葛根中提取的一种异黄酮碳苷，是葛根中重要的异黄酮活性物质之一（图 4–6）。

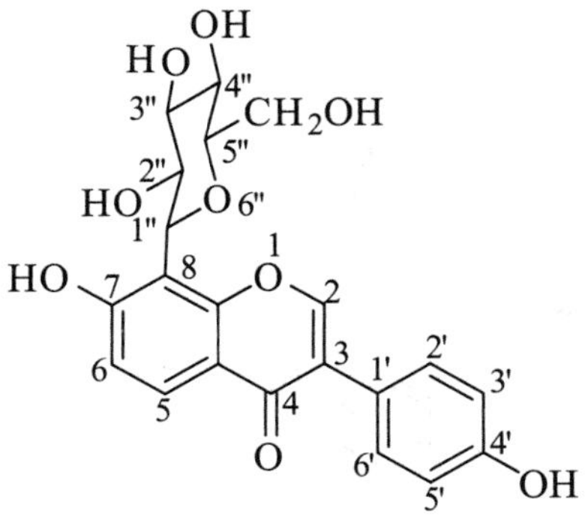

图 4–6 葛根素的结构式

葛根素具有药源丰富、价廉、药理活性强、作用广泛、药效明确、毒副作用小等优点。在药理作用方面，葛根素在心肌保护、肾保护、抗氧化、抗缺血再灌注损伤、抗酒精中枢抑制、调节细胞凋亡、调控骨代谢、抗癌、改善微循环障碍、改善血液流变学指标等方面都发挥着重要的作用。临床上常用于心绞痛、心肌梗死、高黏血症等心血管系统疾病的治疗。从分子结构可知，葛根素在 8 位连接一个吡喃葡萄糖，4′ 和 7 位分别连有一个酚羟基，为葛根素的活性基团。

我国科学家于 1974 年成功分离得到葛根素单体化学成分，1993 年经卫生部批准用于临床。自分离提取后对于葛根素的药物研究工作迅速展开，但针对葛根素分子全合成的研究鲜有报道。1978 年 Ronald 等 [104] 全合成了 7,4′– 二甲氧基葛根素。

葛根素的首次全合成是在 2003 年，由美国科学家 Lee 等人 [105] 设计完成。总的合成路线有 7 步反应（图 4–7），总收率为 10%。该合成首先是以甘草醛内酯化合物和 2,6– 二甲氧基苯基锂为起始原料，制备 β–D– 葡萄糖基 –2,6– 二甲氧基苯，随后经过芳环烷基化、Aldo 缩合、构建异黄酮环，脱保护最终合成了葛根素。在整条合成路线中，合成难点为最关键中间体化合物 9 的制备。最初 Lee 设计用 2,6– 二甲氧基苯基溴化镁格式试剂和四乙酰 –D– 葡萄糖酰氯反应制备关键中间体 9，但实验结果发现，反应的立体选择性很差，反应的主产物为化合物 9 的 α 对映体，并且由于产物极性较大，后处理分离难度极大，并且反应过程中使用了 12 个当量的格式试剂，反应极其繁琐。他们尝试降低格式试剂的当量，但发现反应变得很复杂并没有得到产物。之后通过各种条件的尝试，最终发现用甘草醛内酯化合物 2

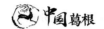

和苯基锂化合物 3 发生偶联反应可以合成 β 构型为主的产物，有趣的是，在他们之前有相同文献报道过同样的反应，并没有得到 β 构型为主的产物。在整条合成路线中，最后一步脱保护步骤，收率较低，在这步反应中，他们用了乙腈作溶剂，三甲基碘硅烷做试剂回流了 5 天，最终只有 35% 的收率，最后一步脱保护步骤还需深入尝试。

2 R=OBn

3: R₁=OMe, R₂=OMe
4: R₁=H, R₂=OMe
5: R₁=H, R₂=OMOM

6: R=OBn, R₁=OMe, R₂=OMe
7: R=OBn, R₁=H, R₂=OMe
8: R=OBn, R₁=H, R₂=OH

9: R₁=OMe, R₂=OMe
10: R₁=H, R₂=OMe

e ⎡ 15: R=Ac
  ⎣ 16: R=H

c ⎡ 17: R=H
  ⎣ 18: R=Ac

c ⎡ 19: R=H
  ⎣ 20: R=Ac

1: Puerarin   R=H
21: R=Me

Reagents and conditions : (a) THF, -78 to -10°C; 2. TESH, BF₃.Et₂O, CH₂Cl₂, -78°C to rt; (b) Pd/C, H₂; (c) Ac₂O, Py; (d) AlCl₃, AcCl, Et₂O; (e) 1. Na, MeOH; 2. H+ resin; (f) P-MeOC₆H₄CHO, NaOH, EtOH; (g) 1. Tl(NO₃)₃, MeOH/CH(OCH₃)₃; 2. 10% HCl, MeOH, reflux; (h) TMSI, CH₃CN, reflux, 5 days.

图 4-7 Lee 课题组葛根素的合成路线

2018 年，邹云彭等[106] 报道了利用查尔酮途径全合成葛根素的方法，他们的总合成路线为 5 步（图 4-8），总收率 1.0%。该合成路线首先是以 4- 乙基 -6- 叔丁基间苯二酚（1）与 2,3,4,6- 四 -O- 苄基吡喃葡萄糖基三氟乙酰亚胺酯（2）发生糖基化反应制得 4- 叔丁基 -6- 乙基 2-C-（2,3,4,6- 四 -O- 苄基 -β-D- 吡喃葡萄糖基）-1,3- 二羟基苯（4），5 经 DDQ 氧化制得 2,4- 羟基 -3-C-（2,3,4,6- 四 -O- 苄基 -β-D- 吡喃葡萄糖基）苯乙酮；6 与 4-（苄氧基）苯甲醛反应制得 4,2′,4′- 三苄氧基 -3′-C-（2,3,4,6- 四 -O- 苄基 -β-D- 吡喃葡萄糖基）查尔酮（7），7 经碘苯二乙酸（DIB）氧化环合反应合成了葛根素。该合成路线相比 Lee 的合成路线，具有步骤少、绿色环保、简单易行等优点，但不足之处是总收率较 Lee 的路线低。

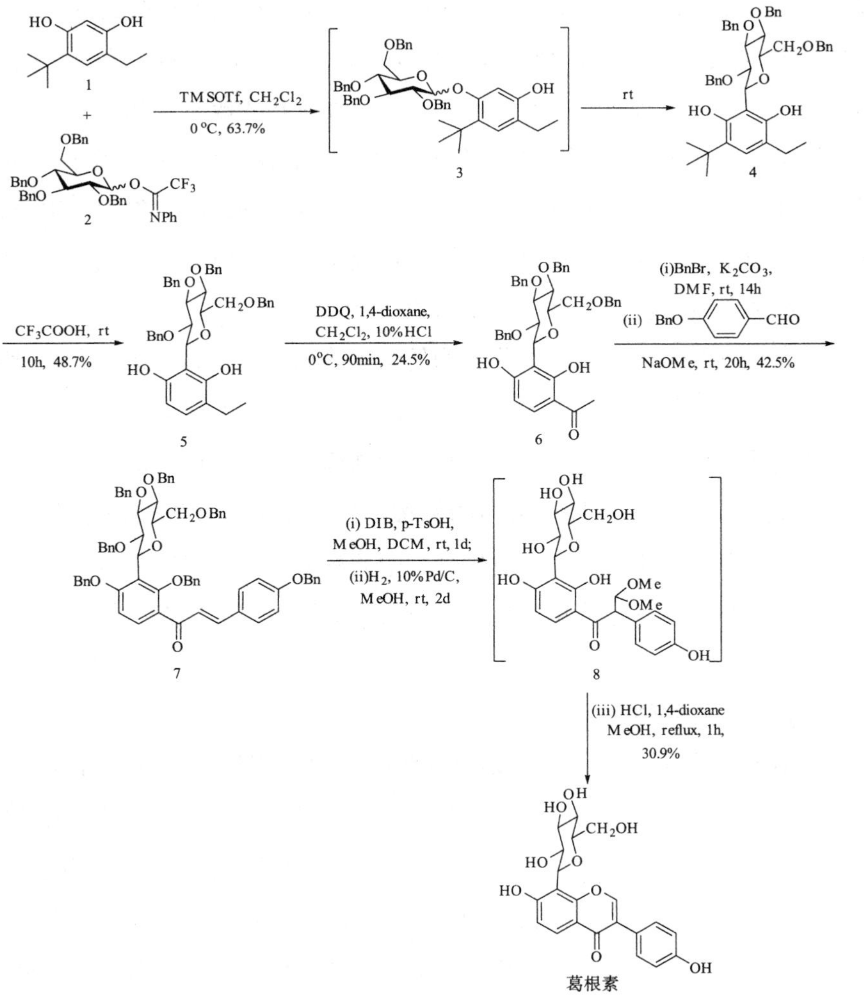

图 4-8 邹云彭课题组葛根素的合成路线

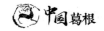

（二）葛根活性成分的结构修饰研究

天然产物广泛存在于自然界中，其数量种类繁多且结构复杂多样，许多天然产物活性成分现在已经作为治疗各类疾病的药物，已成为国内外天然药物开发利用研究的热点。由于其中一部分可能因其资源匮乏、活性低、毒副作用太强、水溶性或稳定性不好等问题，影响了其广泛的应用，因此以天然产物为先导，对这些化合物进行结构改造是非常必要的。经化学结构修饰和改造，进而开发出活性更强、毒性更低、理化性质更优越、成本更低廉的天然产物的衍生物合成代用品是当今新药开发的主要途径之一。

活性成分的化学结构修饰是基于化合物原有的基本化学结构，仅对其中某些官能团进行化学修饰。通过结构修饰改善原有的理化性质，在临床应用上有极其重要的作用。

目前国内外对天然产物进行结构修饰主要是以提高其在水相中的溶解性为目的，主要利用前药原理和拼合原理进行研究。前药原理主要是指为改善药物分子在体内作用的缺陷，通过结构修饰的方法在母药分子上连接一个或多个载体基团形成生物可逆的衍生物，在体内经酶或化学作用释放具有活性的原药，从而发挥预期的药理作用。拼合原理主要是指将两种具有生物活性的化合物通过共价键连接起来，进入体内分解成两个有效成分，以期减小两种药物的不良反应，求得二者作用的联合效应。

目前关于葛根活性成分异黄酮类化合物的结构修饰研究，是近年以来的研究热点。生物活性与分子结构密切相关，但由于葛根活性成分结构属性的弱点，严格限制了其生物活性。因此，通过化学修饰的方法有效改变其化学结构包括立体构型构象，对增强其生物活性具有重要意义。关于葛根活性成分结构修饰的研究报道主要围绕葛根素苷元（大豆苷元）和葛根素两个分子。主要针对异黄酮骨架中的酚羟基和葛根素 8 位的葡萄糖基两大方面，通过醚化、酯化、酰基化等衍生化反应引入水溶性基团，从而达到水溶性继而增强生物活性的目的。

1. 大豆苷元的结构修饰

大豆苷元具有异黄酮骨架结构，是目前治疗心血管疾病的一种较好药物，此外它还具有毒性小、消除迅速等特点。大豆苷元在空间上由于大的共轭体系呈平面结构，分子堆砌紧密，其分子作用力大，其脂溶性和水溶性均较差，口服吸收生物利用度低，显效时间慢，7 ~ 14 天才能显效，从而限制了它的广泛应用。有人曾尝试利用物理方法改善其溶解度，例如通过一些媒介物提高大豆苷元的溶出度和溶出速率，从而在一定程度上提高生物利用度，这些做法虽然解决了一些问题，但均未从根本上解决其溶解度问题，效果不是很理想。因此用化学方法以构效关系为指导，寻找药理活性和生物利用度高的衍生物，是很重要的一个研究领域，在这方面前人做了大量的工作。

国内外文献报道的结构修饰多为改造 2 位、7 位、3′ 位、4′ 位取代基，以改善其溶解度和增强疗效，并了解其构效关系。

邵国贤等[100]合成了一系列大豆苷元衍生物，研究了衍生物的结构与抗缺氧关系。初步得出 4′ 位取代对活性有明显影响，醚基取代较好，2 位氢为甲基取代或 7 位羟基被氢取代后活性消失。纪庆娥等[107]在此基础上以大豆苷元为先导化合物，合成了一系列大豆苷元衍生物，筛选出了一批药效好的大豆苷元衍生物。李永福等[108]完成了 2- 氨基异黄酮的合成，丰富了大豆苷元的结构改造工作。

石朝周等[109]以大豆苷元为先导化合物，在 7 位和 4′ 位发生醚化反应，设计合成了 9 个大豆苷元衍生物（图 4-9），并且在结构鉴定的基础上，做了油 / 水分配系数和抗缺氧活性等测定。初步揭示了这类化合物的结构与其抗缺氧活性之间的定量关系，为进一步筛选最佳化合物做心血管药物提供了重要依据。

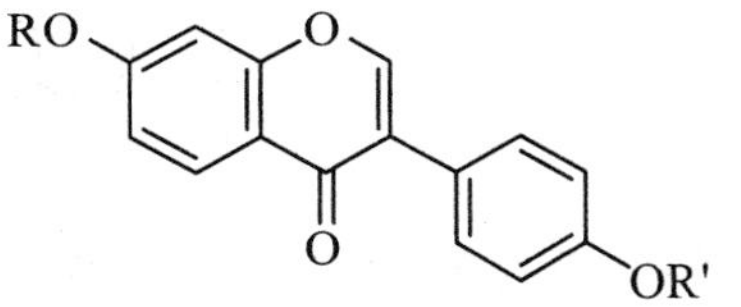

1. R=CH₃, R'=H　　　　　　6. R=R'=CH₂COOH
2. R=R'=CH₃　　　　　　　　7. R=R'=CH₂CONH₂
3. R=R'=C₂H₅　　　　　　　　8. R=CH₃, R'=CH₂CONH₂
4. R=R'=n-C₄H₉　　　　　　　9. R=CH₃, R'=CH₂COOC₂H₅
5. R=R'=CH₃COOC₂H₅

图 4-9　石朝周设计合成的 9 个大豆苷元衍生物

薛东[110]以大豆苷元为先导化合物，合成了 8 个大豆苷元衍生物（图 4-10），并利用核磁共振、红外光谱等现代波谱分析方法对其结构进行了表征。在合成实验中，他们提出了大豆苷元发生亲电取代反应的规律。这一规律对之后异黄酮化合物的结构改造具有指导意义。他们在研究中发现大豆苷元在进行亲电取代反应时，B 环的活性大于 A 环的活性。这一发现对于认识异黄酮化合物的性质具有重要意义。他们对合成的 8 个衍生物（L_1，L_2，L_3，L_4，L_6，L_9，L_{10}，L_{11}）进行了抗缺氧、抗缺血的药理学实验研究，并与大豆苷元的抗缺氧、抗缺血活性进行了比较研究。研究表明，其中两个衍生物 L_1 和 L_{10} 具有明显的

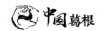

抗缺氧、抗缺血作用，能够显著延长常压缺氧小鼠及 KCN、NaNO$_2$ 中毒小鼠的存活时间，同时能够显著延长急性脑缺血小鼠的存活时间，有明显的抗心律失常作用，而且药效作用速度明显大于大豆苷元，药效显著，具有较大的开发应用价值。同时他们还发现将大豆苷元及其衍生物溶于浓 H$_2$SO$_4$，在加热条件下发生磺化反应这一规律，也同样适用于其他异黄酮化合物。这对解决异黄酮化合物的水溶性有指导作用。

图 4-10　薛东设计合成的八个大豆苷元衍生物

2002 年，刘小红[111]以大豆苷元为先导化合物经甲基化、磺化，合成了一系列衍生物，包括 7- 甲氧基 -4′- 羟基异黄酮 -3′- 磺酸钠及其锌、钴、铜、镧盐等 12 种盐类化合物（图 4-11）和 7- 甲氧基 -4′- 羟基 -3′- 硝基异黄酮、7- 甲氧基 -8- 葡萄糖苷 -4′- 羟基 -3′- 硝基异黄酮。并对合成的衍生物进行了抗缺血缺氧的药理学实验研究，实验结果证明通过结构改造后的大豆苷元衍生物的抗缺氧缺血作用与大豆苷元相当，说明结构改造并没有影响其药效，反而还克服了水溶性差的弊端，刘小红还通过 X- 单晶衍射的技术方法研究了异黄酮衍生物的内部结构。此外值得注意的是，刘小红还在单甲氧大豆苷元的磺酸盐中引入了铜、钴等人体必需的微量元素及稀土元素镧，以其探索更广泛的大豆苷元衍生物的药物活性，开发微量元素新剂型。以上研究工作为大豆苷元的开发利用提供了依据。

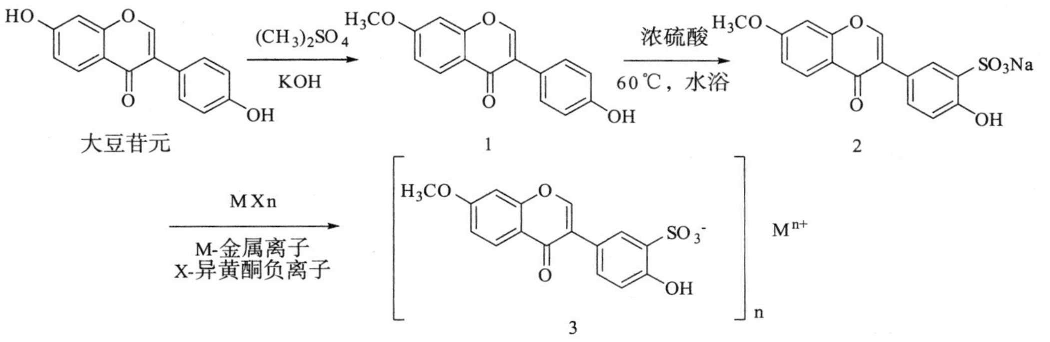

图 4-11　刘小红大豆苷元衍生物的合成路线

王淑君[112]以大豆苷元为先导化合物，采用半合成的方法，利用 7 位氢和 4′ 位氢的活泼性不同，在 7 位和 4′ 位引入基团，共合成 7,4′- 羟乙基葛根黄豆苷元及其琥珀酸酯类化合物、葛根黄豆苷元 -7,4′ 不同取代基醚化物、葛根黄豆苷元 -7,4′- 二氧代磷酸酯、葛根黄豆苷元 7,4′- 胺基乙酸酯、葛根黄豆苷元 -7- 乙氧基（或氧代羟乙基）-4′- 羟基 -3′- 胺甲基（或 3′,3′- 二胺甲基）碱等五类新化合物共 25 种（表 4-2）。并进行定量构效关系分析及细胞膜渗透性预测；采用小鼠急性缺血缺氧模型对新合成的 25 个葛根黄豆苷元衍生物在抗脑缺血缺氧方面药理活性进行了初步研究。实验结果表明十四种葛根黄豆苷元衍生物对小鼠急性缺血缺氧具有显著的保护作用，其中衍生物 5、6、7、18、23、24 的活性较高。除此之外，首次对筛选出的吸收较好、药理活性较高的化合物 5 的药效学、药物动力学、药物代谢等方面进行了深入的研究，阐明了该化合物的吸收、分布、代谢、排泄的特征，为该药的进一步开发奠定了基础。

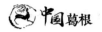

表 4-2　王淑君设计合成的 25 个大豆苷元衍生物

$$R_1 \text{——isoflavone skeleton with } R_2, R_3, R_4$$

序号	R_1	R_2	R_3	R_4
1	—OCH$_2$CH$_2$OH	—OH	H	H
2	—OCH$_2$CH$_2$OOCCH$_2$CH$_2$COOH	—OH	H	H
3	—OH$_2$CH$_2$COOC—C$_6$H$_4$—HOOC	—OH	H	H
4	—OCH$_2$CH$_2$OH	—OCH$_2$CH$_2$OH	H	H
5	—OCH$_2$CH$_2$OOCCH$_2$CH$_2$COOH	—OCH$_2$CH$_2$OOCCH$_2$CH$_2$COOH	H	H
6	—OH$_2$CH$_2$COOC—C$_6$H$_4$—HOOC	—OH$_2$CH$_2$COOC—C$_6$H$_4$—HOOC	H	H
7	—OOP(OH)$_2$	—OOP(OH)$_2$	H	H
8	—OOCCH$_2$Cl	—OOCCH$_2$Cl	H	H
9	—OH	—OOCH$_2$CN(C$_2$H$_5$)$_2$HCl	H	H
10	—OH	—OOCH$_2$O—N(piperidine) HCl	H	H
11	—OH	—OOCH$_2$O—N(piperidine) HCl	H	H
12	—OCH$_2$OOC$_2$H$_5$	—OCH$_2$CH$_3$	H	H
13	—OCH$_2$COOH	—OCH$_2$CH$_3$	H	H
14	—OCH$_2$CH$_2$OH	—OCH$_2$CH$_3$	H	H
15	—OCH$_2$CH$_2$OOCCH$_2$CH$_2$COOH	—OCH$_2$CH$_3$	H	H
16	—OH$_2$CH$_2$COOC—C$_6$H$_4$—HOOC	—OCH$_2$CH$_3$	H	H
17	—OCH$_2$CH$_2$OH	—OCH$_2$COOC$_2$H$_5$	H	H

续表

序号	R$_1$	R$_2$	R$_3$	R$_4$
18	—OCH$_2$CH$_2$OH	—OCH$_2$COOH	H	H
19	—OC$_2$H$_5$	—OC$_2$H$_5$	H	H
20	—OC$_2$H$_5$	—OH	H	H
21	—OC$_2$H$_5$	—OH	—CH$_2$N(CH$_3$)$_2$	—CH$_2$N(CH$_3$)$_2$
22	—OC$_2$H$_5$	—OH	—CH$_2$N(CH$_3$)$_2$	—OH
23	—OC$_2$H$_5$	—OH	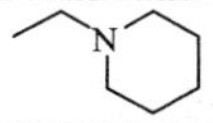 ⟨N piperidine⟩	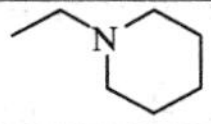 ⟨N piperidine⟩
24	—OCH$_2$COOH	—OCH$_2$COOH	H	H
25	—OCH$_2$COOH	—OH	H	H

除以上化学合成的结构修饰方法外，还有文献报道大豆苷元可被酶进行糖基化修饰，发生生物合成转化。Shimoda K 等[113]在桉属植物细胞悬浮液中对大豆苷元进行生物转化，在大豆苷元 7 位羟基进行糖基化修饰，首先得到大豆苷元 7-O-β- 吡喃葡萄糖苷，再以其为糖基受体，在其葡萄糖基的 6 位羟基进行糖基化修饰得到大豆苷元 7-O-[6-O-（β- 吡喃葡萄糖基）]-β- 吡喃葡萄糖苷。

2. 葛根素的结构修饰

药物的理化性质与其分子结构密切相关。从葛根素的分子结构来看（图 4-12），葛根素为异黄酮类化合物，在骨架的 4′ 和 7 位有两个酚羟基，8 位有一个吡喃葡萄糖碳苷，为葛根素的活性基团。B 环受吡喃环羰基的立体阻碍影响，在空间上形成大的共轭体系而成为近似平面结构，晶格排列紧密，刚性较强，且 7 和 4′ 位上的两个酚羟基可形成分子间氢键，由于葛根素具有如上化学结构的特点，因此葛根素分子间作用力增大，熔点较高，脂溶性和水溶性均较差，吸收差，消除快，影响其生物活性及药效发挥[114]。

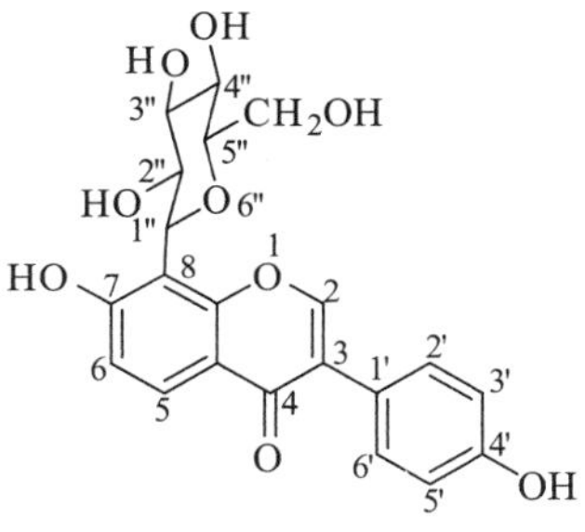

图 4-12 葛根素化学结构

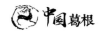

目前国内外关于葛根素及其衍生物的构效关系研究仍主要以衍生物的药效学、药理学研究为主。针对葛根素具有很强的药理作用、药效明确、临床应用广泛等优点，以及理化性质以及在临床应用的缺陷，葛根素的结构修饰得到广泛关注。通过对其结构修饰改善其水溶性和脂溶性，改变其在体内的脂水分布系数，延长药效，提高其生物利用度，增强其药理活性。分析葛根素的结构可知：骨架中 7 位酚羟基受 8 位糖基的空间位阻影响，活性较 4′ 位酚羟基弱。由于 7,4′ – 二酚羟基呈酸性，增大葛根素溶解度的结构修饰主要集中于酚羟基，据目前的研究报道，7 位和 4′ 位是结构修饰的研究热点，此外还有少量关于对 8 位吡喃葡萄糖的报道。

王靖[115]运用前药原理和拼合原理，设计并合成 17 个衍生物（表 4–3）。其中利用前药原理，运用酰化、磺酰化及烷基化等方法合成了 14 个衍生物；利用拼合原理设计合成了化合物 13、16 和 18，其中利用中氮茚基团具有钙离子阻滞的药理作用，在葛根素结构上引入中氮茚基团，希望能增强钙拮抗活性，设计了化合物 13；利用在葛根素结构上引入具潜在 NO 供体活性的药效基团，从而增强其心血管方面的活性，设计了化合物 16；利用烟酸这一稳定的 B 族维生素的相关药理作用，设计合成了化合物 18。

对于其中化合物 1，2，3，4，5，6，7，8，9，11，13，15 进行了局灶性脑缺血模型筛选，结果表明 3 和 6 两个化合物有较强的抗脑缺血作用。还考察了对血管活性作用和雌激素样作用和抗氧化作用，化合物结果表明 5 与葛根素在复钙中表现为有一定的增强收缩的作用；9 及 5 在与 NLA 同时存在时，对于 Phe 诱导的 VSM 收缩有抑制作用。在不加 NLA 及 Ind 时，5 对 Phe 诱导的 VSM 收缩有抑制作用。雌激素样研究表明：化合物 7，8，11，13，15 雌激素活性强于大豆苷元。除以上研究，他们还对所合成的化合物进行了 HPLC 油水分布研究，研究表明衍生物的溶解性得到了改善；对目标化合物的分子结构进行了能量优化，获得了优势构象。

表 4-3　王靖设计合成的 17 个葛根素衍生物

化合物	R₁	R₂
1	—CH₂CH₂N（C₂H₅）₂	—CH₂CH₂N（C₂H₅）₂
2	H	
3	H	
4	H	
5		
6	H	
7	H	
8	H	
9		
10	H	
11	H	
13	H	

化合物	R_1	R_2
14	H	$-CH_2\overset{O}{\overset{\|}{C}}OC_2H_5$
15	H	见结构式 $-SO_2$——苯环—NO_2
16	H	见结构式（含 Ph、乙基、呋咱 N-氧化物）
17	H	见结构式 $-C(=O)$——苯环—Cl
18	H	见结构式（吡啶基乙酰）

葛根素还是一种理想的抑制血小板活化的药物,可抑制血小板聚集和凝血酶诱导的血小板释放 5-羟色胺,在体外及体内均有显著的抑制血小板黏附聚集、释放的作用,有既能抑制血小板的形成,又不引起出血的特点。刘丽娟等[116]根据葛根素毒性低和具有广泛的药理活性作用的特点,以及在抗血栓药理作用方面与阿司匹林作用机理不同的特点,利用拼合原理通过酰化反应使葛根素与阿司匹林成酯,制备乙酰水杨酰基葛根素的衍生物,使葛根素在体内的生物利用度增加,并且经过生物代谢后产生较强的药物协同作用,增强葛根素药物的抗血栓作用。他们通过葛根素与乙酰水杨酰氯发生酰化反应,分离得到 4 个乙酰水杨酰基葛根素衍生物。为评价葛根素化学修饰对药效作用的影响,他们将所得葛根素衍生物的主产物 D_1（图 4-13）进行了人血浆抗血小板聚集作用的体外药效实验研究。实验结果显示,在药效实验浓度范围内,D_1 对人体外血小板聚集反应具有非常显著的剂量依赖性的抑制作用;在相同浓度条件下,D_1 抑制血小板聚集作用显著地强于临床抗血栓药物阿司匹林和葛根素;与相同摩尔浓度的葛根素和阿司匹林混合溶液的抗血小板聚集作用比较,D_1 的抗聚集作用强于物理混合溶液,两者存在着显著性差异。该研究表明 D_1 化合物具有显著的抗血小板聚集作用,其体内吸收和代谢方式均不同于葛根素。

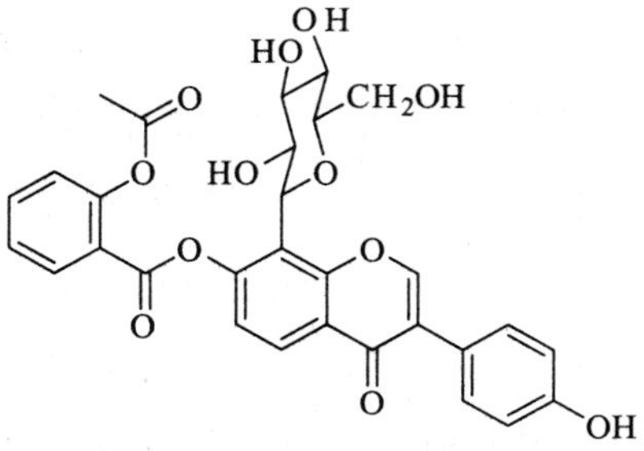

图 4-13 7- 乙酰水杨酰基葛根素 D1

2003 年，雷军等 [117] 以葛根素作为先导物，通过与溴代异戊烯在碳酸钾存在下的醚化反应，乙酰化保护糖基，以 N,N- 二乙基苯胺为溶剂加热的 Claisen 重排反应，合成了几个新衍生物（图 4-14）。

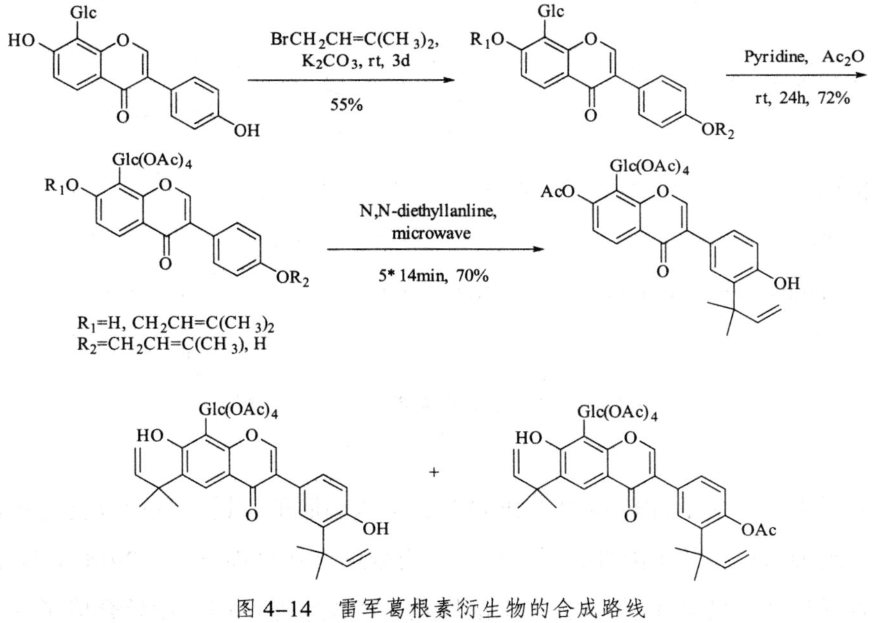

图 4-14 雷军葛根素衍生物的合成路线

为了提高葛根素的水溶性，提高生物利用度，在葛根素 4′ 位引入助溶性的基团是一种常用的结构修饰方法。2001 年张首国 [118] 以葛根素为原料，在葛根素的 4′ 位合成了一系列的羟基烷胺基取代的衍生物，以期增大葛根素的水溶性。具体合成方法是以葛根素为合成原料，在碱性条件下，与 1,3- 二溴丙烷反应，在 4′ 羟基位引入溴代烷基，再与 12

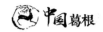

种仲胺和伯胺类化合物反应（6种仲胺包括甲基哌嗪、乙基哌嗪、吗啉、哌啶、吡咯烷和二正丙胺；6种伯胺包括乙胺、正丙胺、异丙胺、正丁胺、异丁胺和环己胺），最终制备了12个4′位羟基烷胺基、烷基取代的葛根素类新衍生物 $P_1 \sim P_{12}$（图4-15）。在此基础上分别对12个新化合物的盐酸盐进行了初步小鼠抗缺氧活性评价，令人惊喜的是，药理实验结果表明：在相等剂量下，除 P_{12} 外其余化合物均具有一定的抗缺氧作用，值得注意的是其中5个化合物（P_1，P_3，P_4，P_7 和 P_{10}）的抗缺氧活性强于葛根素，以 P_4 效果最好。张首国还对 $P_1 \sim P_6$ 进行了离体动脉条试验扩血管活性的评价，结果表明 P_1，P_2，P_4，P_5 和 P_6 均具有明显的扩血管活性，且存在量效关系，活性随剂量增加而增加。研究表明 P_1，P_2，P_4，P_5，P_7 和 P_{10} 值得进行深入的活性研究。

图 4-15　张首国葛根素衍生物的合成路线

利用葛根素上反应活性较强的4′酚羟基，引入脂肪酸长链，从而改变葛根素的平面刚性结构，改善葛根素的水溶性，是一个非常有效的结构修饰方法。2014年彭俊文等[119]利用葛根素活性较高的4′位羟基引入水溶性较好的烷胺基基团，设计合成了一系列葛根素衍生物（图4-16）。具体合成路线：首先葛根素在碱性条件下成盐，然后与1,4-二溴丁烷反应，生成溴代烷化合物1，继续与伯胺或者仲胺反应，合成得到6个相应的葛根素衍生物。并且在合成反应中他们总结出：必须严格控制葛根素底物和1,4-二溴丁烷的摩尔比，1∶1条件下产物的比例最高。

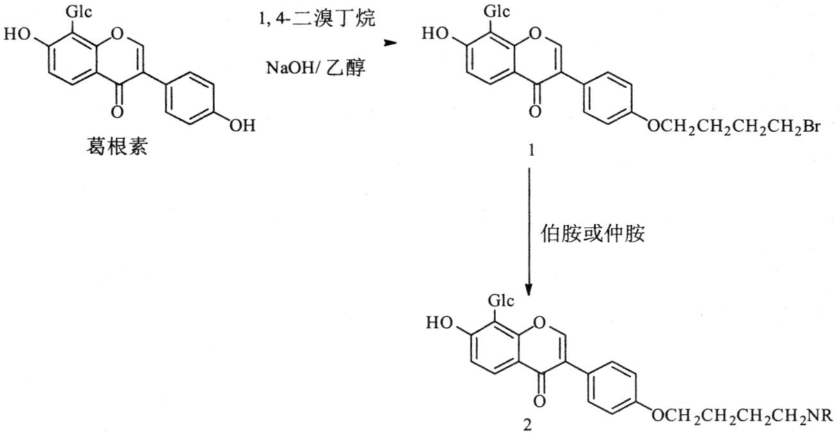

图 4-16 彭俊文葛根素衍生物的合成路线图

郝燕[120]同样利用反应活性较强的 4′ 酚羟基，先后通过羟乙基化和酯化反应合成了葛根素衍生物Ⅰ和Ⅱ，在原酚羟基上形成琥珀酸单酯，引入的基团改变了葛根素刚性的平面结构，从而提高了葛根素的溶解性。具体合成路线是将葛根素首先与氯乙醇反应，得到葛根素衍生物Ⅰ，再与琥珀酸酐在一定条件下反应制得葛根素衍生物Ⅱ（图 4-17）。此外他们利用衍生物结构中琥珀酸单酯的羧基成钠盐，所得钠盐的水溶性较葛根素有极大的提高。最后，他们还对合成产物葛根素琥珀酸酯及钠盐进行了初步的理化实验研究及药代动力学实验研究，初步证明合成产物葛根素琥珀酸酯及钠盐性质稳定，安全性高，具有进一步作为新药研究的意义。

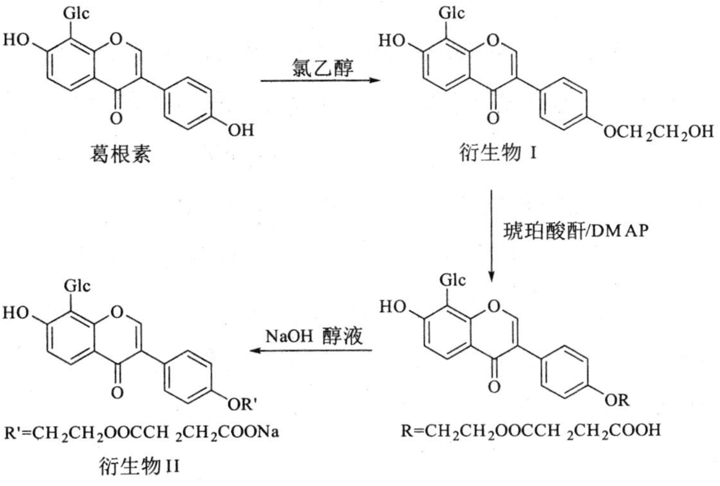

图 4-17 郝燕葛根素衍生物的合成路线

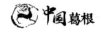

葛根素具备用于高原抗缺氧的研究前景，而由于葛根素的结构属性，其抗缺氧的活性较弱。邹奥男等[121]同样利用葛根素的 4′ 和 7 位的两个羟基酸性和反应活性不同，分别设计合成了葛根素 4′ 和 7 位取代衍生物，以期达到增强葛根素抗缺氧的活性。他们以葛根素为起始原料，在葛根素的 4′ 和 7 位经醚化和胺化反应分别合成了 4 个衍生物（图 4-18），通过小鼠常压抗缺氧实验对葛根素及衍生物 1 和 2 的活性进行评价，令人惊喜的是衍生物 2 的抗缺氧活性与葛根素相当。该研究为深入开展葛根素 4′ 和 7 位衍生物的制备与活性研究提供了重要参考。

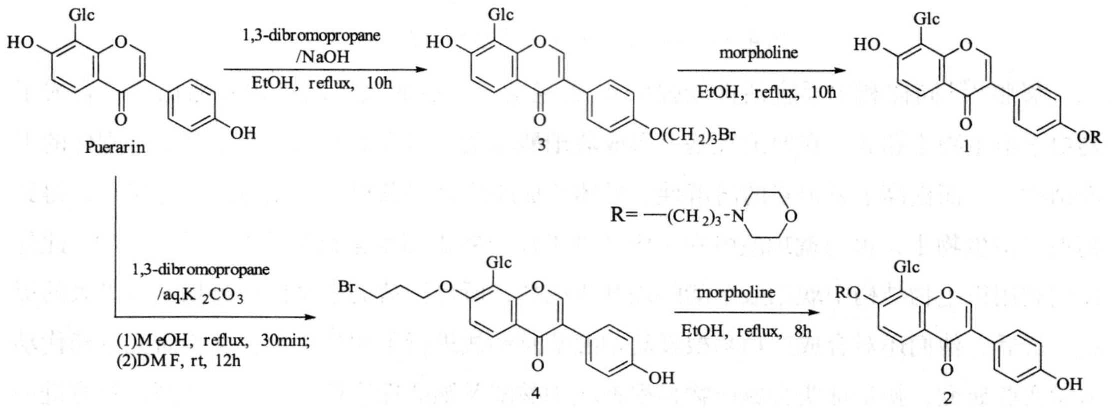

图 4-18　邹奥男葛根素衍生物的合成路线

2004 年郭延生[122] 提出了一种新的异黄酮类化合物的结构修饰合成路线，即在葛根素 3′ 或 5′ 位引入碱性基团，碱性基团同酸反应生成盐，利用盐类化合物易溶于水的特性，从而提高葛根素的水溶性。具体合成方法为：在一定反应条件下，以葛根素为原料，和不同的 Mannich 碱反应，在葛根素的 3′ 或 5′ 位引进不同的 Mannich 碱合成 8 个衍生物（图 4-19），以增强其药理活性。此方法不但避免了葛根素的主要官能团酚羟基被结合或屏蔽，也可以为异黄酮类化合物的结构修饰提供一种新的方法。但是由于郭延生在合成了 6 个葛根素 Mannich 碱衍生物后，没有对其做进一步的药理测试，合成的 6 个新化合物是否具有比葛根素更强的药理活性有待进一步研究。

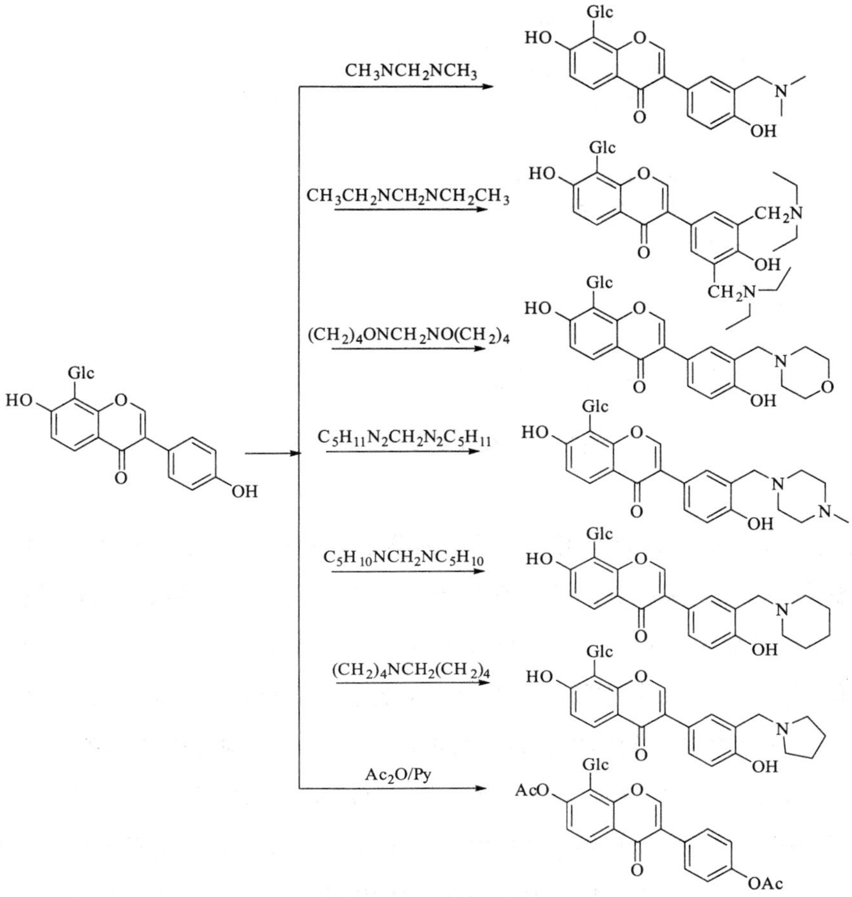

图 4-19　郭延生葛根素衍生物的合成路线

2019 年朱盼等 [123] 在碱性条件下，以葛根素为原料，分别经亲核取代反应和羟甲基化反应得到水溶性 4′-羟乙基葛根素和 3′,5′-二羟甲基葛根素。其中 3′,5′-二羟甲基葛根素为首次合成（图 4-20）。所得的 4′-羟乙基葛根素和 3′,5′-二羟甲基葛根素水溶性显著增加，相比葛根素而言分别增加了 5 倍和 10 倍，是一种改变葛根素衍生物水溶性的有效方法。他们还对 3′,5′-二羟甲基葛根素的合成条件进行了优化，当 n（葛根素）：n（甲醛）：n（氢氧化钠）=1：2：4，反应温度为 60℃，反应时间为 4.0h 时，产率为 69%。

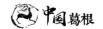
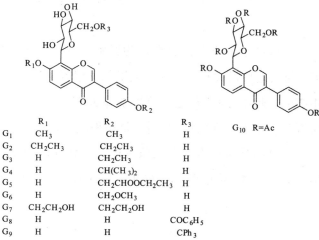

图 4-20　朱盼葛根素衍生物的合成路线

葛根素具有疏通视网膜栓塞的作用。为了增强葛根素的药理活性，1999 年，杨若林等[114]用醚化及酰化的方法对葛根素的酚羟基和糖 6″ 位醇羟基进行了修饰。杨若林认为由于葛根素 7，4′－二酚羟基显示的酸性，对葛根素溶解性能的改变主要集中于酚羟基，而由于异黄酮母核的平面结构，对其空间结构的改变主要集中于糖部分。他们同时分别选择了对葛根素脂溶性、水溶性和空间结构有较大影响的基团。经结构修饰共制备了 10 个葛根素的衍生物（图 4-21），并研究衍生物 G_1，G_2，G_7，G_9 和 G_{10} 对兔眼内各组织、血管血流量的影响。结果表明衍生物 G_9 和 G_{10} 对眼内各组织的血流量相对于葛根素均有增加作用。此外，陈庆德等[124]对葛根素葡糖糖基 6″ 进行结构修饰，合成出了水溶性较好的葛根素磺酸钠。

	R_1	R_2	R_3
G_1	CH_3	CH_3	H
G_2	CH_2CH_3	CH_2CH_3	H
G_3	H	CH_2CH_3	H
G_4	H	$CH(CH_3)_2$	H
G_5	H	$CH_2CHOOCH_2CH_3$	H
G_6	H	CH_2OCH_3	H
G_7	CH_2CH_2OH	CH_2CH_2OH	H
G_8	H	H	COC_6H_5
G_9	H	H	CPh_3

G_{10}　R=Ac

图 4-21　杨若林设计合成的 10 个葛根素衍生物

羟乙基为聚乙二醇的最小单元，聚乙二醇具有良好的水溶性，它与有机分子结合后可以很好地提高有机物的水溶性，增强生物活性。2002 年，侯殿杰等[125]为了进一步研究羟乙基化葛根素（上述 G_7 化合物）的生理活性，他们采用氯代乙醇法和环氧乙烷法合成了 7,4′- 二氧 -（β- 羟乙基）葛根素。实验中发现杨若林等所用的氯代乙醇法，其反应体系中总是存在着原料葛根素与 4′- 单羟乙基化产物及 7,4′- 二氧 -（β- 羟乙基）葛根素，反应转化率低，目标产物的比例不超过 20%，分离难度大。而改用环氧乙烷法（图 4-22）不仅提高了反应转化率和产率（可达 90% 以上），而且反应产物单一，收率高，易于分离，是制备该衍生物简便而实用的方法。

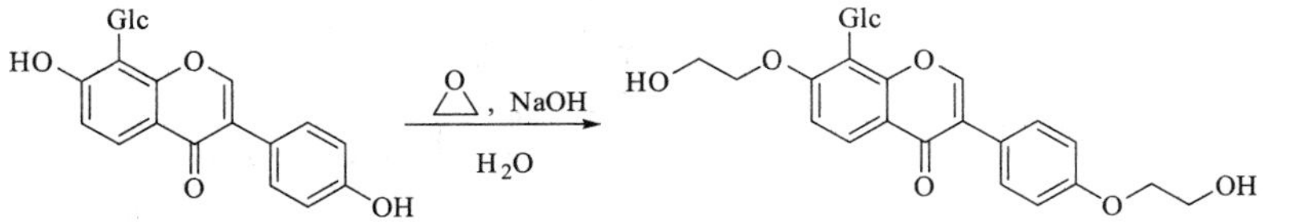

图 4-22　侯殿杰葛根素衍生物 G7 的合成路线

2006 年，韩瑞敏等[126]在葛根素的 4′ 和 7 位引入丙基，合成了葛根素二丙基取代、7 位和 4′ 位单丙基取代三个衍生物，结合变温 ^{1}H nmR 核磁理论计算，对三个化合物的结构进行了表征（图 4-23）。

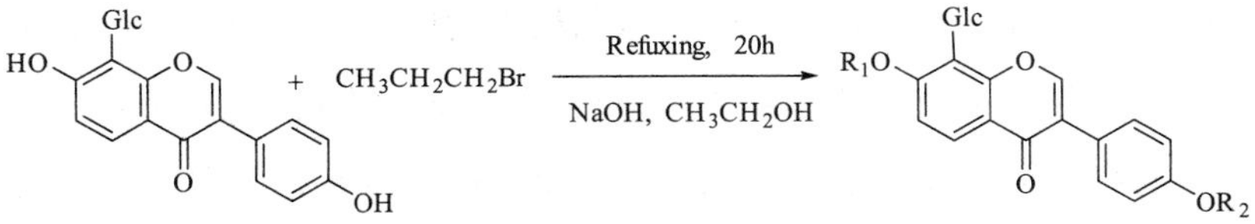

I. R_1=C_3H_7, R_2= C_3H_7; II. R_1=C_3H_7, R_2= H; III. R_1=H, R_2= C_3H_7

图 4-23　韩瑞敏葛根素衍生物的合成路线

葡萄糖为多羟基化合物，水溶性极好，在葛根素骨架中引入葡萄糖基，是一种有效提高葛根素水溶性的方法。2010 年，许庆兵等人[127]设计合成了葛根素的 4′ 位葡萄糖取代的衍生物合成了 7- 羟基 -4′-（β-D- 吡喃葡萄糖苷基）葛根素（图 4-24），同时，还研究了各因素对反应的影响，得出了最佳反应条件。他们以葡萄糖为起始原料，经乙酰化、溴化、醚化及醇解 4 步反应得到葛根素葡萄糖基衍生物，使得葛根素的水溶性有较大改善。该合成路线反应条件温和，原料易得，操作简单，成本低廉，收率较高，较微生物法实用性强，对葛根素的水溶性有较大改善。

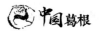

图 4-24　许庆兵葛根素葡萄糖衍生物的合成路线

　　制备磺酸盐类衍生物是一种有效提高药物生物活性的结构修饰方法。已有文献对黄酮化合物的磺化产物进行研究，发现给黄酮类化合物分子结构上引入磺酸基提高了它们的水溶性。2007 年张平平[128]针对葛根素溶解性能差、口服生物利用度小、临床应用受到限制的缺点，利用磺酸钠合成方法的理论基础，以葛根素为原料，分两步进行了磺化和成盐反应，在葛根素 3′ 和 5′ 位引入磺酸基团，合成了葛根素磺酸钠盐，完成了对葛根素的结构修饰。并且以产物收率为目标，采用正交设计和温度的单因素试验设计，得到磺化反应的最佳合成工艺为：反应温度为 40℃，持续反应 1 小时，原料葛根素与浓硫酸的摩尔比为 1∶50。衍生物的理化性质结果表明：由于在分子结构中 4′ 位的两个邻位各引入了一个磺酸钠，熔点较葛根素有所降低；而水溶性较葛根素增大很多（为葛根素的 159.2 倍）；衍生物 pKa 值 7.72 呈弱碱性，符合药物化合物的基本性质。因此通过磺化反应的结构修饰可以改善葛根素类药物的水溶性等理化性质，有利于提高生物利用度，便于后续药物制剂开发工作（图 4-25）。

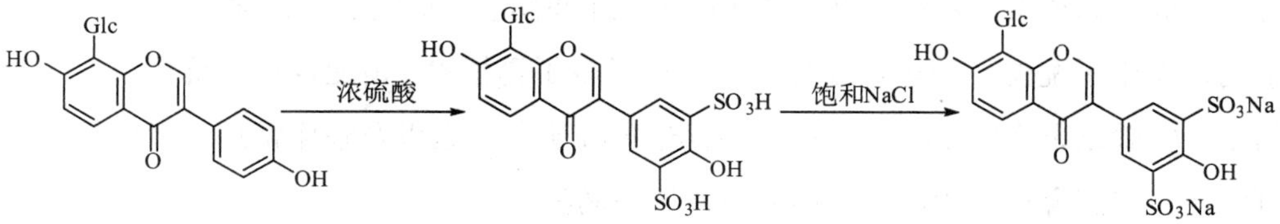

图 4-25　张平平葛根素磺酸盐衍生物的合成路线

除了制备磺酸钠盐衍生物外，制备磷酸酯盐也是一种提高葛根素溶解度的策略。2017年，李新宇等[129]为了提高葛根素的溶解度，在葛根素的 7 位进行磷酸酯衍生，得到葛根素 -7- 磷酸酯钠（图 4-26），改善了葛根素水溶性差的缺点。并且就葛根素及衍生物对高血脂 SD 大鼠血液流变学的影响做了药理对比试验，实验结果表明，葛根素衍生物对高血脂 SD 大鼠的治疗作用更明显，这可能是因为葛根素 -7- 磷酸酯钠更易在进入体内后转化为活性物质葛根素，使葛根素能在体内更好地发挥疗效，提高葛根素的生物利用度。

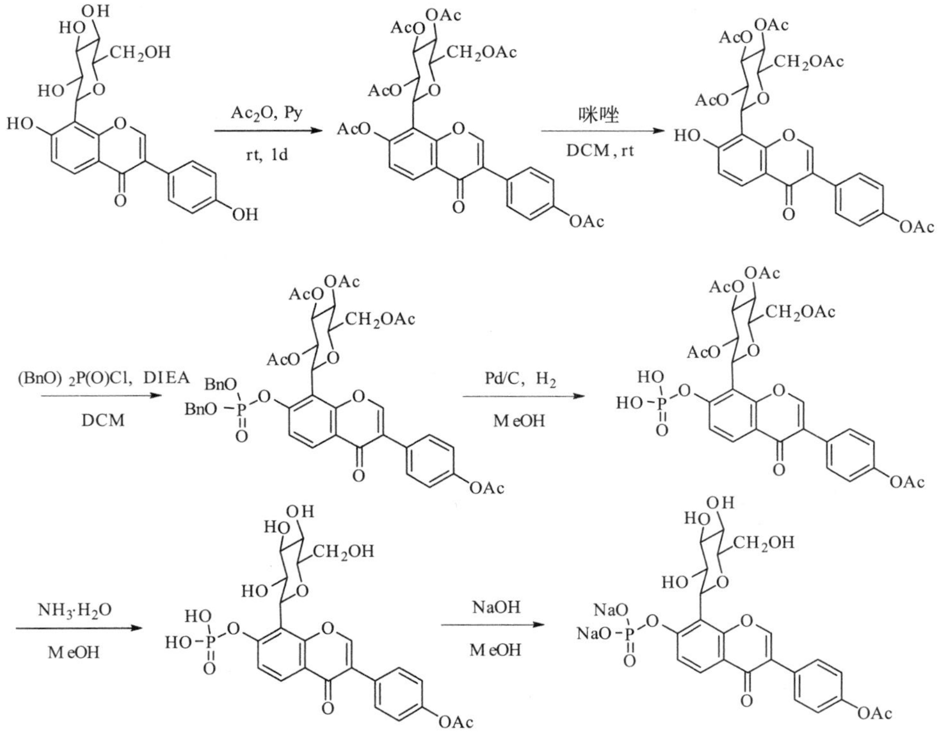

图 4-26　李新宇葛根素单磷酸酯盐衍生物的合成路线

2015 年王钰宁等[130]为了研究葛根素的抗炎活性作用，以葛根素为配体，以锗为配位

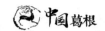

中心，合成了葛根素／锗配合物，通过紫外及红外技术，证实了葛根素分子中的 4′ 酚羟基与金属锗发生了配位。采用小鼠耳郭肿胀法考察了葛根素／锗配合物的抗炎活性。令人惊喜的是，实验结果表明配合物的抗炎活性远远高于葛根素以及临床常用的甾体抗炎药物氢化可的松，该配合物有望成为新型非甾体抗炎药物。

葛根素对冠状动脉有扩张作用，能保护全心缺血心肌，减少心肌缺血再灌注损伤，减少急性心梗面积，降低心肌耗氧量，防止血小板黏附、聚集和血栓形成，临床上广泛用于缺血性心脑血管疾病的治疗。2008 年刘志军等[131]设想在葛根素分子中引入 NO 释放基团，设计合成具有 NO 释放作用的新型葛根素衍生物（图 4-27），通过 NO 与葛根素的协同作用，增强心血管活性。他们将有机硝酸酯通过不同长度的碳链与葛根素 7/4′- 酚羟基连接，或通过哌嗪连接子与葛根素 7/4′- 酚羟基连接，得到 7- 单取代或 7-4′- 双取代的葛根素硝酸酯衍生物，设计合成 16 个具有 NO 释放作用的新型葛根素衍生物，通过 NO 与葛根素的协同作用，增强衍生物在心血管方面的活性。

图 4-27　刘志军具有 NO 释放作用的葛根素衍生物的合成路线图

聚氨基酸及其衍生物不但与活体组织和释放药物具有良好的生物相容性和化学结构的匹配性，而且由于材料自身独特的化学结构，容易与药物键合，并可通过改变材料的亲疏水性、荷电性和酸碱性等方法来调节药物的扩散速度以及材料自身的降解进度。徐凌锋等[132]利用聚氨基酸类化合物能被降解吸收，降解产物氨基酸为人体所必需这一其他材料不可比拟的优点，以聚天冬酰胺衍生物为载体，合成了葛根素大分子前药，发现前药的水溶性相比纯葛根素有很大的提高，并且前药的释放速率稳定，具有良好的缓释性能。

除以上化学合成方法，酶催化的生物合成也应用到了葛根素的结构修饰中。文献报道葛根素可以被三种酶在 6″、4″ 和 7 位进行糖基化修饰。Dan L 等[133]以来源于嗜热脂肪芽孢杆菌的麦芽淀粉酶对葛根素进行生物转化，糖基位置是葛根素 6″ 位羟基，得到两种葛根素糖苷，与葛根素相比，葡萄糖基 –α–（1,6）– 葛根素和麦芽糖基 –α–（1,6）– 葛根素的水溶性分别增加了 14 倍和 168 倍。Huang W 等[134]以来源于原玻璃蝇节杆菌的内 –β–N–乙酰氨基葡糖苷酶对葛根素进行糖基化应，糖基化位置在葛根素 4″ 位羟基，得到其糖基化产物转化率为 60%。Jiang J 等[135]以氧化微杆菌静息细胞生物转化葛根素，糖基化位置是葛根素 7 位羟基，得到两种葛根素糖苷，与葛根素相比，两葛根素糖苷的水溶性分别增加了 18 倍和 100 倍。

第五章　葛根药理作用研究

一、对心血管系统的作用

葛根及其产品广泛应用于心血管疾病的预防和治疗。多项研究和临床实践报道证实，葛根的有效成分在预防和治疗心绞痛、心肌梗死、心律失常、高血压等疾病具有较好的效果，因其疗效可靠、价格低廉、副作用少等优点得到了广泛认可。

（一）降低血压、减慢心率和降低心肌耗氧量

近年来的研究发现，黄酮类物质在预防和治疗心脑血管疾病方面有独特的疗效。研究发现葛根中含有丰富的黄酮类成分，其中葛根素能有效扩张冠状动脉和脑血管，缓解血流阻力，从而增强冠状动脉血流量；同时还具有降低心肌耗氧量，改善心肌收缩，降低血压，减慢心率，降低心肌耗氧指数而改善缺血心肌的代谢[136]等药理作用。葛根素等有效成分在冠心病、心肌缺血再灌注损伤、缺血性脑卒中、高血压病、老年性痴呆等心脑血管疾病的治疗方面有较多报道。

1. 降低血压

葛根素有明显的降压作用，且对正常血压和高压均有影响。近年研究表明[137]，其降压效应与抑制肾素 – 血管紧张素系统（Renin–Angiotensin System，RAS）和降低儿茶酚胺含量有关。在抑制 RAS 的基础上，纠正高压状态下血栓素 A_2（thromboxane A_2，TXA_2）和前列环素（prostacyclin I_2，PGI_2）的失调状态，从而发挥缓解血管张力、保护内皮系统功能的作用。另有研究发现葛根素可降低血浆中肾素的活性，抑制血管紧张素转换酶（ACE），致使血浆中血管紧张素显著减少，从而降低血压[138]。罗超等[139]向大鼠侧脑室内注射葛根素后，其心率和血压显著下降，注射等量生理盐水者，指标无明显变化，大鼠静脉注射等量葛根素，也不引起上述指标的变化。提示大鼠侧脑室内注射葛根素所引

起的血压和心率降低效应，可能是葛根素通过中枢神经——β肾上腺素能受体系统实现的。张树明等[140]研究表明静脉注射葛根浸膏，其总黄酮、葛根素及其脂溶性部分均能使正常麻醉狗的血压短暂而明显降低，口服葛根水煎剂或酒浸膏或总黄酮和葛根素对高血压狗有一定的降压作用。施伟丽等[141]研究了葛根素对自发性高血压大鼠血压的干预作用效果及其机制，发现葛根素能降低自发性高血压大鼠的血压，其机制与增加一氧化氮合酶3（Nitric oxide synthase 3, eNOS-3）活性密切相关。葛根素通过下调小凹蛋白1（Caveolin 1, Cav1）、血管紧张素Ⅱ受体1b（Angiotensin Ⅱ receptor, type 1b, AGTR 1b）表达量，影响eNOS活性，此外eNOS/cGMP通路参与葛根素对血压的调节。实验还发现葛根素能通过增强抗氧化酶系统的防御功能，调控PI3K/Akt通路发挥抗氧化应激和降压作用。程斯倩等[142]研究发现葛根素能通过抑制RAS活性介导Ca^{2+}、K^+离子通道的开放和闭合，发挥舒血管作用。葛根素的降压不仅作用于心脑血管系统，对减少房水生成、缓解眼内压、改善眼部微循环亦具有确切疗效，在各种眼病的辅助治疗中具有良好的应用前景。

2. 减慢心率

葛根素可以通过影响细胞膜对钠、钙、钾离子通道的通透性，从而起到降低心肌兴奋性、预防心律失常的作用。孟卓然等[143]将稳心颗粒与葛根素联合使用，用于心律失常的预防性治疗，通过观察心电图、超氧化物歧化酶、心肌ATPase和氧化损伤产物丙二醛的变化，发现稳心颗粒联合葛根素注射液可使缺血再灌注的大鼠血浆SOD、Na^+-K^+-ATPase、Ca^{2+}-ATPase、Mg^{2+}-ATPase活性增高，丙二醛含量则降低，从而达到预防心律失常的效果。陈沪生等[144]发现对高血压患者静脉注射葛根素后，在血压降低和心率变慢的同时，可使血浆儿茶酚胺含量减少。Song XP等[145]报道，静脉滴注葛根素能显著降低清醒自发性高血压大鼠的血压并减慢心率，同时显著降低血浆肾素活性。冯倩等[146]通过Meta分析发现，葛根素注射液联合基础治疗的有效率均高于单纯基础治疗，由此认为葛根素注射液联合基础治疗可改善患者心律失常。Liu X等[147]研究发现葛根素注射液可使冠心病急性心肌缺血者离散度缩短、心率变异性提高，从而使心律失常的发生率下降，可明显减少心律失常的发生。葛根素的抗心律失常作用可能与其能直接抑制单个心肌细胞缺血、低氧后细胞内钙离子浓度的增高，抑制心肌细胞膜上的钙离子通道电流，使钙离子内流减少，起到抗心律失常的作用有关。另有研究发现不同浓度的葛根素能延长豚鼠乳头肌细胞动作电位时程（APD）、能抑制延迟整流钾电流，且具有明显的浓度依赖关系，这可能是其抗心律失常的电生理机制[148]。Cao C等[149]研究表明葛根素以电压依赖性方式抑制心肌细胞膜上的钙离子通道电流，使钙离子内流减少，起到抗心律失常的作用。郭晓纲等[150]

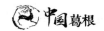

研究发现葛根素可抑制大鼠心肌细胞的 L 型钙离子通道电流，使钙离子内流减少，起到抗心律失常的作用。柴象枢等[151]给小鼠静脉注射葛根素，结果发现葛根素有 β 阻断作用，作用强度弱于心得安，并表现为 P-R 间期延长和心肌细胞动作电位幅度降低，除极速率减慢和有效不应期相对延长。范礼理[152]研究发现，葛根素对氯化钡和氯仿所致心室纤颤无明显影响，但能明显对抗肾上腺素、乌头碱、氯化钡和结扎冠状动脉所致心律失常，提示葛根素抗心律失常的作用机理可能是通过改变细胞膜对钾、钠、钙离子的通透性，而降低心肌兴奋性。张华等[153]研究发现葛根素可对抗心律失常，其机制可能是葛根素抑制心肌细胞离子通道瞬时外向钾电流，致细胞 APD 延长，从而降低心肌兴奋性，消除折返，减少异位节律的发生，控制心律失常。

3. 改善心肌状况

王超权[154]研究发现葛根素能改善心肌的氧代谢，对心肌代谢产生有益作用，同时能扩张血管、改善微循环、降低血管阻力，进而改善缺血区的心肌血供。刘晟等[155]通过对比正常对照组、复苏组、治疗组，发现葛根素能抑制严重烫伤老鼠心肌组织丙二醛（MDA）及髓过氧化物酶（MPO）的生成，从而对烫伤早期心肌起到保护作用。许林海等[156]研究发现葛根素具有明显的心肌保护作用，其机制是抑制心肌细胞凋亡。李军等[157]通过研究心肌缺血再灌注大鼠心肌组织细胞的凋亡，发现葛根素能够通过提高大鼠心肌组织中的细胞凋亡抑制基因 Bcl-2、凋亡效应分子 Caspase-3 等蛋白质的表达，以及降低促凋亡基因 Bax 的 mRNA 表达，从而对心肌组织细胞的凋亡起到调控作用，保护心肌组织。陈红斌等[158]研究证实葛根素对心肌细胞有直接保护作用。刘北[159]研究发现，葛根素具有抑制心肌细胞肥大和细胞凋亡的作用，自噬可能是其发挥心脏保护作用的机制之一，在心肌肥厚模型中葛根素可显著激活 AMPK，进而抑制 mTOR 信号通路，故葛根素可能通过 AMPK/mTOR 信号通路调控自噬发挥心肌保护作用。汤蕾等[160]研究发现葛根素具有抗心肌缺血、抗再灌注损伤的保护作用，其作用机理涉及 PKCε 蛋白表达水平上调。耿宝玉等[161]发现葛根素能减缓压力超负荷兔心力衰竭的发生，其机理可能是减少了心钠素（ANP）和血管紧张素 Ⅱ（Ang Ⅱ）的释放。刘伟国[162]研究表明，葛根素具有活血化瘀、扩张冠状动脉、通过改善冠脉循环降低心肌耗氧量及血液黏稠度的作用，减少患者心绞痛发作次数。葛根素能显著降低过氧化脂质和血管内皮细胞数，而升高红细胞超氧化物歧化酶活力，且对缺血心肌有保护作用，因此有利于防止 AMI 患者急性心肌梗死的延展和心功能改善。

张伟等[163]采用葛根异黄酮为君药的复方干预血瘀型冠心病大鼠，结果发现葛根异黄酮复方可改善血瘀型冠心病大鼠血液流变学特性，表明葛根异黄酮复方干预血瘀型冠心病大鼠的作用显著。刘诗英等[164]发现葛根素的干预可降低模型组大鼠左室质量指数、左室心肌组织胶原溶剂积分、羟脯氨酸浓度（$P<0.01$）及结缔组织生长因子、转化生长因子β1的过度表达，推测葛根素能降低心肌纤维化大鼠的左室心肌间质胶原沉积，延迟大鼠心肌的纤维化过程可能是其抑制结缔组织生长因子、转化生长因子β1的过度表达的原因。郜清等[165]研究发现葛根注射液可升高大鼠离体心脏心肌收缩力及冠脉流量；对离体心脏缺血再灌注导致的左心室收缩压（LVSP）和左心室舒张末期压（LVEDP）的升高、心率及冠脉流量的降低均有对抗作用，表明葛根注射液具有抗心肌缺血的作用。卢金萍等[166]在家兔心肌缺血再灌注损伤模型上，发现葛根素能够改善心脏舒缩功能，降低再灌注心律失常的发生率，减轻心肌细胞超微结构的损害。葛根素的心肌保护作用，或与其减少钙通道开放、抑制钙内流导致的心肌细胞钙超载有关。

（二）改善血脂水平

葛根中富含的葛根素、大豆苷和大豆苷元等活性成分，能显著降低血液中的血糖、总胆固醇含量。路广秀等[167]研究发现，葛根素能明显增加高脂血症患者冠状动脉的血流量，属于潜在的降血脂药物。已有研究表明葛根异黄酮能够显著降低模型组小鼠血糖含量，减缓体重的下降，减少血清中总胆固醇、甘油三酯含量，提高肝脏中超氧化物歧化酶、过氧化氢酶活性，并减少肝脏中丙二醛、蛋白羰基化含量[168]。王萌萌等[169]研究发现，葛根提取物对高脂血症大鼠血清中的总胆固醇、甘油三酯、丙二醛，肝脏丙二醛水平，肝脏系数以及动脉粥样硬化指数均有所改善。Prasain JK等[170]发现，葛根提取物可有效降低肥胖小鼠体重及血液中胆固醇、甘油三酯、低密度脂蛋白的含量，在代谢性疾病的治疗中具有较好的开发价值。周晶华等[171]研究发现葛根素治疗前后，患者胆固醇、高密度酯蛋白均有显著差异。在血液流变学指标中，治疗组与对照组比较，全血黏度低切、中切、高切值，血浆黏度，纤维蛋白原，血沉均有显著改善，提示葛根素有降低胆固醇、升高高密度脂蛋白以及改善血液流变学指标作用。Zheng P等认为[172]葛根素可降低2型糖尿病大鼠的血总胆固醇、甘油三酯水平，改善脂质代谢，可用于防治2型糖尿病患者并发高血压、肥胖、高脂血症、冠心病等。其可能与葛根素通过下调2型糖尿病大鼠脂肪组织ADRP基因mRNA表达，降低胰岛素抵抗水平，改善脂代谢紊乱有关。高尔等[173]用喂饲法建立高脂血症家兔病理模型后，分别静注葛根素（40mg/kg）及乳化葛根素高（40mg/kg）、中（20mg/kg）、低（10mg/kg）3个剂量进行治疗，结果高脂血症家兔与正

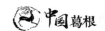

常兔比较，血清中一氧化氮（NO）、一氧化氮合酶（NOS）及前列环素（PGI$_2$）水平均下降，而经葛根素及乳化葛根素治疗后可升高NO、NOS及PGI$_2$水平，提示葛根素和乳化葛根素均有调节血管内皮依赖性舒张因子的作用，可降低血脂。

（三）对血管的作用

NO是最强的血管舒张因子，能抑制血管平滑肌的增殖、白细胞黏附、血小板聚集、抗氧化应激，保护内皮细胞[174]。岳江文等[175]研究发现葛根总黄酮和葛根素能明显扩张冠状血管，可使正常和痉挛的冠状血管扩张，且其作用随着剂量的增加而加强。董侃等[176]研究认为葛根素的血管舒张作用机制可能是通过抑制α肾上腺素受体介导的血管平滑肌细胞外Ca^{2+}内流而起作用的。同时，KV通道和ATP敏感性K$^+$通道参与了葛根素的舒血管作用。PE是α肾上腺素受体激动剂，在细胞外无钙条件下，通过肌浆网膜上的IP3敏感Ca^{2+}通道开放诱发血管收缩。Rembold等[177]研究发现葛根素并不降低PE诱导的血管收缩幅度，其提示葛根素舒张作用可能并不是通过抑制肌浆网中内钙释放引起的。Nelson M等[178]发现K$^+$通道活性的改变可使动脉平滑肌细胞膜电位去极化或超级化，是调节动脉血管舒缩的重要机制。马佳佳等[179]探索葛根素对大鼠腹主动脉的舒张作用及其机制，发现葛根素在多种离体模型中均表现出促NO生成、抗氧化应激、保护内皮细胞的作用。有研究表明，大剂量葛根素通过减少不对称二甲基精氨酸（ADMA），增加NO生成抑制氧自由基诱导的内皮细胞功能障碍。此外对氧化低密度脂蛋白（ox–LDL）诱导损伤的内皮细胞，葛根素也能起到减少ADMA生成，增加NO生成的作用[180]。

Zhen YP等[181]认为葛根素对内皮损伤具有一定的保护作用，可明显增加同型半胱氨酸诱导损伤的内皮细胞活力，减少细胞损伤能逆转球囊剥脱的主动脉内皮损伤，葛根素能够抑制高糖高脂环境下的内皮细胞凋亡，有效调节动脉硬化－高黏血症大鼠内皮素－一氧化氮间的动态平衡，保护血管内皮细胞，从而改善内皮细胞功能。葛根素还可减轻血管内皮细胞线粒体、粗面内质网、核膜等膜性结构损伤，保护细胞器，促进内皮细胞修复和再生[182]。张令刚等[183]通过治疗急性冠脉综合征患者发现，葛根素注射液可以通过多个环节来影响患者相关内皮损伤、免疫、炎症与细胞因子，能够有效改善内皮功能，从而达到保护血管内皮的作用。李国峰等[7]探讨葛根素在心脏微血管内皮细胞（cmEC）缺氧复氧损伤中的作用，发现葛根素预处理后，缺氧复氧cmEC细胞活力增强，细胞凋亡率、乳酸脱氢酶（LDH）活性及丙二醛（MDA）含量降低，超氧化物歧化酶（SOD）活性增强，Caspase–3蛋白表达减少，Bcl–2蛋白表达增加。从而推测葛根素可拮抗缺氧复氧所致的

cmEC 损伤，可能与其抗氧化及抗凋亡活性相关。

侯晓敏等[184]通过实验发现，葛根素对预收缩的冠状动脉血管环的舒张作用对高 K^+ 或者血栓素 A2 类似物 U46619 具有浓度依赖性，且冠状动脉的舒张作用和钙激活的钾通道或内皮释放一氧化氮等生理反应会受到葛根素含量的影响。其能明显减慢内皮细胞中糖胺代谢，降低血浆内皮素和血小板表面活性，抑制血小板聚集和黏附，降低血脂、胆固醇、血黏度，并抗血栓形成，有利于保护血管内皮细胞，促进血管软化，防止动脉粥样硬化的发生[185]。另一研究发现葛根素通过非内皮依赖途径引起血管舒张，10μmol/L 的葛根素能明显增强硝普钠诱导的舒血管作用。而加入一氧化氮合酶抑制剂 L-NAME 或用 Triton X 破坏内皮细胞后，该作用并未受到影响[186]。

此外另有研究发现[187]，葛根素能通过促进内皮恢复功能，增强 PGI_2 合成酶活性，葛根素能抑制血小板凝聚，纠正血栓素（TXA2）/PGI_2 的比值，扩张外周血管，改善微循环，进一步保护血管内皮功能。王福文等[188]发现浓度为 0.25～3.0g/L 的葛根素，能够抑制试管内 ADP、5-HT 诱导的鼠、家兔、绵羊及人的血小板聚集，并能明显延长大鼠体内血栓形成时间。谭爱美等[189]发现葛根素可明显抑制凝血酶原诱导的血小板中的 5-HT 释放，对红细胞和血小板的聚集产生抑制作用，延长体内血栓形成时间和凝血时间，具有明显的抗血栓形成及抗凝血作用。

张昌林等[190]利用网络药理学分析平台（BATMAN-T cm）数据库收集葛根化学成分及其靶标基因。共获取葛根成分 18 种，成分作用靶标 467 个，疾病靶标 200 个。葛根治疗 CIS 关键靶标 180 个，包括胰岛素、白细胞介素 6、肿瘤坏死因子、Fos 原癌基因、一氧化氮合酶 3 等基因，主要富集在神经活性配体 - 受体相互作用、胆碱能突触、谷氨酸能突触、钙信号通路、cAMP 信号通路、RAP1 信号通路、MAPK 信号通路、PI3K-AKT 信号通路、cGMP-PKG 信号通路等多条信号通路。提示葛根治疗 CIS 的效应机制多与基因调控、抗炎、抗氧化应激和抗细胞凋亡相关。刘启功等[191]研究发现实验性心肌梗死犬在心肌梗死急性期，血小板聚集性、纤维蛋白原、血浆和全血黏度较梗死前明显增高，而使用葛根素能阻止上述改变。提示该药能改善微循环，对缺血心肌有保护作用。可对抗垂体后叶素引起的大鼠急性心肌缺血，很有可能是扩张冠状动脉的结果。正常狗在静脉注射总黄酮以后，其冠状窦血氧含量显著增高，同时乳酸和丙酮酸按比例增加，所以并不影响葡萄糖的代谢。另外，葛根素还可以明显减少因缺血引起的心肌乳酸的产生，降低再灌流时的心肌水含量。

大量研究表明，葛根及其有效成分能够扩张冠状动脉，减小周围血管阻力，阻碍血小

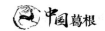

板和红细胞聚集，改善微循环。葛根素有防治动脉硬化和促使血管软化的作用，可促进正常金黄地鼠脑循环和改善造模引起的局部微循环障碍，其作用机理是增加微血管运动的振幅，提高局部血流量。另外，葛根素对于正常鼠脑循环和去甲肾上腺素引起的微循环障碍都有明显的改善作用，还能改善异丙肾上腺素引起的小鼠微循环障碍，可使毛细血管前小动脉的冠径增加，流速加快[192]。Xuan B 等[193] 研究发现葛根素可以改善眼部的血液循环，治疗局部缺血视网膜病及老年性黄斑变性（AMD）。还有很强的视网膜功能恢复作用，对于局部缺血 30min 的视网膜，仍可使其恢复功能。黄兆宏等[194] 发现葛根素作用于牛动脉内皮细胞，可以使牛动脉内皮细胞中糖胺多糖代谢明显减慢，动脉内壁表面糖胺多糖相对减少，这对防治动脉硬化和促使血管软化是有益的。

二、对神经系统的作用

（一）对脑缺血再灌注和慢性脑灌注不足的保护作用

脑梗死、脑损害是由于多种因素作用的结果，及时改善脑供血和恢复脑缺血有利于减少缺血后可逆性神经元损伤。葛根素通过改善脑缺血状态，改善患者神经功能缺损，治疗脑梗死。李晓伟等[195] 实验观察葛根素对脑缺血再灌注大鼠神经功能与大脑皮质突触形态结构及参数的影响，探讨葛根素干预的神经保护作用，发现葛根素可能通过修复突触结构，促进脑缺血再灌注大鼠神经功能恢复。马鹃鹏等[196] 探讨葛根素预处理对脑缺血再灌注大鼠大脑皮质微血管和血脑屏障的预防性保护作用，发现葛根素预处理可通过减轻微血管损伤、增加再通数量，降低血脑屏障的通透性，减轻脑水肿，预防性保护缺血再灌注损伤脑组织。葛根素对全脑缺血再灌注后大鼠学习记忆能力具有明显的改善作用，其作用机制可能与通过上调 Bcl-2 基因表达从而抑制或延迟脑缺血再灌注后细胞凋亡有关[197]。李落彩等[198] 发现葛根素对脑组织相关蛋白表达以及血小板聚集有抑制作用，从而保护脑组织，达到预防脑梗死发生的效果。封菲等[199] 研究发现葛根素具有脑保护作用，其可能是通过抑制脑组织基质金属蛋白酶 -9（MP-9）表达来减轻血脑屏障破坏和脑水肿，而发挥缺血再灌注损伤时的脑保护作用。

慢性脑灌注不足可导致各种神经系统疾病或精神疾病，与学习和记忆功能障碍密切相关，尤其是血管性痴呆，表现为认知障碍和行为不良。张静通过中断两侧颈动脉主干构建大鼠慢性脑灌注不足模型，验证葛根素对慢性缺血引起的血管性痴呆的保护作用。实验结果表明葛根素可明显逆转氧化应激反应，提高学习能力和巩固记忆，推测葛根素对慢性脑缺血诱发的血管性痴呆具有保护作用表现在减轻氧化应激和提高认知能力。禹志领等[200]研究发现葛根总黄酮能显著对抗反复性脑出血大鼠脑组织含水量，使 Ca^{2+} 及丙二醛的含量降低，升高 Ca^{2+}-ATPase 和 SOD 活性，对脑缺血有保护作用。段重高等[201]发现葛根素能明显改善正常金黄地鼠脑微循环，对局部滴加去甲肾上腺素引起的微循环障碍都有明显的改善作用。李定格等[202]应用激光循环动态分析仪直接记录静脉注射葛根素后小鼠脑微循环血流量的变化，结果显示，正常小鼠静脉注射葛根素（0.2mg/kg）3min 后，脑微循环血流量显著增加，且持续 30min；提高葛根素剂量（2mg/kg），其效应加强且持续 60min，说明葛根素可增加正常小鼠脑微循环血流量，改善微循环。Gao L 等[203]研究表明葛根素在脑缺血再灌注后对 6、12、18、48 小时时间点上的应激蛋白 70 表达明显增多，且表达高峰提前至再灌注后 18 小时，而病理组织学观察表明葛根素组皮层神经细胞缺血损伤明显减轻。提示葛根素对脑缺血损伤、脂质过氧化反应，有改善脑循环，抑制脑水肿形成，依赖性地减少缺血再灌注脑细胞内钙浓度，抗钙超载，产生抗脑缺血再灌注损伤的作用。同时，也有研究[204]指出，葛根素对缺血性脑损伤也可以发挥保护性作用，其可能是通过 EPOR-JKAZ-STAT-5 信号转导通路途径发挥脑缺血后抗神经元凋亡的保护性作用的。葛根素具有神经保护及抗痴呆作用，其机制可能是下调脑组织 Aβ1-40 和 Bax 表达，抑制 β- 淀粉样肽的神经毒性，减轻脑皮层和海马神经元凋亡[205]。徐晓虹等[206]研究发现葛根素能明显缓解缺血引起的脑水肿和神经行为障碍，减少脑梗死体积，以皮层最为显著。同时还能降低背外侧皮层的细胞凋亡和坏死率，抑制 Caspase-3 活性，逆转缺血诱导的 XIAP mRNA 表达下调。吕俊华等[207]对脑损伤大鼠研究发现，葛根素高、中剂量明显降低模型组大鼠红细胞醛糖还细胞酶活性，抑制糖化产物的形成，降低脑组织中 AGEs 及脑细胞内钙的含量，保护海马神经细胞线粒体结构的完整性。说明葛根素可以抑制 D-半乳糖诱导的蛋白糖基化反应，并对糖基化状态并发的脑神经细胞损害具有保护作用。Fiordaliso 等[208]还发现葛根素具有抑制 D- 半乳糖诱导的蛋白糖基化反应，并对糖基化状态并发的脑神经细胞损害具有保护作用。毛庆军等[209]研究表明葛根素能明显抑制缺血再灌注后丙二醛的升高，并有效保护超氧化物歧化酶活力，显示出葛根素能通过抑制内皮素的过量产生，提高降钙素基因相关肽的生成，来改善脑血流动力学，纠正神经内分泌系统失衡及保护内皮细胞。

（二）对学习和记忆的影响

李冬等[210]探讨葛根素对 β- 淀粉样蛋白（Aβ1-42）诱导的阿尔茨海默病大鼠空间学

习记忆障碍的影响，结果表明葛根素能部分提高阿尔茨海默病大鼠的空间学习记忆能力。梅峥嵘等[211]利用 APP/PS1 双转基因模型小鼠，观察葛根素对小鼠学习记忆能力及 tau 蛋白磷酸化的影响，发现葛根素通过减少 Aβ 的生成，激活 GSK3β 信号通路，抑制 tau 蛋白磷酸化，改善 APP/PS1 双转基因模型小鼠的学习记忆损害。何霞等[180]通过 Morris 水迷宫实验观察葛根提取物对阿尔茨海默病大鼠的学习记忆能力的影响，发现葛根提取物可改善阿尔茨海默病大鼠的学习记忆能力。梅峥嵘等[212]还实验论证了葛根素防治阿尔茨海默病可能是通过下调 β- 分泌酶蛋白的表达、抑制 β 分泌酶的活性减少 Aβ 的形成实现的。

万东等[213]研究发现葛根素能改善东莨菪碱所致小鼠空间记忆障碍，其机制可能与促进脑源性神经营养因子（BDNF）表达，上调胆碱乙酰转移酶（ChAT）表达，增加脑乙酰胆碱（Ach）含量有关。

洪小平等[214]采用 Morris 水迷宫检测大鼠的空间学习记忆能力，观察葛根素对老年大鼠学习记忆功能的影响，并采用免疫印迹和免疫组织化学法检测大鼠海马组织内 tau-1、PS396、和 tau-5 的表达水平，发现葛根素可明显改善老年大鼠的学习和近期记忆能力，其机制可能与其降低 tau 蛋白磷酸化水平有关。李志伟等[215]的研究表明，大鼠脑缺血前后应用葛根素处理均能改善其空间学习能力，并促进其内源性神经干细胞增殖。

郭海明等[216]在研究葛根素对亚慢性乙醇脑损伤大鼠的神经保护作用及其抗氧化应激作用机制时，发现葛根素可通过增加 SOD 活性、减少 MDA 水平，发挥对抗亚慢性乙醇脑损伤的神经保护作用。葛根素可显著改善慢性乙醇中毒大鼠对空间记忆的损伤，其作用机制可能与抗炎和抗氧化应激有关。葛根异黄酮对衰老模型大鼠学习记忆能力具有改善作用，对海马神经元具有保护作用。王爱梅等[217]在观察葛根异黄酮对衰老模型大鼠学习记忆及海马 CA1 区长时程增强（LTP）的影响研究发现，葛根异黄酮对衰老模型大鼠学习记忆功能具有促进作用，其机制之一可能与大鼠海马 CA1 区 LTP 的提高有关。另一作用机制可能与葛根异黄酮对抗海马或海马周围脑区自由基损伤、SOD 活性增高、MDA 含量减少和降低乙酰胆碱酯酶（AchE）活性，提高乙酰胆碱含量，加快神经冲动的传导有关。

李长天等[218]研究发现，葛根素可以抑制大鼠海马神经元细胞的凋亡，而对大鼠体重改变无显著作用。王文胜等[219]也发现，葛根素能抑制痴呆大鼠模型海马神经元凋亡，提示葛根素可用于治疗痴呆。

刘丽微等[220]观察自制复方葛根口服液的疗效，发现复方葛根口服液组与氟哌啶醇组显效率分别为 68.33% 和 70.00%，说明自制复方葛根口服液治疗精神分裂症疗效好且无毒副作用，适合临床应用。

3. 对外周神经的影响

葛根素能保护臂丛根性撕脱后脊髓前角运动神经元，其机制可能与其能促进脊髓前角运动神经元 NGF、GAP-43 mRNA 及蛋白的表达有关[221]。

葛根素可通过抑制初级感觉神经元 P2X3 受体兴奋介导的伤害性信号传递产生抗伤害性反应作用，对初级感觉神经元 P2X3 受体介导的神经病理性疼痛具有抑制作用，可缓解初级感觉神经元 P2X3 受体所介导的烧伤痛[222]。吴越等的研究发现，鞘内注射葛根素可缓解大鼠脊神经结扎所致的神经痛，下调 DRG 中炎性细胞因子 IL-1β、IL-6 表达，对神经病理性疼痛具有镇痛作用。罗敬华等[223]以神经病理性痛模型小鼠为研究，发现适当剂量的葛根素对神经病理性痛具有明显的镇痛作用。陈秀芳等发现，葛根素对糖尿病大鼠坐骨神经具有一定的保护作用，其机制可能与改善神经内膜血供及减轻氧化应激损伤有关。

胡卫芬[224]将 40 例糖尿病周围神经病变患者，给予葛根素加 250mL 生理盐水静脉滴注，结果治疗后腓总神经和胫神经的传导速度均比治疗前明显增快；林甲宜等[225]采用葛根素注射液治疗 66 例糖尿病周围神经病变，结果葛根素治疗组显效率为 51.51%、总有效率为 89.39%，而对照组分别为 22.72%、58.10%；同时发现葛根素治疗组的糖化血红蛋白和红细胞山梨醇均有明显下降，以上两项研究显示葛根素治疗糖尿病周围神经病变有较好疗效。

三、对消化系统的作用

（一）对胃的保护作用

葛根及其有效成分对胃黏膜具有保护作用。林静瑜[226]研究表明，黄芪甲苷 - 葛根素对乙醇诱导的胃黏膜损伤具有保护作用，能够抵抗胃黏膜组织的氧化应激状态，其作用可能与激活 Nrf2-ARE 通路，促进下游抗氧化、解毒相关蛋白和基因的表达有关；黄芪甲苷对吲哚美辛诱导的胃黏膜损伤具有保护作用，能够抵抗胃黏膜组织的氧化应激状态；黄芪甲苷 - 葛根素配伍在保护胃黏膜、抗氧化具有一定的协同作用。夏白娟等[227]研究发现，葛根素可调控小鼠胃窦黏膜胃泌素（Gas）和生长抑素（SS）表达，对乙醇性胃黏膜损伤有保护作用。

葛根素可以改善早期 2 型糖尿病大鼠的胃动力异常、胃微血管损伤以及胃组织氧化应激，胃血管内皮损伤可能是胃动力障碍的始动因素[228]。

王福文等[229]研究发现，葛根素可以明显减轻浸水应激引起的胃黏膜损伤；抑制胃运动亢进，尤其是降低胃运动指数、收缩时间百分比和高强度收缩次数；增加胃黏膜血流量；同时增加胃黏膜 NO 含量，并降低 ET 含量；胃黏膜组织损害程度显著减轻，提示葛根素对应激性胃黏膜损伤具有明显的保护作用，其作用机制可能是通过舒张胃黏膜血管，升高胃黏膜 NO 水平，同时抑制胃运动亢进，增加局部胃黏膜血流量而产生作用。灌服葛根提取液后，小鼠游泳运动能力明显提高，胃黏膜中 SOD 活性显著高于各自对照组，MDA 含量显著低于各自对照组，说明葛根具有一定的抗自由基的作用，对胃黏膜具有一定的保护作用[230]。

（二）对肠的保护作用

葛根对肠道具有保护作用，主要表现为对肠缺血再灌注损伤的保护作用，抑制肠黏膜细胞凋亡等。吕映华等[231]定量分析了葛根芩连汤对小肠推进率的配伍规律，表明以降低小肠推进率为主要指标，葛根芩连汤最优组方为黄连、葛根和炙甘草合用，未呈现协同和 /或拮抗作用。葛根素具有通便作用，其机制可能是葛根素增加肠道水分促肠运动的作用大于它对肠道运动的直接抑制作用[232]。葛根素具有保护肠缺血再灌注损伤作用，这可能与葛根素降低肠缺血再灌注大鼠肠黏膜的 iNOS 活性和 iNOS mRNA 的表达有关[233]。葛根素还可增强机体抗氧化功能、清除有害自由基，并可能通过抑制 Caspase-3 的表达而抑制肠黏膜细胞凋亡[234]。

（三）对肝的保护作用

葛根及葛根素等有效成分对化学性肝损伤、药物性肝损伤、酒精性肝损伤以及肝缺血 – 再灌注损伤等多种类型的实验性肝损伤表现出较好的治疗作用，其产品已广泛应用于临床。

四氯化碳（CCl_4）所致动物肝损伤是常见的化学性肝损伤动物模型，其损伤机制为 CCl_4 在肝脏经细胞色素 P450 代谢产生三氯甲烷自由基和过氧化三氯甲烷自由基，引起膜系统发生链式脂质过氧化反应，造成肝超氧化物歧化酶（SOD）活性降低，脂质过氧化物增加，从而导致肝细胞膜的脂质破坏和蛋白变性及线粒体的脂质溶解，破坏肝细胞机能，导致肝细胞损伤。韦斯军等[235]的研究表明，维生素 D 联合葛根素可以保护 CCl_4 引起的大鼠肝脏纤维化，其机制可能与降低肝脏星状细胞活化、减少胶原纤维分泌有关。葛根素能够活化肝纤维化大鼠肝组织中抑制胶原沉积和肝星状细胞激活的相关蛋白（PPAR-γ）的表达，通过阻断 PI3k/Akt 信号通路，减少细胞外基质的积累和胶原沉积从而改善 CCl_4

所致大鼠肝纤维化。

莫晓晖等[236]研究发现，葛根素可降低肝纤维化大鼠血清 AST、ALT、IL-6 的水平以及 TNF-α 的含量，并下调 TLR-4、NF-κB、AP-1 的蛋白表达水平，从而证明葛根素具有一定的抗肝纤维化作用，其作用机制可能与调节肝组织中 TLR-4、NF-κB、AP-1 的蛋白水平有关。葛根素能够抑制大鼠肝星状 HSC-T6 细胞生长，其作用机制可能与抑制炎症相关因子转化生长因子（TGF）-β1 和核转录因子 κB 亚基（NF-κB）信号通路有关[237]。周步高等[238]研究发现葛根素组损伤后肝细胞再生障碍大鼠的血清白蛋白水平、AKP 含量则较模型组明显升高，而 γ-GT 活性、AST、ALT 则较模型组明显下降；血清中细胞因子 IL-1β、IL-6、TGF-β1、TNF-α 含量较模型组明显下降，从而证明葛根素对损伤后肝细胞再生障碍大鼠具有明显保护作用。

葛根素能使镍所致小鼠肝损伤血清丙氨酸氨基转移酶（ALT）、天门冬氨酸氨基转移酶（AST）活性下降，肝脏硫代巴比妥酸反应产物（TBARS）水平降低；减少肿瘤坏死因子 α（TNF-α）、白细胞介素 6（IL-6）、环氧合酶 2（COX-2）以及前列腺素 E2（PGE2）等炎症因子的蛋白表达，从而减少炎性因子的释放，抑制肝脏炎症反应[239]。

宋小莉[240]研究表明葛根水提取物对小鼠 CCl4 肝损伤模型具有一定的保护作用。徐茂红等[241]通过设立空白、模型、阳性对照，以及葛根黄酮高（200mg/kg）、中（100mg/kg）、低（50mg/kg）剂量组五组，考察大别山区葛根总黄酮（TPF ≥ 80%）对 CCl4 诱导小鼠化学性肝损伤的保护作用及可能的作用机制，研究发现葛根黄酮能减弱 CCl4 诱导的化学性肝损伤小鼠血清中 ALT、AST 含量和肝匀浆中 MDA、IFN-γ、TNF-α 的活性，提高肝匀浆中 SOD 的活力，推测其保肝护肝作用机制可能是抗氧化能力提高和肝组织中 IFN-γ、TNF-α 含量降低的原因。动物研究发现，葛根可有效降低慢性肝损伤大鼠模型的血清透明质酸、丙氨酸氨基转移酶以及天门冬氨酸氨基转移酶的含量，有助于保护受损肝脏[242]。此外，研究证实葛根还具有抗脂质过氧化、抗纤维化以及清除氧自由基的作用，通过观察大鼠肝脏组织可知，葛根可延缓肝细胞病理性损伤，发挥保护肝脏的作用[243]。Xu L 等[244]以葛根素干预在二甲基亚硝胺诱发的肝纤维化大鼠模型中，发现其血清丙氨酸氨基转移酶、天门冬氨酸氨基转移酶、透明质酸及前胶原（Ⅲ、Ⅳ）均显著下降，肝功能有不同程度的改善；进一步研究发现，肝组织转化生长因子、细胞信号转导分子2、平滑肌肌动蛋白 α 及基质金属蛋白酶抑制剂 -1 等促纤维化因子的蛋白表达显著下调，而 MMP-1 和 Smad7 的蛋白表达显著上调，说明葛根素能通过 TGF-β1/Smad 信号通路缓解肝细胞毒性。Zhang 等[245]研究发现对于酒精复合 CCl4 诱导的 Wistar 大鼠肝纤维化，葛根

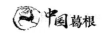

素能够通过修复肝脏损伤及诱导肝星状细胞凋亡，有效逆转肝纤维化。

四、对免疫功能的影响

葛根属于"药食同源"的药材，常配伍黄芪、枸杞子等，作为保健食品配伍使用。由于葛根中含有的异黄酮类、多糖等成分可促进机体免疫功能的恢复，具有免疫调节作用，对自身免疫性疾病或炎症引起的免疫损伤有一定的治疗效果，亦可作为安全有效的肿瘤化疗预防药物，在临床使用广泛。

（一）免疫器官

胸腺为初级淋巴器官，脾脏为次级淋巴器官，是免疫细胞形成、各种免疫因子产生的场所，与体液免疫和细胞免疫密切相关，对抵抗外界刺激和理化伤害有重要作用。苏勇等[246]通过研究葛根膳食纤维对小鼠免疫器官重量的影响，证实葛根可以通过提高胸腺指数和脾脏指数提高小鼠免疫功能。金乐红等[247]通过观察葛根素对实验性大鼠电离辐射的损伤的保护效应，表明葛根素可减轻大鼠胸腺和脾脏指数下降的趋势，缓解大鼠外周血红细胞和白细胞的下降，提高心肌组织 SOD（超氧化物歧化酶）活性和降低 MDA（丙二醛）的含量，说明葛根素对放射性免疫器官损伤有一定的保护作用。曾靖等[248]研究发现，葛根中的大豆苷元能显著增加小鼠脾脏指数和胸腺指数，作为人体重要的免疫器官，脾脏和胸腺均为产生淋巴细胞的主要器官，该研究提示葛根具有一定的免疫调节作用。

（二）免疫细胞

T 淋巴细胞、B 淋巴细胞是机体主要的免疫活性细胞。CB19$^+$ B 淋巴细胞代表 B 淋巴细胞数和抗体分泌能力；T 淋巴细胞亚群一般包括：CD3$^+$ 为全 T 淋巴细胞，代表成熟 T 淋巴细胞及细胞免疫水平，CD4$^+$ 和 CD8$^+$ 为细胞免疫调节中枢，分别其辅助和抑制作用，CD4$^+$/CD8$^+$ 的比例反映机体免疫调节状态。王春风等[249]探讨了葛根素对轻型复发性口腔溃疡患者的治疗作用，结果表明葛根素对心脾积热型的口腔溃疡患者有明显的疗效，该型患者体内 CD4$^+$/CD8$^+$ 比例失衡，而葛根素可以有效清除自由基，使 CD4$^+$ 明显增多，CD8$^+$ 明显下降，从而调节患者的免疫功能，提高临床疗效。李凤菊等[250]通过研究葛根素对脑梗死患者的外周血 T 淋巴细胞核仁区嗜银蛋白 Ag-NORs 含量的影响，发现用药后 Ag-NORs 含量显著增加，提示葛根素能提高 T 淋巴细胞的免疫功能。其 Ag-NORs 含量增加可能与其改善全身血液循环有关。张金慧等[251]探讨了葛根素 - 安宫黄体酮序贯疗法对卵巢早衰患者的免疫调节作用，揭示葛根素 - 安宫黄体酮序贯疗法可以降低 CD3$^+$，CD4$^+$，CD4$^+$/CD8$^+$，停止卵巢的免疫性损害，促进机体修复。

宋淑珍等[252] 认为，葛根对免疫活性细胞功能有双向调节作用，水溶性成分主要是多糖类成分，对 LC（淋巴细胞）和 EC（嗜酸细胞）有激活作用，对免疫反应起正调节作用；醇溶性成分主要为黄酮类成分，对 LC、EC 有抑制作用，即对生物体的免疫反应有负调节作用，可拮抗生物体的非特异性损伤。

巨噬细胞作为主要的炎症反应细胞，其功能活性与机体免疫密切相关，胡建军等[253] 对葛根素预处理 LPS 诱导小鼠的巨噬细胞和分泌细胞因子影响进行研究，结果表明葛根素可减低巨噬细胞释放 TNF-α 和 MIP-2，其作用机制可能与下调 NF-κB p65 mRNA 表达有关，是一种安全有效的抗炎药物。已有临床研究证实葛根素具有改善心功能，抗动脉粥样硬化的作用[254]，俞建等[255] 探讨葛根素对 LPS 诱导巨噬细胞中诱导性一氧化氮合酶（iNOS）的影响，证明葛根素可有效抑制 iNOS 的表达，发挥抗炎、抗动脉粥样硬化的作用。孙烈等[256] 通过观察葛根素对巨噬细胞表达 C- 反应蛋白（CRP）的影响，证实葛根素可通过调节巨噬细胞表达 CRP 途径，达到稳定粥样斑块的作用。董丽萍等[257] 发现葛根素可活化巨噬细胞（M4）的异物吞噬功能，而使初期感染状态下的异物排除功能增强，同时通过活化的 M4 增强调节细胞性免疫。

（三）免疫因子

柴欣楼等[258] 观察葛根素对人血管内皮细胞中黏附分子 -1（ICAM-1）、血管细胞黏附分子 -1（VCAM-1）、单核细胞趋化蛋白 -1（MCP-1）、白细胞介素 -6（IL-6）、一氧化氮（NO）含量的影响，结果表明葛根素能抑制凝血酶诱导的血管内皮细胞的分裂和增殖，表现为抑制 S 期和 G2 期，作用机制可能与 NO 含量的增加以及血管内皮细胞对 VCAM-1、MCP-1 和 IL-6 的释放抑制有关。Xiao C 等[259] 将葛根素乙酰化后合成了四乙酰葛根素（4AC），并探究 4AC 对巨噬细胞和牛 II 型胶原诱导大鼠（CIA）关节炎的影响。结果表明，4AC 保留了葛根素的生物活性，4AC 可以显著下降 LPS 诱导的 RAW264.7 细胞和 CIA 大鼠的血清中 TNF-α 的表达水平，其抗炎作用可能是通过 MAPKs/NF-κB 信号通路。朱新英等[260] 通过切除 SD 大鼠卵巢建立对照及高、中、低剂量 4 个模型组，研究发现与对照组相比，葛根异黄酮高、中剂量组大鼠单核细胞吞噬指数、脾淋巴细胞的增殖反应、NK 细胞活性较高，并具有显著差异（$P<0.05$），说明葛根异黄酮可以在一定程度上提高大鼠免疫力。汤岚等[261] 研究结果表明了葛根素注射液对糖尿病、肾病的炎症因子水

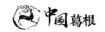

平的抑制作用，并改善了糖尿病肾病患者的 24 小时尿微量白蛋白水平，其极有可能是葛根素注射液患者改善血流动力学、血清中细胞因子的水平，降低了炎症因子的产生，并通过控制炎症反应达到改善尿微量白蛋白的排除，从而抑制了炎症反应。

Ge B[262] 等对重症肌无力大鼠进行研究，葛根素对大鼠腓肠肌重复性神经刺激电位（RNS）表达产生重要影响，降低了大鼠的 RNS 衰减程度，并抑制 AchR-Ab 表达水平的提升，RNS 衰减程度和 AchR-Ab 表达水平常被用于诊断肌无力过程中，具体诊断指标为：衰减程度越大，肌无力临床表现越明显，而 AchR-Ab 在患者血清中数量越多，则肌无力症状越明显。研究中通过给予大鼠葛根素治疗发现，治疗后自身免疫性重症肌无力腓肠肌肌力得到明显恢复。

五、对运动系统的作用

以葛根为主的相关制剂或组方，如葛根汤、复方葛根片等，多有解肌、舒筋、解痉的作用，其主要有效成分是葛根素、葛根异黄酮等成分，对治疗或辅助治疗骨质疏松、关节炎、神经根型颈椎病、肌无力等疾病，可以提高疗效，减轻副作用，在临床使用广泛。葛根素可降低因运动训练引起的血红蛋白的升高、红细胞数和血小板数的增多，降低血液的黏度，延长力竭游泳的时间，提高机体的运动能力[263]。

（一）对骨的作用

骨质疏松是一种全身代谢性骨骼疾病，分老年性骨质疏松症和绝经后骨质疏松症。葛根素是异黄酮类化合物，具植物雌激素样活性，可促进成骨细胞分化和增殖，减少骨吸收，促进骨形成，对骨质疏松有很好的防治作用[264]。

阿仑膦酸钠是目前治疗绝经后骨质疏松的首选药物，罗琳研究发现葛根素联合阿仑膦酸钠相较仅使用阿仑膦酸钠，可以更显著提高髋部及腰椎骨密度，显著降低绝经后女性骨代谢，同时改善免疫因子 IL-6、TNF-α、IL-10 及 TGF-β1 的表达，安全性高[265]。Xu X 等[266] 研究发现葛根素可明显上调成骨细胞护骨素（OPG）mRNA 表达，且明显下调成骨细胞 NF-KB 受体活化子（RANKL）mRNA 的表达。随血清添加量的增加，对 OPG mRNA 表达上调作用增强。葛根素抑制了破骨细胞的产生，为葛根防治骨质疏松提供了有力的实验依据。周艳等[267] 研究表明葛根异黄酮组大鼠的股骨远心端骨密度、股骨中点骨密度、骨钙含量、干股骨重、体重大于模型对照组，说明一定含量的葛根异黄酮对去除卵巢大鼠骨质疏松症有一定的防治能力。黄彤等[268] 在观察葛根素对去卵巢大鼠机体骨代谢的影响实验中发现，葛根素各组的胫骨矿物质含量高于模型组（OVX），说明葛根素能抑制去卵巢大鼠骨量的丢失，对骨代谢有较好的调节作用，对雌激素缺乏引起的骨质疏松症有一定的治疗作用。

邹泽良研究了甲状旁腺激素联合葛根素对老年骨质疏松性股骨粗隆骨折术后的影响，结果表明该方法可快速减轻患者疼痛，降低 VSA 评分，增加髋关节 Harris 评分，增加骨折愈合速度及髋部和腰椎骨密度，并对再次骨折有积极的预防作用[269]。王新祥等[270] 研究发现葛根低剂量组可以减缓因雌激素缺乏所致股骨骨密度、远端海绵骨的骨量、骨小梁宽度的降低程度以及骨小梁间距的增大；而中剂量组则可以阻止其降低；高剂量组的骨密度、骨量、骨小梁的宽度则明显加大，推测可能是通过抑制破骨细胞含量进而抑制骨量下降的。

研究表明，葛根素可以增强 MC3T3-E1 细胞增殖能力，激活 AMPK/LC3 信号通路介导的自噬水平[271]；小鼠破骨前驱细胞 RAW264.7 在葛根素的作用下生成破骨细胞的数目显著减少，同时成骨细胞 OPG/RANKL mRNA 的表达上调，可能是葛根素抗骨吸收的重要机制之一[272]；葛根素能促进 MC3T3-E1 的增殖，其作用机制可能与 Wnt 信号通路[273] 和 PI3K/AKT/FOXO 信号通路[274]有关；康鑫等研究表明葛根素可以通过 ERK1/2 信号通路调控成骨细胞增殖周期蛋白表达，可能是其防治骨质疏松的机制[275]。有研究证明，葛根素对大鼠成骨细胞的增殖无明显的刺激作用，但能够促进成骨细胞合成分泌碱性磷酸酶，并使体外培养的破骨细胞空泡性变，骨吸收陷窝面积减少，降低培养液上清液中 Ca^{2+} 含量[276]。

葛根素可以促进骨生成，对骨质疏松症和骨折愈合有良好的防治作用，因此也可作为骨移植支架材料、修复骨缺损的辅助药物。刘永庆等研究表明葛根素联合国产多孔钽对成骨细胞 COL-I、OC、OPN mRNA 和蛋白的表达具有协同影响，并促进成骨细胞增殖[277]。多巴胺偶联葛根素在家兔体内表现出较好的骨结合能力，促进骨生成[278]。杨建[279] 则通过研究表明，葛根素可以双向调节骨髓基质细胞的成骨和成脂分化，主要体现在两方面：一是通过促进成骨细胞生成直接促进骨的形成；二是通过抑制脂肪细胞的生成间接促进骨髓基质细胞成骨分化，并通过降低脂肪细胞对破骨细胞的促进作用，在整体上使骨量增加，从而起到预防骨质疏松的效果。路其康等[280-281] 研究发现复方葛根片能使大鼠血清中血清钙、血清磷含量及碱性磷酸酶水解显著增加，而由成骨细胞分泌的骨钙素水平降低至正常水平，从而加快骨质合成、改善骨质疏松，其骨密度、骨矿物质含量、肌肉含量水平及骨密质扫描结果均有改善，骨密质质地坚硬致密，骨松质内红骨髓增加，从而有效改善维甲酸诱导的模型大鼠的骨质疏松。Haque Bhuiyan MM 等 [282] 开展了复方葛根片治疗骨质疏松症的研究，结果显示能够增加血清中的血清磷、血清钙和碱性磷酸酶的含量，有效调整骨细胞分泌的骨钙素水平，使其降至正常值，进而促进骨质合成，增加骨密度，提高骨中矿物质含量，达到改善骨质疏松症状的效果，进一步改善骨密质情况，提升骨密质坚硬程度，并增加了骨松质中的红骨髓。

（二）解肌作用

葛根的解肌退热作用可引申治疗高血压病的项背强痛，关节炎的关节强直，腰肌劳损，冠心病和心绞痛的心机缺血等疾病 [283]，在临床应用中已取得广泛的疗效。

葛根归脾胃经，具有解肌与升津的双重功效，葛根可以通过解肌以散邪，升津以养肌肉，来治疗重度肌无力 [284-286]。刁殿琰等和钱春红等研究黄芪葛根汤配合温针灸治疗老年重症肌无力的疗效，结果发现该法可明显缓解患者症状，提高治疗总效率，改善颈部血流，且对 T 淋巴细胞亚群水平有明显改善作用，提高机体免疫力 [287-288]。杨俊超等 [289] 进行葛根及其复方对重症肌无力大鼠肌力恢复和白细胞介素 -4 的影响研究，结果表明，葛根及其葛根复方可促进重症肌无力大鼠骨骼肌的肌力恢复，大鼠的 B 细胞生长因子水平降低，从而抑制 B 细胞增殖，产生免疫球蛋白，减轻肌无力症状。

葛根素对神经有一定的保护作用，谭秋彤等研究表明在口服美多芭治疗基础上，采用针刺配合葛根素治疗帕金森病肌强直，具有减轻临床症状、减少美多芭用量、提高药物敏感性的作用 [290]。阳碧发对葛根牵正汤治疗面肌痉挛进行研究，结果表明该方可舒筋解痉，改善面部肌肉的气血供给，消除机械性刺激和压迫因素，促使面部神经的传导正常 [291]。杜纪宏等对常规治疗联合葛根素治疗贝尔面瘫进行研究，发现葛根素具有扩张病变及痉挛血管，抑制血小板聚集，有效改善微循环等药理作用，可应用于贝尔面瘫的靶向治疗 [292]。刘赛等 [293] 采用去甲肾上腺素（NA）和高钾 Krebs 液引发离体家兔胸主动脉血管平滑肌收缩，加入葛根总黄酮 4g/L 后可使高钾和 NA 引起收缩的血管条明显松弛，肌张力分别降低了 $43\% \pm 12\%$ 和 $58\% \pm 15\%$，给葛根总黄酮 2g/L 可使 NA 的量 - 效曲线呈非平行性右移，并抑制 NA 收缩血管的最大效应，提示葛根总黄酮对高钾和 NA 引起的血管痉挛有明显的松弛作用。

背肌筋膜炎指由寒湿、急慢性劳损等原因引起背部出现水肿、缺血、渗出及纤维性病变的一类疾病，郭定聪等对该疾病采用复方当归注射液穴位注射联合葛根汤治疗，发现疗效显著优于使用中医传统针灸拔罐联合治疗的方法 [294]。李晓林等对加味葛根汤治疗寒湿性腰肌劳损进行研究，结果表明加味葛根汤疗效优于腰痛宁胶囊[295]。

葛根素可改善 2 型糖尿病患者的胰岛素抵抗，可降低患者血糖、糖化血红蛋白等指标，提高对胰岛素敏感度[296]。毕会民等和陈丹等对葛根素治疗胰岛素抵抗大鼠进行研究，结果证实葛根素可逆转胰岛素抵抗所致骨骼肌异常超微结构，降低胰岛素抵抗大鼠骨骼肌细胞 GSK-3 蛋白表达水平，从而加强葡萄糖的摄取和利用，改善胰岛素抵抗，可用于 2 型糖尿病的临床防治[297-298]。

高思佳等通过网络药理学对葛根解肌作用机制进行预测，构建各个葛根的"成分 - 靶点 - 疾病"网络，筛选出葛根的 13 个化学活性成分，203 个蛋白靶点，10 个发热相关作用靶点，522 个交互蛋白，共有核转录因子 κB 信号通路等 10 条通路参与葛根解肌退热，部分通路与炎症反应相关，即葛根解肌退热的机制主要与其干预机体炎症反应有关[299]。

六、对酒精性肝损伤的保护作用

酒精性肝损伤（ALD）是指长期大量饮酒所致的一系列肝脏病理性疾病，在我国发病率逐年上升，成为病毒性肝炎之后的第二大肝脏疾病[300-301]。在我国，中医用葛根解酒毒有 4000 多年的历史，《千金要方》中有"葛根主解酒毒"的记载。

（一）对酒精性肝损伤的作用

酒精性肝损伤主要是指包括酒精性脂肪肝、酒精性肝纤维化、酒精性肝炎以及酒精性肝硬化在内的因长期大量饮酒造成的肝中毒性损害[302]。ALD 的发病机制十分复杂，乙醇及其中间代谢产物引起的免疫损伤、氧化应激以及营养失衡等是 ALD 发生的主要原因；其中免疫损伤在酒精性肝损伤的发生发展中发挥着关键作用，而中药防治酒精性肝损伤有着良好效果[303]。早在中医典籍中早已有"伤酒""酒癖"等记载，中医学对饮酒伤肝的认识历史悠久，实验已经证明，葛根素可降低 ALD 大鼠肝组织 TGF-β1 的表达，对肝组织有保护作用[304]。最近几年来，中医学在单味中药提取物的实验研究及临床组方应用研究上对防治 ALD 有着更多研究成果[305]。季红等[306-307]采用葛根素对急性酒精性肝损伤的预防作用进行药效学研究，研究表明葛根素对酒后防醉或饮酒过多、酒后失态、呕吐头晕、头痛咽干、食欲不振、四肢无力、身体不适等不良酒后反应有较强的药理作用。栾玉泉等[308]采用 56% 白酒灌胃的方法构建酒精性肝损伤动物模型，给予白酒灌胃后，大鼠出现精神恍惚，反应迟钝，血清中 ALT、AST 和铁含量明显升高，血清及肝组织中 SOD 活力显著下降、MDA 含量显著升高。用葛根提取物对大鼠进行治疗，结果显示治疗组大鼠体重

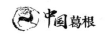

增长速度较快，血清中 ALT、AST 和铁含量明显下降，血清和肝组织中 SOD 活力增加、MDA 含量减少，说明葛根提取物对酒精性肝损伤有一定的治疗作用。

冯琴等[309]采用 Lieber-DeCarli 酒精液体饲料模型研究葛根对酒精性肝损伤的影响，研究表明，模型组大鼠肝组织脂肪变性和炎症浸润明显，肝脏脂肪含量有较大幅度的升高，同时血清 ALT、AST 活性和肝组织 γ-GT 活性有不同幅度的升高，是一种典型的酒精性脂肪肝和酒精性肝炎病理阶段的表现。经葛根干预后，大鼠肝组织脂肪变性和炎症浸润明显减轻，肝组织中的 TG 含量显著降低，同时肝组织中 γ-GT 活性大幅度下降，研究证实了葛根对酒精性肝损伤有显著的抑制作用。

（二）对酒精性脂肪肝的作用

慢性酗酒是酒精性脂肪肝的主要原因，据统计，我国有近 2000 万人酗酒，其中有 10% ～ 20% 人患上酒精性脂肪肝，部分人引起酒精性肝炎、肝纤维化和肝硬化[310-311]。梁金强等[311]通过用喂饲 Regular 型 Lieber-DeCarli 酒精液体模型饲料造成脂肪肝的方法，已有较多报道[312]，在给予模型饲料过程中同时给药，以观察 PHGE（由葛根、枳椇子和栀子水提后干燥制成，每 100g 粉末含总黄酮量 ≥ 500mg）对酒精性脂肪肝的预防和改善作用，造模动物肝脏红油 O 染色病理组织学主要表现为弥漫性肝细胞内和中央静脉周边肝细胞内红染脂滴，肝脏总脂肪含量也显著增加，肝功能指标（ALT 和 AST）显著性升高，同时血清 TCHO、HDL、LDL 等血清脂类也显著性升高。结果表明，PHGE 有明显的护肝作用，使肝功能指标（ALT、AST）降低，对空腹血糖和总胆固醇升高有改善作用；肝脏总脂肪量下降，组织学检查见脂肪肝程度减轻。

刘森琴等[313]通过建立酒精性脂肪肝大鼠模型，比较大鼠血清中 ALT、AST、TBiL 的水平变化，观察各组大鼠肝组织的病理变化，研究得出，葛根散可显著降低酒精性脂肪肝模型大鼠血清 ALT、AST 及 TBiL 水平，其药物疗效作用强度具有一定的剂量依赖关系，对酒精性脂肪肝模型大鼠肝损伤有保护作用。隋杨等[314]研究发现，葛根虎杖护肝丸治疗酒精性脂肪肝疗效确切，无不良反应发生，值得临床推广。

（三）其他作用

何琼等[315]在常规治疗基础上加用葛根素注射液对酒精性心肌病患者进行治疗观察，观察结果显示，加用葛根素注射液组较常规治疗组心功能及运动能力的改善更明显，表明葛根素注射液可以作为酒精性心肌病的一个有效辅助药物，既安全、方便，又无不良反应，值得推广应用。王威等 [316] 调研发现，过度乙醇摄入是诱发脂代谢紊乱、2 型糖尿病和酒精性脂肪肝的原因之一，中医药在治疗高血压、糖尿病、脂肪肝等疾病中一直发挥着重要的作用，中药葛根、姜黄等具有调节脂质代谢、保护肝脏、抗炎、促进受损肝脏修复等作用，单独用药或组方制剂治疗该类疾病应用广泛，对于预防和治疗嗜酒人群引发的糖、脂代谢紊乱具有十分重要的意义，值得深入研究和开发。

七、对急性酒精中毒的作用

酒精性中毒俗称酒醉，是临床上较为常见的急症，指人体饮酒过量出现的一种中枢神经系统抑制，主要临床表现为神志异常，恶心呕吐，上消化道出血，若患者未能得到及时救治，很可能出现呼吸肌麻痹及心血管系统疾病，甚至导致死亡 [317-318]。近年来我国酒精性中毒的发生率呈上升趋势，葛根性凉味甘辛，具有排毒降火、生津止渴的作用，可起到有效的降醇解酒护肝作用，缓解醉酒症状，目前已被用于急性酒精中毒的治疗 [319-320]。

（一）解酒作用

众多的研究表明，葛根提取物有一定的解酒作用，能提高小鼠对酒精的耐受阈值和醉酒潜伏期，加速酒精代谢、降低其肝毒性。研究表明，其主要活性成分为葛根总黄酮和葛根素。葛根素不仅可发挥解酒作用，还能对抗乙醇中毒诱发的各种并发症，如神经损伤、记忆减退、血管痉挛及微血栓等。莫庆优等 [321] 证实在常规治疗基础上再给予酒精性中毒患者中药葛根的治疗，能够提高治疗有效率，且能快速地降低患者血液内的乙醇浓度。

葛根素治疗急性酒精中毒可能通过以下作用机制实现：降低血液黏度，改善血液流变学指标，改善微循环，有利于加速血液流动，防止红细胞聚集，有助于预防和消除微血栓；扩张血管，降低血管阻力，增加脑血流量，改善微循环从而促进受损脑细胞的功能恢复；抑制还原型辅酶 I，从而改善肝细胞代谢，减少体内各种毒性物质的蓄积，进而发挥促醒作用 [322]。

张廼哲等 [323] 认为葛根解酒毒的作用机理是服用葛根后，可对抗乙醇代谢中起主要作用的乙醇脱氢酸活性减低的作用，有利于乙醇在体内的分解代谢，从而可以解酒毒。另有研究表明，外服用葛根后提高了肝细胞浆中谷光苷肽活性水平，有利于机体解毒能力的发挥，保护肝细胞免受自由基、亲电子化合物和毒物的损害，从而可减轻乙醇的毒性 [324]。高学清等 [325] 研究表明葛根提取物中含有的大豆苷及大豆苷元能使灌胃酒精的大鼠血液乙醇浓度明显下降，缩短醉酒大鼠醒酒时间，抑制大鼠对酒精的吸收，减轻乙醇对大脑的抑

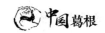

制作用，并证实葛根素剂量与解酒效果呈现良好的正相关性。崔国元等[326]研究证实，葛根素注射液通过抑制自由基释放、抗氧化和抗血小板积聚，对慢性酒精中毒小鼠的肝脏起保护作用。张建勋[327]进行葛根治疗酒精性中毒的疗效研究，结果显示，用葛根煎汤代茶饮的实验组的治疗总体有效率明显优于选用常规治疗方法的参照组，达到95.56%，从而证实葛根在辅助治疗酒精性中毒的效用极佳。尹秋霞等[328]通过实验证实葛根、枳椇子对酒精中毒具有的防治作用，能够显著降低大鼠血中乙醇浓度，且酒前服用比酒后效果更佳。

李晓军[329]进行中药葛根治疗酒精性中毒的药效及药理分析研究，结果显示，采用中药葛根煎汤代茶饮的观察组患者血中乙醇浓度显著降低，其可能是葛根中富含的葛根素在乙醇的肠胃吸收及代谢解毒发挥作用，从而使血中乙醇、乙醛浓度下降，从而起到解酒作用。对中枢神经系统兴奋与抑制过程的影响也是解酒的重要途径之一，葛根总黄酮对中枢神经系统的作用表现为小剂量兴奋，大剂量抑制。王庆端等采用灌服啤酒建立小鼠中枢抑制的动物模型，再分别每天灌胃给药 50mg/kg，100mg/kg，250mg/kg 剂量的葛根总黄酮，结果发现，与单用啤酒组小鼠相比，葛根总黄酮具有明显提高小鼠对啤酒的耐受量，减少睡眠时间，降低小鼠体内乙醇含量的功效。赵会军等[330]实验中发现大鼠饮酒后血中载脂蛋白 AI 降低，服用葛根口服液后的大鼠血中载脂蛋白 AI 升高，胆固醇和甘油三酯均降低，表明葛根有对抗乙醇降低血中载脂蛋白 AI，升高胆固醇和甘油三酯的作用，有助于减轻乙醇对身体的毒害，对机体具有明显的保护作用。宋浩亮等[331]通过研究葛根素对小鼠饮酒后行为学及体内超氧化物歧化酶、脂质过氧化物的影响，发现给药组小鼠与对照组小鼠相比，醉酒潜伏期明显延长，睡眠时间显著缩短；小鼠醉酒后体内 SOD、MDA、GSH–PX、GSH 发生异常变化，灌胃葛根素溶液后这些变化得以纠正而接近于正常水平。表明葛根素对饮酒后小鼠的异常行为的改变和机体内氧化反应有明显的拮抗作用，起到保护机体细胞的作用。另有研究发现[332]，葛根中的葛根素、大豆苷元及大豆苷均可抑制嗜酒大鼠的酒精消耗，大豆苷与酒精溶液同时胃内给药，乙醇血浓度（BAC）峰值降低且延后，并可以缩短由酒精摄入诱发的睡眠时间。

刘沛霖等[333]从动物实验角度观察葛根素对预防酒精性股骨头坏死的作用，发现模型组小鼠肝脏及股骨头脂肪浸润，股骨头骨髓内出现脂肪物质增多、脂肪细胞增大及骨细胞脂肪变性、空骨陷窝计数增高；模型组血清甘油三酯、总胆固醇升高，同期葛根素治疗组血清甘油三酯、总胆固醇含量明显低于模型组，提示葛根素能够抑制酒精性股骨头坏死的发生，并能够预防骨坏死。

Lin RC 等[334]利用药理基因遗传的嗜酒大鼠为酒精依赖的动物模型,观察从葛根提取的异黄酮治疗嗜酒的作用。结果所有提取的异黄酮有效地抑制嗜酒大鼠的自愿用酒量,日耗食量和体质量增加不受影响,推测这些异黄酮抑制乙醇的偏好是通过脑神经中枢的奖赏通路而起作用的。

(二)保肝作用

张林松等[335]通过实验表明,葛根素、葛根多肽均可在一定程度上降低由酒精导致的 ALT、AST 水平升高;不同程度地降低总胆固醇(CHOL)水平,升高高密度脂蛋白(HDL)水平。表明葛根素、葛根多肽可改善乙醇诱导小鼠肝脏损伤造成的脂代谢异常。戎聚全等[336]研究证实葛根可以降低小白鼠酒精中毒的死亡率,且安全无害,病理组织学也提示葛根能减轻酒精性肝损害的肝细胞变性、坏死。Udomsuk L 等[337]研究表明,葛根中的葛雌素和去氧微雌醇能调节小鼠肝脏胆盐输出泵(BSEP)和多药耐药蛋白 2(MRP2)的基因表达,从而促进胆盐代谢,降低肝毒性和肝内胆汁淤积。王晶等[338]发现葛根素能有效地提高机体抗氧化能力,减少脂质过氧化物的产生;抑制消化道对乙醇的吸收,加强乙醇在胃肠道的首过消除;促进机体新陈代谢,增加肝脏乙醇代谢速度,从而减小乙醇生物利用度,减轻乙醇对人体神经系统、消化系统等的损害,说明葛根素对急性酒精中毒导致的小鼠肝损伤有保护性调控作用,其剂量与解酒效果呈良好的正性相关。赵敏等[339]研究发现葛根素可通过抑制 β- 内啡肽(β-EP)的释放和拮抗自由基、减轻脂质过氧化、改善血液流变学等作用拮抗急性酒精中毒对神经系统和肝脏的损害作用,降低酒精中毒大鼠的 β-EP、GST、MDA、P-se-lectin 水平,对酒精中毒及急性肝损伤有保护作用。

(三)其他

周红等[340]研究显示葛根素可降低血浆 β-EP 水平,阻断脑内 OLS 的继续损伤作用,增加脑流量及脑灌注压,减轻脑水肿及脑细胞坏死;与分布在脑等部位的阿片受体结合后,解除 β-EP 对呼吸、心血管交感功能的抑制作用,使中枢性呼吸衰竭得到改善,心输出量增加,全身血液循环得到改善,同时增加了脑部的血氧供应。

小肠是体内消化道中最主要的吸收部位。小肠平滑肌的收缩活动可影响酒精在小肠内的停留时间进而影响其吸收。孙晖等[341]研究发现葛根素可加强酒精对小肠平滑肌收缩的抑制作用,此作用随剂量增加而增加,这表明了葛根素可进一步延缓酒精在小肠内停留的时间。

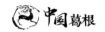

长期大量饮酒可导致酒精性股骨头坏死，致残率较高，对人的生命健康有着极大的威胁[342]。王义生等[343]研究表明葛根素能够增加体外培养的小鼠骨髓基质细胞（MCs）中 Osteocalcin mRNA 表达，促进其向成骨细胞分化，同时下调 PPARγ mRNA 的表达，抑制 MCs 向脂肪细胞分化。对小鼠进行体内实验表明葛根素可抑制酒精导致离体与活体股骨头内骨髓基质细胞的成脂分化，对酒精性肝损伤和股骨头坏死有一定的修复作用，同时证实葛根素可保持小鼠股骨头细胞中 MCs 的成骨分化，可能从根本环节上预防股骨头坏死的发生，对酒精性股骨头坏死的防治有重要意义。

吴国平等[344]认为急性酒精中毒时机体处于应激状态，酒精贮存在呼吸循环中枢，并可使脑血管平滑肌收缩而引起血管痉挛，随着酒精浓度增加而局部脑血流量逐渐下降，还可引起血小板突发性增多和红细胞比积、血液黏稠度增加，导致脑组织供血减少、微循环障碍。杜艳秋等[345]对急性酒精中毒大鼠进行研究，结果表明酒精中毒时 β-EP 水平显著升高，提示酒精中毒时可促使垂体前叶大量释放 β-EP，可能与大量酒精可透过血脑屏障直接刺激垂体和下丘脑分泌 β-EP 有关。葛根素注射液可以通过抑制 β-EP、自由基的释放、血小板积聚，解除酒精中毒，对急性酒精中毒大鼠起保护作用。

八、对肾脏系统作用

葛根素能抑制人血蛋白质非酶糖基化作用，减弱二磷酸腺苷诱导的血小板聚集及微血栓的形成作用，减少对肾脏损害。刘淑霞等[346]采用腹腔注射链脲佐菌素诱发大鼠糖尿病模型，对葛根素用药组的肾皮质蛋白表达进行测定，发现肾皮质 MMP-10、TIMP-1 mRNA 蛋白的表达降低明显，Ⅳ型胶原及 LN 表达减弱，肾功能指标明显改善。说明葛根素对糖尿病大鼠的肾结构和功能具有保护作用。

郭密等[347]研究发现葛根素注射液能减少早期糖尿病肾病患者尿液蛋白和氨基葡萄糖苷酶溶性酶的排出。朱敏杰等[348]研究发现对肾缺血再灌注大鼠肾脏组织有较好保护作用可能是因为葛根素可以很好的提高抗氧化酶活性、减弱氧化应激损伤、提高抗炎作用。通过进一步研究证实葛根素可以抑制肾脏缺血再灌注大鼠肾脏细胞的凋亡，具有改善肾功能的作用；可能与其能够促进肾脏组织蛋白激酶 B（AKT）、B 细胞淋巴瘤 / 白血病 -2（Bcl-2）基因表达、抑制半胱氨酸天门冬氨酸蛋白酶 -3（Caspase-3）、Bcl-2 相关 X 蛋白（Bax）、抗炎因子表达有关[349]。康胜群等[350]临床实验发现静脉注射葛根素注射液，血细胞比容、血小板聚集率和血浆纤维蛋白原均明显下降，并伴随尿蛋白明显降低。Hocher B 等[351]发现葛根素通过抑制糖尿病大鼠肾脏氧化应激及抑制糖基化终末产物，降低尿素氮、血肌酐、内生肌酐清除率，改善肾功能。崔秀玲等[352]通过研究糖尿病模型大鼠发现，葛根素可以减轻大鼠肾小球的损害，并能够降低尿清蛋白的排泄率，减少尿白蛋白，从而改善糖代谢、肾组织结构和肾功能。

九、其他作用

葛根具有多种药理作用，作为一类常用中药，对非酒精性肝损伤、糖尿病、糖尿病肾病等多种疾病均有明显疗效，随着对其药理药效研究逐渐深入，葛根以其低毒性、药源丰富、安全范围广等特点而得到广泛应用。

（一）抗肿瘤作用

近年来的研究发现，葛根素能明显抑制人食道癌 EC9706[353]、人卵巢癌 HO-8910[354]、人宫颈癌 Hela[355]、人胰腺癌 PANC-1[356]、人白血病 [357]、人胆管癌 QBC939[358]、肝癌 SMMC[359]、肺癌 H446[360] 等细胞的增殖，提示葛根素具有良好的抗肿瘤作用。杨文献等[361]采用 NSAR 诱发小鼠前胃癌的动物模型，研究了葛根总黄酮阻断癌变的预防作用，结果显示 NSAR 诱癌组前胃癌发生率为 50%，而合用葛根总黄酮 4g/kg、2g/kg 剂量后，癌发生率比 NSAR 组依次下降 29.42%、31.82%，表明葛根总黄酮具有抗癌作用。陆玲等[362]以雌激素受体（ER）阳性 MCF-7 乳腺癌细胞及 ER 阴性 MDA-231 乳腺癌细胞为研究对象，对葛根素的雌激素效应进行评价，研究发现葛根素处理细胞 48 小时后，可以通过 ER 依赖模式发挥植物雌激素效应，进而促进乳腺癌 MCF5 细胞增殖，上调 Cyclin D1 和 PCNA 的表达，同时能够诱导 ER 靶基因 p S2 的表达，明显激活磷酸化的 ERK1/2，表明葛根素的雌激素效应依赖 ER 途径、ERK1/2 通路参与介导的雌激素效应。结果表明葛根素可以发挥抗雌激素样作用，调节体内激素水平，提示葛根素作用于绝经后妇女或衰老动物时，理论上对肿瘤细胞会产生抑制作用。许轶洲等[363]研究证实葛根素能抑制凝血酶诱导的血管平滑肌细胞（VSMC）增殖。对原癌基因 c-fos 和 Bcl-2 蛋白质以及凝血酶受体（TR）mRNA 表达的作用，可能与其抑制 c-fos 和 Bcl-2 蛋白有关，并部分与其抑制 TR mRNA 表达有关。

唐东昕等[364]研究发现葛根散各组抑瘤率及细胞凋亡率高于对照组，具有显著差异，说明葛根散具有抑制结肠腺癌小鼠移植瘤的生长和促进肿瘤细胞凋亡的作用。吕慧丽[365]研究发现不同浓度的葛根粗提物和葛根素对肝癌细胞 SMMC-7721 的增殖抑制、凋亡诱导和细胞周期具有调控的作用，均可不同程度抑制其生长，且葛根粗提物能促使 SMMC-

7721 细胞的凋亡。Yu Z 等[366] 研究证实葛根素在动物体内能激活腹腔巨噬细胞的吞噬功能，可启动溶链菌（OK432）或脂多糖（LPS）在动物血清中产生肿瘤坏死因子（TNF），对食道鳞状细胞癌（Esc）、S180 肉瘤及 Lewis 肺癌有一定抑制作用。葛根提取物与环磷酰胺或 OK432 合用，对肿瘤生长的抑制有相加作用。

包启年等[367] 发现葛根素在非雌激素途径抗肿瘤作用能显著促进乳腺癌细胞的凋亡，抑制细胞周期 S 期到 G2、M 期的转换，减慢周期的进展，减少细胞分裂，抑制细胞的增殖，而后诱导细胞进入凋亡程序，进而抑制乳腺癌的形成和发展。Lin Y 等[368] 研究表明，葛根异黄酮（葛根素、大豆异黄酮及金雀异黄素）通过蛋白酶 -3 依赖途径和介导细胞周期阻滞于 G2/M 期来诱导细胞凋亡，从而能够抑制乳腺癌细胞 HS578T、MDA-MB-231 和 MCF-7 细胞系增殖，并呈现剂量相关，预示葛根异黄酮可作为乳腺癌化学预防或化疗药物。韩萍等[360] 研究发现，葛根粗提物和葛根素纯品浓度相关性的抑制小细胞肺癌 H446 细胞增殖，其机制可能与阻滞细胞周期于 G0/G1 期、上调 Bax 表达、下调 Bel-2 表达有关。

细胞色素 P450 是药物代谢酶系统中重要组成部分，参与药物或毒物的代谢，约有 200 多种化合物可诱导 P450 的产生，在肝微粒体中 P450 含量增加，另一些药物可抑制其活力，使肝微粒体中 P450 产生减少[369]。Guerra MC 等[370] 研究发现，葛根可减少细胞色素 P450 催化的药物代谢。同时，给 Wistar 大鼠灌喂葛根总黄酮，其细胞色素 P450 的活性明显增强。王庆端等[371] 研究了葛根总黄酮对鼠肝微粒体中细胞色素 P450 含量的影响，结果显示葛根总黄酮可明显的诱导 P450 的作用，对解释本品抗致突变、抗致畸、抗致癌作用的部分机制提供了可能的依据。

潘良明等[372] 通过体外细胞实验，发现葛根素通过作用于 caspase-3，使其被激活为 cleaved caspase-3 诱导前列腺癌细胞凋亡并阻滞细胞于 G2/M 期，从而抑制前列腺癌细胞的分裂、迁移和侵袭，显著抑制前列腺癌细胞的活力，并且葛根素具有显著抑制 Akt 活性的作用，进一步阻碍细胞的增殖。方海明等[373] 研究表明葛根素可通过抑制 c-myc 和 Bcl-2 的基因表达，上调 caspase-3 的活性，进而促进结肠癌 HT-29 细胞的凋亡，刁明静对葛根素诱导结肠癌 sw480 细胞死亡的作用机制进行研究，表明葛根素可以使结肠癌细胞的 TLR4、NF-κB 和 Caspase-3 mRNA 水平和蛋白表达含量均明显增加，TLR4/NF-κB 信号通路在此过程起到重要作用。

王利等[374] 用 BALB/c 无胸腺裸鼠建立人胃腺癌耐药细胞 SGC-790 1/VCR 原位移植耐药模型，通过葛根素注射液逆转人胃癌裸鼠原位移植瘤多药耐药性进行研究，结果发现葛根素组抑瘤率、远处脏器转移率与生理盐水组比较无统计学意义，但 P-gp、MRP 蛋白表达与生理盐水组比较有显著差异，葛根素与 5-FU 联用组的抑瘤率（34.25%）高于5-FU 组，P-gp、MRP 蛋白表达明显低于 5-FU 组，说明葛根素可以逆转裸鼠原位移植瘤多药耐药性的机理与促使 P-gp、MRP 表达减少有关。在黑素瘤方面，周菊华等[375] 的研究表明，葛根素可以提高机体的免疫水平，显著降低 B16F10 黑素瘤荷瘤小鼠的百分率。王东阳等[376] 采用 Ames 试验对苯并（α）芘所致的诱变性进行了抗诱变试验，发现苯并（α）芘诱发回变菌落数平均为 90.67 个 / 皿，而试验组葛根总黄酮 2mg 使 TA98 菌落数平均下降 49.6%，提示葛根总黄酮具有抗诱变效应。王庆端等[377] 给怀孕小鼠灌胃乙酰水杨酸 250mg/kg，每日一次，连用 7 天，胎仔畸形率达 65.3%；与葛根总黄酮大（25g/kg）、小（10g/kg）剂量合用后，畸形率明显降低，提示葛根总黄酮有抗致畸作用。

（二）降血糖及降血脂作用

糖尿病是机体因高血糖而引起的代谢类疾病，血糖长期过高会导致人体组织出现损伤或功能障碍，吴奇志[378] 将葛根、黄芩、甘草及黄连水煎服后制成葛根芩连汤，对糖尿病视网膜病变患者应用常规降糖药或胰岛素控制血糖的同时，加服葛根芩连汤，发现患者血管内皮生长因子（VEGF）水平、视力水平、血糖水平下降明显，对糖尿病早期视网膜病变疗效明显。韩瑚[379] 发现葛根素治疗组以葛根素注射液治疗 2 个月后与自身治疗前比较，能明显降低空腹血糖（下降率为 28.8%±2.3%）、餐后 2 小时血糖（下降率为18.5%±2.7%）（$P<0.01$）和糖化血红蛋白含量（下降率为 14.1%±5%），而对照组治疗前后各项指标变化不明显，在治疗组的 36 例患者中，总有效率为 97.2%。Wu K 等[380] 用葛根素治疗糖尿病大鼠，发现其可有效降低血糖浓度，阻止蛋白糖基化进程，预防糖尿病血管并发症。另有研究发现，葛根素与阿司匹林组成的复方能降低血糖，提示对糖尿病及某些心血管并发症可能有一定的改善作用[381]。

张晶等[382] 对 2 型糖尿病合并下肢血管病变患者给予二甲双胍治疗的同时，加服葛根芩连汤，证实其可控制血糖，调节患者体内脂类代谢紊乱，氧化应激炎症反应，使下肢血液微循环得到改善，达到治疗目的。邹慧等[383] 在基础治疗方案上，加用复方葛根芩连汤治疗脾虚肝郁、痰瘀内阻型 2 型糖尿病合并非酒精性脂肪肝（NAFLD）患者，与加用非诺贝特相比，发现其空腹血清血糖（FPG）、糖基化血红蛋白 A1c、空腹胰岛素、血清总胆固醇（TC）等水平降低更为明显，使患者血糖、血脂降低，临床疗效显著。邓路娟等[384] 研究证实葛根醇提物能降低 2 型糖尿病血管并发症大鼠过高的血清 sVCAM-1、血

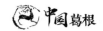

浆 TNF-α 的水平，有助于控制 2 型糖尿病血管并发症的发生发展。苏蕾等[385]研究结果发现葛根发酵液可以显著降低大鼠血压，并且同剂量的葛根发酵液降血压能力明显比葛根汁强。林卫东等[386]采用网络药理学方法，将胰岛素抵抗关键靶点与葛根化合物进行分子对接，再把筛选出来的成分与 4 条筛选出来的 31 个靶点对接。结果发现，模拟筛选出的 19 个化合物与 AMPK 等 4 条通路的蛋白具有很强的相互作用，初步揭示了葛根改善胰岛素抵抗的物质基础及其在 4 条信号通路上的作用机制。樊海龙等[387]认为葛根降血糖的机制是通过调节脂肪、骨骼肌组织的 GLUT4 基因表达及 TNF-α 水平，从而促使胰岛素分泌或改善胰岛素的抵抗。邵小玲等[388]通过实验发现葛根素作用于地塞米松诱导的胰岛素抵抗的脂肪细胞可明显降低细胞培养基中的葡萄糖水平，葛根素具有降低改善脂肪细胞的胰岛素抵抗，增强脂肪细胞对葡萄糖摄取和利用的能力。黎宇等[389]研究发现，葛根可通过上调瘦素受体和胰岛素受体底物 2（IRS2）蛋白表达来调节以 PI3K/PDK 为中心的胰岛素信号通路，并上调胰岛素抵抗的 HepG2 细胞的糖转运蛋白表达量，加速葡萄糖转运进入肝细胞中并增加糖原合成来增强细胞的胰岛素敏感性。

方洪帅等[390]采用 α- 葡萄糖苷酶活性的抑制试验考察体外降糖性能，葛根总黄酮对 α- 葡萄糖苷酶活性抑制率为 66.7%。通过四氧嘧啶糖尿病小鼠模型，验证了葛根黄酮具有明显体内降血糖作用的同时，还可以治疗或者对糖尿病并发症有一定的预防效果。

糖尿病肾病（DKD）是糖尿病的严重微血管并发症，葛根素是中药葛根的有效成分之一，钟广芝等[391]研究发现葛根异黄酮可通过调控细胞内 TGFβ-Smad 相关蛋白的表达，来改善糖尿病肾病患者的血液流变学，如全血高低切黏度、血浆比黏度和纤维蛋白原。刘瑶等[392]表明葛根素具有调节患者血糖、血脂、血压水平，改善肾功能的作用。

许金芹等[393]以 40 例糖尿病肾病（DN）患者为例进行观察，发现葛根素联合洛丁新用于治疗 DN，在降低尿白蛋白方面有显著的协同作用，两药合用对减少尿白蛋白的临床疗效显著强于单独应用洛丁新，且未见明显的不良反应。

任平等[394]发现糖尿病视网膜病变患者在用常规降血糖药物治疗的同时，加用葛根素 400mg，1 次 / 天，静脉滴注，连续用药 6 周后，与治疗前比较，视网膜中央动脉的收缩峰值血流速度、舒张末期血流最大速度及加速度、视网膜中央静脉回流速度、裸眼视力均有不同程度的提高，提示葛根素对糖尿病视网膜病变有治疗作用。

（三）对非酒精性脂肪肝的作用

非酒精性脂肪性肝病（NAFLD）是一种获得性代谢应激性肝损伤，指除酒精和其他明确的损肝因素所致的肝细胞内脂肪过度沉积为主要特征的临床病理综合征，包括单纯性脂肪肝（SFL）、非酒精性脂肪性肝炎（NASH）及其相关肝硬化，与胰岛素抵抗（IR）和遗传易感性密切相关[395-396]。NAFLD 发病机制包括某些细胞因子如 IL-6、IL-8 和 TNF-α对肝脏炎症的促进作用，脂代谢紊乱，在首次打击（脂肪在肝脏实质细胞内的过度聚集）基础上的二次打击（氧化应激反应），AMPK 信号通路的表达减弱等多种原因[397]。

李士坤[398] 对多烯磷脂酰胆碱联合葛根素对非酒精性脂肪肝患者血清 IL-6、IL-8、TNF-α 水平的影响进行研究，以中医证候评分来比较，结果表明葛根素治疗组效果良好，患者体内细胞因子 IL-6、IL-8 和 TNF-α 显著下降，稳态模型胰岛素抵抗指数（HOMA-IR）和低密度脂蛋白（LDL）均低于治疗前，且无严重不良反应，临床应用安全性较好。邹慧等[383] 研究发现复方葛根芩连汤能改善 2 型糖尿病合并 NAFLD 患者的 FPG、HBA1c、F1NS、HOMA-IR、TC、HDL-C，对患者的临床症状、血糖血脂、肝脏 B 型超声分级具有明显的改善作用，其治疗机制可能与该方能降低血脂，减轻胰岛素抵抗，增加氧化应激和肝毒性细胞因子的上调等有关。

续畅等[399] 研究葛根素联合小檗碱对高脂饮食诱导的 SD 大鼠和蛋氨酸 – 胆碱缺乏饮食诱导 C57BL/6 小鼠的影响，发现该法可减轻两种 NASH 动物模型肝脏的脂肪变性、抑制肝细胞空泡化的发生，减少肝小叶内炎性病灶的数量，抑制 NASH 相关病理变化的发生发展，同时二者联用的药效显著高于单独使用小檗碱，提示葛根素联合小檗碱治疗人类NASH 应是有效的，值得深入研究。

（四）雌激素样作用

葛根异黄酮的化学结构呈双酚结构，是目前发现的在分子结构上与人体自身分泌的雌激素最相似的一种植物雌激素[400]。目前临床常应用葛根异黄酮作雌激素替代疗法治疗更年期女性因体内雌激素水平下降所致的一系列疾病。

王爱梅等[217] 研究表明葛根异黄酮可改善衰老大鼠体内雌激素水平下降致脂质过氧化作用增强、自由基清除酶活性下降所引起的卵巢功能减退，其机制可能是葛根异黄酮作用于衰老大鼠下丘脑 – 垂体 – 卵巢轴，调控体内雌激素水平，进而维持机体氧化与抗氧化的平衡。研究发现葛根异黄酮还通过改善体内性激素水平达到治疗前列腺增生目的，目前在分子结构上与人体自身分泌的雌激素最为相似，可以达到模拟干扰双向调节内分泌水平的生理生化作用[401]。乌英嘎等[402] 将性未成熟雌性小白鼠摘除卵巢后对其灌胃葛根素，并对子宫做组织切片电镜观察。结果发现与正常对照组比较，子宫系数差异极显著、子宫壁

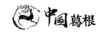

腺体数差异显著，说明葛根素有雌激素样作用。

戚本明等[403]将成年雌性大鼠去势后以葛根总黄酮治疗，抽血测定雌二醇水平。结果发现去势组去势后30天，大鼠血清雌二醇水平与正常组比较明显下降；而治疗组经葛根总黄酮治疗30天后，血清雌二醇水平与正常组比较无显著差异，提示葛根总黄酮可恢复雌激素水平，即具有雌激素样作用。张永旺等[404]研究发现与空白对照组相比，经葛根素1×10^{-7}mol/L、1×10^{-6}mol/L处理后3天加快了MCF-7细胞增殖速度，说明其有弱雌激素样作用。郑高利等[405]研究发现葛根素和葛根总异黄酮对雌激素低下组有较弱的雌激素样活性，对正常雌激素组没有明显的雌激素样活性，说明葛根素、葛根总异黄酮有雌激素受体的一些激动剂性能。

十、其他药理活性

葛根具有祛风胜湿、活血通经、芳香醒脾而解毒的作用，可以治疗急慢性痛风性关节炎，预防痛风发作。邢志华等[406]对葛根素及其衍生物抗炎、抗痛风作用进行综述，表明葛根是通过抑制黄嘌呤氧化酶、促进尿酸排泄降低血清尿酸水平，达到抗痛风作用，此外葛根素能增强机体总抗氧化和清除氧自由基的能力，且抗炎作用较强。因其结构与内源性雌激素有相似之处，以葛根素为先导化合物，对其结构进行修饰或改造，如葛根素-锗配合物、四乙酰葛根素等，均可以起到较好的抗炎、抗痛风作用，且副作用小，有很好的临床应用前景。

葛根中的葛根素等有效成分可通过缓解腹泻过程中的炎症状态，减少炎性因子对肠黏膜的损害，从而达到止泻的效果。黄伟强等[407]进行小鼠的胃排空及小肠推进运动与小鼠腹泻止泻作用试验，结果表明，葛根具有良好的抑制小肠蠕动和降低胃排空速度的作用，且可明显减少因番泻叶引起的小鼠腹泻次数，综合来看，葛根具有良好的抗腹泻作用。钟凌云等[408]研究表明葛根中所富含的葛根素、大豆苷元均有明显抑制胃排空和小肠推进率的作用，且能显著降低腹泻指数，并在一定剂量范围内存在良好的量效关系，同时初步证明经麦麸煨制后的葛根，其止泻作用因葛根素、大豆苷元两种药效成分含量增加而增强。张丹等[409]也发现葛根能缓解番泻叶引起的腹泻，其机理可能是通过调节炎性因子来避免肠道的损伤，同时调节胃肠激素分泌使肠道功能趋于正常。

Zhuang Z等[410]研究表明葛根素可能是通过扩张巩膜静脉窦周围的小血管和收缩睫状肌，使滤帘结构发生改变，增加了房水的排出，从而使眼压下降；也可能是直接阻断了儿茶酚胺对分泌细胞的刺激作用，减少了房水的生成，而使眼压下降。葛根素有降低眼压和改善眼微循环的双重作用。葛根素同时对于视网膜色素病变、前部缺血性视神经病变、高度近视眼视网膜病变和老年性黄斑变性等也有一定的临床疗效 [411]。

Xu YC 等 [412] 研究发现葛根素可扩冠状动脉和脑血管，降低心肌耗氧量，能对抗血管痉挛，降低全血黏度及血浆黏度，降低红细胞指数，提高红细胞变形能力，改善微循环和抗血小板聚集；缓慢降低血压及心率，降低心肌及脑细胞耗氧指数，增加脑流量降低血浆儿茶酚胺浓度，减少或阻断组胺膜钙离子慢通道的开放等 β 受体阻滞作用，因此可用于治疗颈性眩晕，尤其适用于伴有高血压、冠心病的椎－基底动脉缺血性眩晕的患者。

葛根具有的舒张血管、抗氧化、增强机体免疫力等作用在美容保健领域得到开发利用。葛根中的葛根素和葛根总黄酮在美容领域应用最广泛的是其丰胸的功能 [413]，可以有效增大胸围，改善胸部毛细血管微循环。而其抗氧化作用主要应用于美容养颜 [414]，延缓衰老。葛根在体内分布广泛、消化吸收快、不积累、作用温和、健康、无代谢饱和现象等优势，主要在国内外应用于健康保健食品方向 [415-418]，如面包、生粉、饮品、保健品等，在降血脂 [419]、解酒 [420]、护肝 [421] 等方面应用广泛，具有重要的社会意义和经济价值。

第六章　葛根的临床应用及不良反应

一、治疗冠心病心绞痛

心绞痛（angina pectoris）为冠心病最常见的临床类型，是由冠状动脉供血不足，心肌急剧的、暂时的缺血与缺氧所引起的临床综合征。主要表现为胸骨后或心前区疼痛，常放射至左臂内侧或咽喉、颈项，兼见胸闷、呼吸不畅、汗出等症。目前将冠心病心绞痛分为稳定型心绞痛与不稳定型心绞痛两大类。多数慢性稳定型心绞痛患者的预后相对较好，研究显示平均年死亡率为 2% ～ 3%，每年非致死性心肌梗死发生率为 2% ～ 3%。而不稳定型心绞痛的预后相对较差。本病属于中医学的"胸痹心痛"范畴[422]。

1. 葛根素与曲美他嗪联用 [423]

选取稳定型心绞痛临界病变患者 120 例，采用随机数字表法分成对照组和观察组，各 60 例。对照组给予冠心病二级预防，观察组在冠心病二级预防基础上加用葛根素片（50mg/ 次，3 次 / 天）和曲美他嗪片（20mg/ 次，3 次 / 天），连续服用 12 周。比较两组患者治疗前及治疗后第 6、12 周心绞痛分级、硝酸甘油用量以及活动平板运动试验持续时间。

临床观察结果显示，治疗后第 6、12 周对照组与观察组心绞痛分级比较，差异有统计学意义（u=2.830，P=0.005；u=2.673，P=0.007）。两组不同时间硝酸甘油用量比较，差异有统计学意义；两组患者硝酸甘油用量差异有统计学意义。治疗方法与治疗时间存在交互作用（F 时间 =3.676，F 组间 =8.213，F 交互 =3.842，P 时间 =0.028，P 组间 =0.007，P 交互 =0.025）。两组不同时间活动平板运动试验持续时间比较，差异有统计学意义；两组患者活动平板运动试验持续时间差异有统计学意义；治疗方法与活动平板运动试验进行时间存在交互作用（F 时间 =4.059，F 组间 =7.634，F 交互 =3.725，P 时间 =0.021，P 组间 =0.009，P 交互 =0.029）。表明葛根素联合曲美他嗪能有效减轻稳定型心绞痛临界病变患者的心绞痛症状、减少硝酸甘油用量以及提高患者的运动耐量，对稳定型心绞痛临界病变患者具有较好的临床应用价值。

2. 葛根素与奥扎格雷钠联用 [424]

选取不稳定型心绞痛患者 60 例，随机分为两组，治疗组 30 例，男 19 例、女 11 例，年龄（59.2±8.4）岁，合并高血压 20 例、高脂血症 21 例、2 型糖尿病 5 例；对照组 30 例，男 21 例、女 9 例，年龄（58.1±6.2）岁，合并高血压 19 例、高脂血症 16 例、2 型糖尿病 6 例。两组临床资料有可比性，均排除合并有严重肝肾功能障碍、脑中风急性期、频发室早、房颤及严重感染患者。

对照组予奥扎格雷钠 60mg 加入生理盐水 250mL 中静滴，2 次 / 天，连用 14 天；治疗组在对照组基础上，加用葛根素注射液（正大天晴）250mL 静滴，1 次 / 天，连用 14 天；心绞痛发作时予硝酸甘油静滴或舌下含服。两组均给予常规治疗，如低脂饮食、吸氧、降脂、β 受体阻滞剂、钙拮抗剂、阿司匹林等。入院后均检查血液动力学、血脂、凝血 4 项，之后 2 周复查 1 次。

临床观察结果表明，治疗组显效 18 例、有效 10 例、无效 2 例，总有效率 93%；对照组显效 14 例、有效 10 例、无效 6 例，总有效率 70%。治疗组疗效优于对照组（$P<0.05$）。两组治疗前后凝血功能指标比较无统计学差异。在不稳定型心绞痛患者中，葛根素联合奥扎格雷钠较单用奥扎格雷钠使临床症状改善的总有效率上升，且加用葛根素后，患者血液动力学及血脂水平下降更明显，说明葛根素联合奥扎格雷钠能更好地改善患者血液动力学、血脂状况，降低血小板活化状态，改善微循环。两组病例经监测，凝血功能无显著变化，并且无出血、皮疹、过敏等不良反应发生。

3. 葛根素注射液与阿替洛尔片联用 [425]

选取急性心肌梗死患者 98 例，随机分为对照组和治疗组，每组各 49 例。对照组口服阿替洛尔片，每次 6.25 ～ 12.5mg（依据心率的快慢调整剂量），2 次 / 天。治疗组在对照组基础上静脉滴注葛根素注射液，300mg 加入到 5% 葡萄糖注射液 500mL 中，1 次 / 天。两组患者连续治疗 14 天。观察两组的临床疗效，比较两组的心功能指标和血清酶学指标。临床观察结果显示：治疗后，对照组和治疗组的总有效率分别为 71.43%、91.84%，两组比较差异具有统计学意义（$P<0.05$）。两组左室射血分数（LVEF）、左室短轴缩短率（LVFS）、每搏心输出量（SV）均明显升高，同组治疗前后比较差异有统计学意义（$P<0.05$）；且治疗组观察指标明显高于对照组，两组比较差异具有统计学意义（$P<0.05$）。两组肌酸激酶（CK）、肌酸激酶同工酶（CK–MB）水平均明显降低，同组治疗前后比较差异有统计学意义（$P<0.05$）；且治疗组这些观察指标明显低于对照组，两组比较差异具

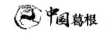

有统计学意义（*P*<0.05）。表明葛根素注射液联合阿替洛尔片治疗急性心肌梗死具有较好的临床疗效，能改善心功能，调节血清 CK 和 CK-MB 水平。

4. 葛根素与肝素联用 [426]

选取不稳定型心绞痛住院患者 196 例，按入院时间先后顺序随机分为两组，诊断均符合 1979 年 WHO 推荐的有关不稳定型心绞痛（UAP）的诊断标准，且无肺、肝、肾、胃肠道出血性疾病。治疗组 98 例，其中男 64 例，女 34 例，年龄 45 ～ 80 岁，平均（60±12）岁；对照组 98 例，男 62 例，女 36 例，年龄 46 ～ 78 岁，平均（62±11）岁。两组在年龄、性别、发病时间、心电图（ECG）改变诸方面无统计学差异，具有可比性（*P*>0.05）。

对照组给予硝酸盐类（主要为硝酸甘油静脉点滴）、β 受体阻滞剂、Ca^{2+} 拮抗剂、小剂量阿司匹林。治疗组在上述治疗的基础上加肝素，其中 90 例用普通肝素，用微量泵控制，以 1000U/h 持续静脉点滴，连用 5 ～ 7 天，使部分激活的凝血酶时间（APTT）维持在正常值的 2 倍（45 ～ 60s），8 例用低分子肝素（速避凝），0.3mL（相当于 3075IU，AXa）一天一次（qd），皮下注射，5 ～ 7 天；葛根素葡萄糖注射液 250mL（商品名戈荣，250mL 中含葛根素 0.5g），qd，静脉滴注（ivgtt），连用 14 天。

临床观察结果显示，治疗组的临床疗效、ECG 变化及血液流变学改善程度均优于对照组（*P*<0.01）。治疗中除使用普通肝素者有 3 例痰中带血丝、1 例牙龈出血、1 例血尿外，未见明显不良反应，且发生上述情况者检测活化部分凝血活酶时间（APTT）均 ≥ 120s，调整肝素剂量后，出血停止。

5. 葛根素注射液

临床案例 1：葛根素治疗不稳定型心绞痛疗效观察 [427]

选取不稳定型心绞痛住院患者 120 例，心功能 NYHA 为 Ⅰ ～ Ⅱ 级。其中男 86 例，女 34 例，年龄 42 ～ 72 岁，平均 56.8 岁，病程 1 个月 ～ 8.2 年。病例中劳累型心绞痛 66 例，自发型心绞痛 22 例，混合型心绞痛 32 例。其中合并陈旧型心肌梗死 16 例、高血压 60 例、高血脂 24 例、糖尿病 14 例，有吸烟史 10 ～ 25 年（15 ～ 30 支 / 天）男性 36 例、女性 4 例。120 例患者经体格检查、化验、心电图确诊，随机分为治疗组 60 例，对照组 60 例，两组患者病情严重程度大致相等。两组临床资料基本相同，心电图均为 ST-T 缺血型改变，程度大致相同，具有可比性。两组在治疗前一周停用冠心病心绞痛的相关药物。治疗期间如有心绞痛发作者，给予舌下含服硝酸甘油片。

治疗组给予葛根素注射液 400mg 加 0.9% 氯化钠注射液 250mL 或 5% 葡萄糖注射

液 250mL，qd，静脉缓慢滴注；对照组用单硝酸异山梨酯 40mg 加 0.9% 氯化钠注射液 250mL 或 5% 葡萄糖注射液 250mL，qd，静脉缓慢滴注。两组疗程均为 2 周，用药后密切观察心绞痛发作频率、程度、持续时间，硝酸甘油停减情况，心电图变化及药物不良反应。

临床观察结果表明：治疗组显效 26 例、有效 32 例、无效 2 例，总有效率 96.7%；对照组显效 25 例、有效 33 例。治疗组临床疗效与对照组无显著差异。

临床案例 2：葛根素注射液治疗冠心病心绞痛 116 例 [428]

选取冠心病心绞痛患者 116 例，其中男 84 例，女 32 例；最大年龄 81 岁，最小年龄 40 岁；病程最长 35 年，最短 7 天。其中冠心病以劳累型心绞痛为主，合并高血压病 49 例、糖尿病 31 例、高脂血症 18 例、陈旧性心肌梗死 3 例、窦性心动过缓 6 例、阵发性室性早搏 6 例、慢性房颤者 3 例。中医辨证分 4 型，气滞血瘀型 28 例，气阴两虚型 44 例，气虚血瘀型 38 例，痰浊壅阻型 6 例。

治疗方法：使用葛根素注射液 200 ～ 400mg 加入 5% 葡萄糖注射液 250mL 中（糖尿病患者改用 0.9% 氯化钠注射液），静脉点滴，每天一次，14 天为 1 疗程。在用药期间除心绞痛、心律失常（频发早搏）严重发作时临时含用硝酸甘油或消心痛、胺碘酮等缓解；对严重高血压患者（收缩压超过 20kPa，舒张压超过 13kPa）服降压 0 号，以降压纠正外，停用有影响的药物。用药期间观察心率、血压、舌象、脉搏变化。观察结果显示，116 例中显效 79 例，有效 21 例，无效 10 例。总有效率 91.3%。

典型病例：

姚某，男，81 岁。主诉：心前区闷痛，气短反复发作 3 年余，近 7 天加重。患者心前区闷痛每天发作 1 ～ 2 次，尤其在活动劳累后加重。常伴有头晕、耳鸣、全身乏力、自汗、腰酸腿软。查血压 18/10kPa，P 82 次 / 分，律齐，舌质淡胖、苔白、脉弦细紧。心电图检查：导联 I、aVL、V_3、V_4、V_6 T 波倒置，导联 V_7、V_8 ST 段水平下移 0.1mV。前侧壁、后壁心肌缺血，24h Hoiter 监测示：ST 段下移 0.1 ～ 0.2mV，T 波倒置。超声心动图检查有冠心病改变。血液流变检查示：血液黏度轻度增高。血脂检查：甘油三酯 1.90mmol/L。西医诊断：冠心病劳累型心绞痛。中医诊断：胸痹，心痛。给予 5% 葡萄糖注射液 250mL 加葛根素 400mg，静脉点滴 3 天后，心前区闷痛明显减轻。继续用 15 天后，心前区闷痛一直未发，复查心电图导联 I、aVL、V_3、V_4、V_6 T 波倒置变浅，V_7、V_8 ST 段水平型下移恢复正常，嘱患者避免劳累。

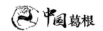

6. 葛根素注射液联合稳心颗粒 [429]

选取 110 例冠心病心绞痛门诊和部分住院患者，按就诊日期单双号随机分为治疗组和对照组。治疗组 60 例，男 32 例，女 28 例；年龄 39 ～ 79 岁，平均（58.3±5.2）岁；病程最短 2 个月，最长 20 年，平均（6.2±4.8）年；心电图 ST 段压低 17 例，T 波改变 16 例，ST 段压低伴 T 波改变 22 例，ST-T 波无改变 5 例；合并高血压 11 例、陈旧性心肌梗死 4 例、糖尿病 6 例。对照组 50 例，男 27 例，女 23 例；年龄 38 ～ 78 岁，平均（57.8±6.4）岁；病程最短 2 个月，最长 18 年，平均（6.1±4.5）年；心电图 ST 段压低 15 例，T 波改变 8 例，ST 段压低伴 T 波改变 11 例，ST-T 波无改变 16 例；合并高血压 9 例、陈旧性心肌梗死 3 例、糖尿病 5 例。两组患者性别、年龄、合并症等比较差异无统计学意义（$P>0.05$），具有可比性。

治疗组采用葛根素氯化钠注射液 100mL 静脉点滴，每日 1 次，10 天为 1 个疗程；同时口服稳心颗粒，9g/ 次，3 次 / 天。疗程为 2 周。对照组给予消心痛 20mg 加入 0.9% 氯化钠溶液或 5% 葡萄糖注射液 250mL 中静脉滴注，1 次 / 天，10 天为 1 个疗程；同时口服阿司匹林肠溶片 100mg，2 次 / 天；酒石酸美托洛尔片 12.5mg，1 次 / 天。疗程为 2 周。

临床观察结果显示：稳心颗粒与葛根素氯化钠注射液二药协同可明显缓解心绞痛及其他临床症状，改善心电图变化，疗效优于对照组；且观察期间未发现明显不良反应。提示葛根素氯化钠注射液联用稳心颗粒治疗冠心病心绞痛疗效确切而安全。

7. 葛根素治疗糖尿病伴随冠心病心绞痛 [430]

选取 2 型糖尿病合并典型心绞痛患者 103 例，其中男 60 例，女 43 例；年龄 50 ～ 69 岁。除外不稳定型心绞痛、心衰、有严重心脏外器质性疾病及出血倾向者。随机分为治疗组 53 例，对照组 50 例，两组临床资料具有可比性。治疗组用生理盐水 250mL 加葛根素 0.4g 静滴，对照组用生理盐水 250mL 加复方丹参 14mL 静滴，均每日 1 次，连用 21 天。心绞痛发作时可含服硝酸甘油。用药前后测定血糖、血脂，记录静息心电图变化，部分患者做动态心电图检查。

临床观察结果显示：治疗组显效（心绞痛发作或硝酸甘油用量减少 80% 以上，静息心电图恢复正常）30 例，有效（心绞痛发作或硝酸甘油用量减少 50% ～ 80%，心电图改善，ST 段回升 0.05mV 以上或主要导联倒置 T 波变浅达 50% 以上，或动态心电图心肌缺血改善）20 例，无效 3 例，总有效率为 94.3%。对照组分别为 10、30、10 例，总有效率为 80%，两组总有效率比较有显著差异（$P<0.05$）。临床观察结果显示：葛根素治疗心绞痛疗效高于复方丹参，改善心电图缺血和血糖、血脂作用明显优于复方丹参。说明葛根素

治疗心绞痛有较好疗效。

8. 葛根素注射液与卡维地洛联用 [431]

选取不稳定型心绞痛患者 81 例，其中恶性劳力性心绞痛（包括卧位性心绞痛）34 例，轻微活动即诱发的初发性心绞痛 22 例，每次发作持续时间 ≥ 15min 的自发性心绞痛 25 例。将患者随机分为治疗组（42 例）和观察组（39 例）。治疗组男 25 例，女 17 例，年龄 46 ～ 78 岁，平均（63.3±7.2）岁。对照组男 23 例，女 16 例，年龄 49 ～ 76 岁，平均（61.4±6.8）岁。两组患者在年龄、性别、心血管危险因素等方面具有均衡性。所有患者均接受阿司匹林 100mg/d 和低分子肝素（速碧林）0.8mL/d 抗凝治疗。治疗组用卡维地洛（金络，齐鲁制药厂生产）20 ～ 30mg/d 口服，葛根素注射液（格林泰德药业生产）400 ～ 600mg/d 静脉滴注。对照组采用常规治疗，疗程均为 2 周。钙通道阻滞剂在治疗组有 8 例（19%）患者使用，在对照组有 11 例（28%）患者使用。

临床观察结果显示：经过 2 周的治疗，治疗组显效 10 例，有效 28 例，总有效率为 90.5%。对照组显效 8 例，有效 19 例，总有效率为 69.2%，两组比较，差异有统计学意义（*P*<0.05）。本研究发现卡维地洛与葛根素注射液联合应用治疗不稳定型心绞痛可使心绞痛症状与心电图明显改善，亦无耐药现象发生，但对传导阻滞、心动过缓、严重低血压患者应注意观察，慎重使用。

9. 葛根素与舒血宁联用 [432]

选取冠心病患者 120 例。采用随机数字表法将所有患者分为对照组和观察组，每组 60 例。对照组中男 35 例，女 25 例；年龄 40 ～ 75 岁，平均年龄（57.3±16.4）岁；病程 1 ～ 4 年，平均病程（2.2±1.0）年；心功能分级：Ⅱ级 33 例，Ⅲ级 19 例，Ⅳ级 8 例。观察组中男 37 例，女 23 例；年龄 41 ～ 72 岁，平均年龄（56.1±15.5）岁；病程 1 ～ 3 年，平均病程（2.1±0.9）年；心功能分级：Ⅱ级 32 例，Ⅲ级 21 例，Ⅳ级 7 例。两组患者性别、年龄、病程、心功能分级间具有均衡性。

两组患者入院后均给予常规治疗，包括服用阿司匹林肠溶片 0.1g/ 次，3 次 / 天；消心痛片 10mg/ 次，3 次 / 天；琥珀酸美托洛尔缓释片 25mg/ 次，2 次 / 天。观察组患者在常规治疗基础上给予葛根素注射液联合舒血宁注射液：葛根素注射液 8mL 和舒血宁注射液 5mL 先后加入 5% 葡萄糖溶液 500mL 中静脉滴注，1 次 / 天。两组患者均连续治疗 21 天。临床观察结果显示：观察组患者临床疗效优于对照组，差异有统计学意义（u=3.37，*P*<0.05）。

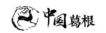

10. 葛根素注射液与丹参酮联用 [433]

选取 112 例冠心病心绞痛患者，病程 3 周～18 年，疼痛次数每周 3～10 次，开放随机分为两组。观察组 62 例，男性 36 例，女性 26 例，年龄 40～70 岁。其中伴高血压 38 例、糖尿病 5 例、脑血管意外 4 例、高脂血症 45 例。对照组 50 例，男性 26 例，女性 24 例，年龄 40～70 岁。其中伴高血压 29 例、糖尿病 2 例、脑血管意外 3 例、高脂血症 21 例。两组间性别、年龄无差异（$P>0.05$）。全部患者均有不同程度的胸闷、气短、乏力、心悸、易怒。

观察组丹参酮注射液 50mg，葛根素注射液 0.5g 分别加入 5% 葡萄糖 250mL 中静滴，1 次 / 天。对照组硝酸甘油注射液 10mg 加入 5% 葡萄糖 250mL 中静滴，1 次 / 天。两组均 2 周为 1 疗程。观察期间停用与治疗冠心病心绞痛有关的药物，如扩张血管药物、活血行气等中药。

临床观察结果显示：观察组显效 36 例（58.1%），有效 22 例（35.5%），无效 4 例（6.5%），总有效率 93.5%；对照组显效 36 例（72.0%），有效 14 例（28.0%），无效 0 例，总有效率 100%。两组比较总有效率无显著差异（$P>0.05$）。观察组显效率低于对照组（$P<0.05$）。表明两者联用疗效可靠，不良反应少，是较理想的治疗冠心病心绞痛用药，可作为不能适应硝酸甘油患者的替代药。

11. 葛根素注射液与硝酸异山梨酯联用 [434]

选取 80 例冠心病心绞痛患者。随机分为两组：治疗组 50 例，其中男 32 例，女 18 例，年龄 49～65 岁，平均 59.8 岁；对照组 30 例，其中男 20 例，女 10 例，年龄 51～73 岁，平均 62.1 岁。两组患者均住院休息，给予低脂饮食，并给予 ATP 40mg，辅酶 Q 10mg 心肌营养药口服，3 次 / 天，心绞痛发作者予以消心痛、速效救心丸、复方丹参滴丸舌下含服。血压高者分别予以心痛定、β 洛克、卡托普利降压，胸闷气短促甚者予以吸氧。对照组采用硝酸异山梨酯 25mg 加入液体静脉点滴，1 次 / 天，并静脉点滴极化液 1 次 / 天，口服阿司匹林肠溶片 75mg，1 次 / 天；观察组在采用与对照组相同治疗方法的基础上，给予葛根素注射液 0.2mg 加入液体静脉点滴，1 次 / 天。两组患者均治疗 15 天为 1 疗程，1 疗程后观察疗效。

临床观察结果显示：①胸闷气短、心绞痛疗效：治疗组 50 例，显效 22 例，显效率 44%；有效 26 例，有效率 52%；无效 2 例，无效率 4%，总有效率 96%。对照组 30 例，显效 11 例，显效率 36.67%；有效 14 例，有效率 46.67%；无效 5 例，无效率 16.67%，总有效率 83.33%，两组总有效率比较有显著性差异（$P<0.05$）。②心电图疗效：治疗组 50

例，显效 19 例，显效率 38%；有效 28 例，有效率 56%；无效 3 例，无效率 6%，总有效率 94%。对照组 30 例，显效 6 例，显效率 20%；有效 13 例，有效率 43.3%；无效 11 例，无效率 36.67%，总有效率 63.33%，两组总有效率比较有非常显著性差异（$P<0.01$）。③消心痛、速效救心丸停减率治疗组为 98.1%，对照组为 79.3%，两组比较有非常显著性差异（$P<0.01$）。

12. 丹红注射液与葛根素注射液联用 [435]

选取因冠心病导致的心绞痛患者 60 例，其中男性 23 例，女性 37 例，年龄 39 ～ 62 岁，平均年龄（45.57±5.16）岁。所有患者的生命指征与临床表现都对冠心病相关的心绞痛有一定的指示且患者没有急性心梗以及肝肾功能障碍现象。将所有患者随机均分为实验组和对照组各 30 例，其中实验组男 11 例，女 19 例，年龄 40 ～ 62 岁，平均年龄（45.62±5.96）岁；对照组男 12 例，女 18 例，年龄 39 ～ 59 岁，平均年龄（44.96±5.23）岁。两组患者的性别比例、年龄等一般资料比较差异无统计学意义（$P>0.05$），具有可比性。

对照组患者静脉滴注丹红注射液，采用 100 ～ 500mL 5% 葡萄糖溶液稀释，每天 1 ～ 2 次。实验组患者在对照组治疗的基础上加用葛根素静脉滴注，采用 0.9% 生理盐水稀释，每日 1 次。所有患者均治疗半个月，同时采用心电图监测患者心脏情况。

临床观察结果显示：实验组患者总有效率为 93.33%，对照组患者总有效率为 70.00%；实验组患者心电图总有效率为 96.67%，对照组心电图总有效率为 76.67%，组间临床疗效比较差异具有统计学意义（$P<0.05$）。采用丹红注射液联合葛根素注射液治疗冠心病所导致的心绞痛临床疗效显著，可明显缓解患者症状，不良反应少，值得临床推广应用。

13. 阿托伐他汀钙联合葛根素治疗 [436]

选取冠心病心绞痛患者 105 例，其中男 62 例，女 43 例；年龄 49 ～ 78 岁，平均年龄（63.58±2.42）岁；病程半年到 16.4 年，平均（11.3±2.6）年；稳定型心绞痛 68 例，不稳定型心绞痛 30 例，陈旧性心肌梗死 7 例；合并高血压 72 例、糖尿病 26 例、高脂血症 34 例；心绞痛轻度 62 例，中度 43 例。所有患者均符合最新版 8 年制内科学教材中所规定缺血性心脏病的命名及诊断标准，均排除心律失常、心肺功能不全等其他心脏病。

将急诊入院的心绞痛患者，随机分为观察组 52 例与对照组 53 例，基础治疗措施包括吸氧、卧床休息、营养心肌药物、口服扩血管硝酸酯类硝酸甘油片等。观察组在基础治疗的基础上加用阿托伐他汀钙片 80mg/d，晚饭后 1 次口服；葛根素注射液 400mg 溶于 5%

葡萄糖注射液 250mL 中静脉点滴，每天 1 次，2 周为 1 个疗程。对照组在基础治疗的基础上加用银杏叶片 80mg/ 次，3 次 / 天，口服；葛根素注射液 400mg 溶于 5% 葡萄糖注射液 250mL 中静脉点滴，1 次 / 天，2 周为 1 个疗程。

临床观察结果显示：经过 2 个疗程的临床治疗观察，观察组患者 TC、TG、LDL-C 均显著降低，HDL-C 显著升高，明显优于对照组（$P<0.05$）。观察组患者总疗效为 96.15%，明显高于对照组的 84.91%（$P<0.05$）。

14. 葛根素葡萄糖注射液与苯磺酸氨氯地平联用 [437]

选取冠心病心绞痛患者 80 例，依据治疗方法不同分为对照组和治疗组，每组各 40 例。对照组患者口服苯磺酸氨氯地平片，每次 5mg，1 次 / 天。治疗组患者在对照组的基础上静脉滴注葛根素葡萄糖注射液，500mg 加入 5% 葡萄糖注射液 250mL，1 次 / 天。两组患者均连续治疗 1 个月。观察两组的临床疗效，同时比较分析两组患者心绞痛发作频率、持续时间及硝酸甘油用量、左室收缩功能和不良反应发生情况。结果显示，对照组和治疗组总有效率分别为 70.0% 和 92.5%，两组比较差异具有统计学意义（$P<0.05$）。治疗后两组心绞痛发作次数、持续时间及硝酸甘油用量较同组治疗前明显降低，同组比较差异具有统计学意义（$P<0.05$）；且治疗后，治疗组心绞痛改善情况优于对照组，两组比较差异具有统计学意义（$P<0.05$）。治疗后，两组患者每搏射血量（SV）、心脏指数（CI）和射血分数（LVEF）变化比较差异均没有统计学意义。治疗后，两组不良反应发生率比较差异没有统计学意义。

15. 葛根素与心可舒联用 [438]

选取 60 例心绞痛患者，随机分为两组：治疗组 30 例，男 16 例，女 14 例；年龄 45 ～ 76 岁，平均（60.3±9.2）岁；病程最短 2 天，最长 10 年，平均（6.2±2.5）年；其中初发劳累性心绞痛 10 例，恶化劳累性心绞痛 16 例，心肌梗死后心绞痛 4 例。对照组 30 例，男 15 例，女 15 例；年龄 46 ～ 75 岁，平均（59.6±10.2）岁；病程最短 3 天，最长 10 年，平均（6.1±2.8）年；其中初发劳累性心绞痛 11 例，恶化劳累性心绞痛 15 例，心肌梗死后心绞痛 4 例。两组患者资料比较无统计学差异，具有可比性。

两组患者均予卧床休息、吸氧，常规口服消心痛 10mg tid（每日三次）、阿司匹林 100mg qd 及辅酶 Q10 胶囊 20mg tid，同时予硝酸甘油 10mg 加入生理盐水 250mL 中静脉滴注，1 次 / 天。治疗组在此基础上予心可舒片 3 粒 / 次，3 次 / 天，口服；葛根素 200mg 加入生理盐水 250mL 中静脉滴注，1 次 / 天，连用 7 天。

临床观察结果显示：治疗组显效 20 例，有效 7 例，无效 3 例，总有效率 90%；对照组显效 8 例，有效 11 例，无效 11 例，总有效率 63%。两组总有效率比较有统计学意义（*P*<0.05）。两组心电图疗效比较：观察组显效 10 例，有效 13 例，无效 7 例，总有效率 77%；对照组显效 5 例，有效 11 例，无效 14 例，总有效率 53%。两组总有效率比较有统计学意义（*P*<0.05）。

16. 葛根素与异舒吉联用 [439]

选取冠心病心绞痛患者 114 例，平均年龄（74.51±3.69）岁。治疗组（异舒吉 + 葛根素注射液）55 例，对照组（异舒吉）59 例，两组病例在病情、年龄、心电图变化及心绞痛发作均大致相同。其中劳力型心绞痛 39 例，自发型心绞痛 31 例，变异型心绞痛 8 例，混合型心绞痛 36 例。

两组在常规抗心绞痛药物（$β_2$ 受体阻滞剂、钙拮抗剂、阿司匹林及抗凝药物等）治疗的基础上，治疗组给予 5% 葡萄糖 250mL+ 异舒吉 20mg 静脉滴注，20μg/min 左右，日 1 次；同时合用 5% 葡萄糖 250mL+ 葛根素 600mg 静滴，日 1 次。对照组给予 5% 葡萄糖 250mL+ 异舒吉 20mg，20μg/min 左右，日 1 次。二组疗程均为 10 天。分别观察心绞痛缓解、心电图恢复正常或改善情况，以及血压、心率的变化。

临床观察结果显示：①两组心绞痛缓解情况：治疗组显效 25 例，有效 21 例，无效 9 例，总有效率为 84%；对照组显效 21 例，有效 15 例，无效 23 例，总有效率为 61%。两组比较，*P*<0.01。②两组心电图改善情况：治疗组显效 11 例，有效 19 例，无效 25 例，总有效率 54.5%；对照组显效 8 例，有效 10 例，无效 41 例，总有效率 30.5%，两组比较，*P*<0.01。

17. 葛根素注射液与加减血府逐瘀汤联用 [440]

选取冠心病心绞痛患者 192 例，同时排除心、肝、肾功能不全或伴有其他严重疾病者，病程 6 个月～ 10 年，平均（4.2±1.8）年。按随机抽样原则将其分为两组：治疗组 96 例，其中男 54 例，女 42 例；年龄 40 ～ 65 岁，平均（45±10）岁；其中合并高血压病 34 例、高脂血症 32 例、陈旧性心肌梗死 11 例、心律失常 14 例。对照组 96 例，其中男 50 例，女 46 例；年龄 38 ～ 64 岁，平均（42±12）岁；其中合并高血压病 30 例、高脂血症 34 例、陈旧性心肌梗死 9 例、心律失常 13 例。两组比较无显著性差异（*P*>0.05）。

两组病例均常规应用消心痛片 15 ～ 30mg/d，早、中、晚分三次口服。治疗组在此基础上加用葛根素注射液 400mg，ivgtt，qd，同时服用加减血府逐瘀汤：黄芪 30g，赤芍、当归、川芎各 15g，红参、柴胡、枳壳、桃仁、红花、牛膝、郁金、延胡索、甘草、三七粉（冲服）各 10g，每日 1 剂，水煎约 500mL，早、中、晚分 3 次饭前口服。两组病例疗

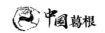

程均为 4 周。

根据两组病例治疗前后的心绞痛症状改善及心电图 ST-T 变化情况，对其临床疗效进行对比观察。两组心绞痛症状改善比较治疗组显效 71 例（73.96%），有效 15 例（15.63%），无效 10 例（10.42%），总有效率 89.58%；对照组显效 47 例（48.96%），有效 14 例（14.58%），无效 35 例（36.46%），总有效率 63.54%。

与单纯常规西药消心痛片口服相比，加减血府逐瘀汤联合葛根素注射液治疗冠心病心绞痛可以明显有效地达到改善心绞痛症状及心电图 ST-T 缺血状态的目的，且未见明显不良反应，二者比较有显著性差异（$P<0.05$）。因此，加减血府逐瘀汤联合葛根素注射液治疗冠心病心绞痛能明显有效地改善心绞痛症状及心电图 ST-T 的缺血状态，疗效确切，安全性高，值得临床进一步应用。

18. 葛根素与左旋卡尼汀联用 [441]

选取 110 例不稳定型心绞痛患者，所有患者均符合 WHO 以及国际心脏学会制定的不稳定型心绞痛诊断标准，将所有患者随机分为观察组和对照组各 55 例。观察组男 39 例，女 16 例；年龄 49 ～ 77 岁，平均年龄（58.53±11.52）岁；分型为恶化心绞痛 5 例，静息心绞痛 8 例，梗死后心绞痛 4 例，混合心绞痛 38 例；其中 7 例伴有糖尿病，10 例伴有高血压，5 例伴有脑血管病，10 例伴有高血脂。对照组男 38 例，女 17 例；年龄 48 ～ 79 岁，平均年龄（59.71±12.38）岁；分型为恶化心绞痛 6 例，静息心绞痛 8 例，梗死后心绞痛 5 例，混合心绞痛 36 例；其中 8 例伴有糖尿病，11 例伴有高血压，6 例伴有脑血管病，9 例伴有高血脂。两组患者在性别、年龄、分型、合并症等情况方面比较，差异无统计学意义（$P>0.05$），具有可比性。

两组患者确诊后均立即给予心绞痛常规治疗，包括阿司匹林口服治疗、β 受体阻滞类药物治疗、硝酸酯类药物治疗以及钙离子拮抗药物治疗。在此基础上，观察组患者均给予左旋卡尼汀联合葛根素静脉滴注治疗，将 3.0g 左旋卡尼汀和 400mg 葛根素 +250mL 生理盐水静脉滴注治疗，1 次 / 天；对照组患者仅给予常规治疗。两组患者的疗程均为 4 周。

临床观察结果显示：观察组患者的临床疗效明显优于对照组患者（$P<0.05$）。两组患者治疗后 LVEF、TC 和 TG 均较治疗后有明显改善（$P<0.05$），并且观察组患者的改善情况明显优于对照组患者（$P<0.05$）。两组患者的 HDL 和 LDL 治疗前后相比，差异无统计学意义（$P>0.05$）。

19. 葛根素与参麦注射液联用 [442]

选取 106 例心绞痛患者，随机分为治疗组和对照组，其中男性 59 例，女性 47 例，年龄 45～81 岁，按随机数字分为两组。治疗组 54 例，男 30 例，女 24 例，平均年龄 61 岁；对照组 52 例，男 29 例，女 23 例，平均年龄 59 岁。106 例心绞痛患者冠心病以劳累性心绞痛为主，合并高血压病 42 例、糖尿病 31 例、高脂血症 17 例、陈旧性心肌梗死 4 例、窦性心动过缓 7 例、阵发性室性早搏 3 例、慢性房颤者 2 例。中医辨证分 4 型，气滞血瘀型 25 例，气阴两虚型 41 例，气虚血瘀型 28 例，痰浊壅阻型 12 例。两组患者性别、年龄、疾病分类和病程均无差异，具有可比性。

对照组 52 例常规采用阿司匹林、静滴含镁极化液及吸氧等治疗；治疗组 54 例，在上述基础上用参麦注射液 50mL+5% 葡萄糖注射液 250mL 联合葛根素 300mg+5% 葡萄糖注射液 250mL 治疗，两组均每天 1 次，14 天为 1 个疗程，1 个疗程后观察疗效。

临床观察结果显示：治疗组显效 20 例、有效 28 例、无效 6 例，总有效率 88.9%；对照组显效 16 例、有效 20 例、无效 16 例，总有效率 69.2%。治疗组能更好地缓解临床症状及改善心电图缺血指标。

二、治疗肺源性心脏病

肺源性心脏病（corpulmonale）简称肺心病，是由于呼吸系统疾病（包括支气管－肺组织、胸廓或肺血管病变）导致右心室结构和（或）功能改变的疾病，肺血管阻力增加和肺动脉高压是其中的关键环节。根据起病缓急和病程长短，可分为急性肺心病和慢性肺心病两类。

引起慢性肺心病的病因主要包括慢性支气管－肺疾病（如慢性阻塞性肺疾病、支气管扩张症、肺结核、间质性肺疾病等）、肺血管疾病（如慢性血栓栓塞性肺动脉高压、肺动脉炎等）、胸廓运动障碍性疾病（如严重胸廓或脊椎畸形、胸膜肥厚、神经肌肉疾患）以及其他（如睡眠呼吸暂停低通气综合征）[443]。

1. 葛根素注射液与环磷腺苷联用 [444]

选取慢性肺源性心脏病失代偿期病例 100 例，所有病例均符合《肺心病诊断及标准》，随机分两组。治疗组 50 例，男 28 例，女 22 例，年龄 <60 岁 6 例，60～70 岁 26 例，>70 岁 18 例；心功能分级 II 级 15 例，III 级 24 例，IV 级 11 例。对照组 50 例，男 26 例，女 24 例，年龄 <60 岁 4 例，60～70 岁 20 例，>70 岁者 26 例；心功能分级 II 级 16 例，III 级 22 例，IV 级 12 例。

对照组以抗炎、扩张支气管、持续低流量吸氧、强心、利尿、扩张血管等综合治疗。治疗组在此基础上加用葛根素注射液 400mg 加入 5% 葡萄糖 250mL 中静脉输注，每日 1

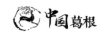

次；环磷腺苷注射液治疗，每次 40 ～ 120mg 加入 5% 葡萄糖 250mL 中静脉输注，1.5 ～ 2h 内滴完，1 次 / 日，14 天为 1 疗程。

临床观察结果显示：治疗组显效 38 例、好转 6 例、无效 6 例，总有效率 88.0%；对照组显效 25 例、有效 7 例，总有效率 64.0%。治疗组临床疗效与对照组无显著差异。表明环磷腺苷和葛根素能明显改善肺心病的高凝状态，改善心力衰竭，取得了较满意的效果。

2. 葛根素注射液与低分子肝素钙联用 [445]

将 60 例肺心病患者随机分成 A、B 两组，各 30 例。A 组男 20 例，女 10 例；年龄 52 ～ 78 岁，平均（61.3±4.7）岁，病史 15 ～ 34 年。B 组男 21 例，女 9 例；年龄 53 ～ 76 岁，平均（62.3±6.8）岁，病史 14 ～ 36 年。两组年龄、性别、血气分析构成比相似，无统计学差异（$P>0.05$）。

B 组采用常规疗法，予积极抗感染、持续低流量吸氧、纠正水电解质失衡、解痉、平喘、祛痰、强心利尿等综合治疗，疗程为 10 天。A 组在常规治疗的基础上加用葛根素注射液 500mg 加入 5% 葡萄糖液 250mL 中静脉点滴每日 1 次，同时用低分子肝素钙 0.4mL 皮下注射每日 2 次，疗程为 10 天。

临床观察结果显示：治疗前患者均有明显的低氧、高二氧化碳血症，治疗后两组 p（O_2）均明显升高，p（CO_2）明显下降，且 A 组较 B 组变化明显。

3. 葛根素注射液与参麦注射液联用 [446]

选取 88 例慢性肺心病心力衰竭住院患者，随机分为两组。治疗组 46 例，男性 30 例，女性 16 例；年龄 48 ～ 80 岁，平均 66 岁；心功能（NYHA）分级，II 级 12 例，III 级 19 例，IV 级 15 例。对照组 42 例，男性 28 例，女性 14 例；年龄 46 ～ 79 岁，平均 67 岁；心功能 II 级 10 例，III 级 18 例，IV 级 14 例。两组资料具有可比性。

两组均予吸氧，使用 β– 内酰胺类、氨基糖苷类抗生素及喹诺酮类药抗感染，氨茶碱、必嗽平等止咳化痰平喘，小剂量使用双氢克尿噻、氨苯喋啶等对症治疗。治疗组在上述基础上予参麦注射液 30mL 加入 5% 葡萄糖注射液 250mL 及葛根素注射液 400mg 加入 5% 葡萄糖注射液 250mL 静滴，每日各 1 次。两组均治疗 10 天。

临床观察结果显示：治疗组 46 例，显效 28 例，有效 16 例，无效 2 例，总有效率 95.65%；对照组 42 例，显效 10 例，有效 18 例，无效 14 例，总有效率 66.67%。两组比较，治疗组疗效优于对照组（$P<0.01$）。

4. 葛根素注射液与黄芪注射液联用 [447]

选取 60 例肺心病心力衰竭住院患者随机分为治疗组和对照组，两组患者均常规给予吸氧、控制感染、保持呼吸道通畅治疗。治疗组用黄芪注射液 40mL 加入 10% 葡萄糖 100mL，葛根素 250mL（含葛根素 0.5g）静滴，每日一次；对照组用利尿剂、强心剂、血管扩张剂及激素等治疗。

临床观察结果显示：治疗组显效 21 例，有效 7 例，无效 2 例，总有效率 93.3%；对照组显效 12 例，有效 13 例，无效 5 例，总有效率 83.3%。两组比较差异有显著性（$P<0.05$）。表明用葛根素注射液与黄芪注射液联用治疗肺心病心力衰竭疗效显著，有一定推广价值。

5. 葛根素注射液

临床案例 1：葛根素治疗慢性肺源性心脏病心力衰竭 40 例观察 [448]

选取慢性肺源性心脏病心力衰竭住院患者 40 例，全部患者经心电图、X 线胸片、心脏彩超、化验等检查，除外其他心脏疾病引起的心力衰竭。随机分成治疗组 25 例，其中男 17 例、女 8 例；年龄 46 ～ 78 岁，平均 62 岁；病程 8 ～ 30 年，平均 13.6 年；心功能 Ⅱ级 11 例、Ⅲ级 10 例、Ⅳ级 4 例，伴有心律失常 3 例。对照组 15 例，其中男 11 例、女 4 例；年龄 43 ～ 77 岁，平均 60 岁；病程 9 ～ 31 年，平均 13.1 年。两组患者病情、病程相似，无统计学差异（$P>0.05$），具有可比性。

两组均采用吸氧、抗感染、解痉平喘、止咳化痰、强心利尿、扩容、纠正水电解质及酸碱平衡等综合方法。治疗组在综合治疗的基础上加用 5% 葡萄糖 250mL+ 葛根素 200mg 静脉滴注（20 ～ 30 滴 / 分），7 天为一疗程，住院治疗 2 个疗程。

临床观察结果显示：治疗组有效率 88%、对照组 53.3%。经统计学处理，具有高度显著性。治疗组 3 例无效，其中 1 例因多器官功能衰竭而死亡。两组治疗前后心电图、胸片都有明显改善，治疗组疗效明显优于对照组（$P<0.01$）。

临床案例 2：葛根素注射液治疗慢性肺心病心力衰竭临床观察 [449]

选取 60 例慢性肺心病心力衰竭患者，随机分为两组，治疗组 30 例，男 18 例，女 12 例，年龄 42 ～ 81 岁，平均（61.21 ± 10.17）岁；对照组 30 例，男 20 例，女 10 例，年龄 45 ～ 78 岁，平均（59.86 ± 9.72）岁。两组年龄、性别比较差异均无显著性（$P>0.05$），具有可比性。

两组均以肺心病常规治疗，即积极抗感染、持续低流量吸氧、纠正水电解质失衡、解痉、平喘、祛痰等治疗，疗程 2 周；治疗组加用葛根素 400mg，ivd，qd，疗程 2 周。

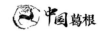

临床观察结果显示：治疗组显效 12 例、有效 14 例、无效 4 例，总有效率 86.67%；对照组显效 6 例、有效 12 例、无效 12 例，总有效率 60.0%。两组患者在入院时肺动脉压力、心功能参数、血液流变学数值及病程等各方面差异均无显著性，有可比性。

临床案例 3：葛根素注射液治疗肺心病心力衰竭疗效观察 [450]

选择慢性肺源性心脏病患者 78 例，随机分为两组。治疗组 39 例，男 21 例，女 18 例；年龄 56 ～ 87 岁，平均 63 岁；心功能分级：三级 25 例，四级 14 例。对照组 39 例，男 20 例，女 19 例；年龄 55 ～ 86 岁，平均 63 岁；心功能分级：三级 26 例，四级 13 例。两组一般资料比较经统计学处理无显著性差异（$P>0.05$），具有可比性。

对照组采用低流量吸氧、抗感染、强心苷、利尿、纠正酸碱失衡和电解质紊乱等常规治疗；治疗组在对照组基础上加用葛根素注射液 0.15g 加入 5% 葡萄糖注射液 250mL 中静脉滴注，每日 1 次，2 周为 1 个疗程。

临床观察结果显示：治疗组 39 例中，显效 26 例，有效 10 例，无效 3 例，总有效率 92.31%。对照组 39 例中，显效 15 例，有效 11 例，无效 13 例，总有效率 66.67%。两组比较差异有显著性（$P<0.01$）。

三、治疗脑动脉硬化及脑梗死

（一）脑动脉硬化的治疗

脑动脉硬化症指脑动脉硬化后，因脑部多发性梗死、软化、坏死和萎缩引起的神经衰弱综合征、动脉硬化性痴呆、假性延髓麻痹等慢性脑病。脑动脉硬化症可引起短暂性脑缺血发作（TIA）、脑卒中等急性脑循环障碍，以及慢性脑缺血症状。

1. 葛根素注射液与氟桂利嗪联用 [451]

选取脑动脉硬化症患者 104 例为研究对象，按照随机数字表法将患者分为对照组和治疗组，每组各 52 例。对照组口服盐酸氟桂利嗪胶囊，每次 5mg，2 次 / 天。治疗组在对照组治疗的基础上静脉滴注葛根素注射液，0.2g 加入到 5% 葡萄糖注射液 250mL 中充分稀释，每次 0.2g，1 次 / 天。两组患者均连续治疗 4 周。观察两组患者的临床疗效，比较两组治疗前后的脑血流动力学水平和血管内皮功能。结果显示，对照组和治疗组患者的总有效率分别为 78.85%、92.31%，两组比较差异具有统计学意义（$P<0.05$）。治疗后，两组患者的血管阻力（RI）、血管搏动指数（PI）水平显著降低，脑内动脉收缩期血流（MCAVs）、椎动脉收缩期血流（VAVs）水平显著升高，同组治疗前后比较差异有统计学

意义（$P<0.05$）；且治疗后，治疗组患者的 RI、PI、MCAVs 和 VAVs 改善水平明显优于对照组，两组比较差异具有统计学意义（$P<0.05$）。治疗后，两组患者血清一氧化氮（NO）水平显著升高，内皮素 –1（ET–1）、促血管生成素 –2（Ang–2）水平显著降低，同组治疗前后比较差异有统计学意义（$P<0.05$）；且治疗后，治疗组血管内皮功能明显优于对照组，两组比较差异具有统计学意义（$P<0.05$）。表明葛根素注射液联合盐酸氟桂利嗪胶囊治疗脑动脉硬化症的疗效确切，能够改善脑血流动力学和血管内皮功能，具有一定的临床推广应用价值。

2. 葛根素注射液 [452]

选择脑动脉硬化症患者 94 例，患者诊断符合中国第三届神经精神科学会议制定的脑动脉硬化症的诊断标准。同时排除精神障碍疾病患者、脑出血患者、脑部肿瘤患者、脑血管畸形患者、脑部外伤患者、急性脑梗死患者、短暂性脑缺血发作患者、对试验药物过敏患者。以上患者均对本试验知情同意。将所选患者随机分为两组，观察组和对照组。其中观察组 47 例，男 25 例，女 22 例，年龄为 47～79 岁，平均年龄为（63.2±6.8）岁；病程为 3 个月～5.7 年，平均病程为（28.4±10.5）个月；合并有高血压患者 16 例。对照组患者 47 例，男 24 例，女 23 例，年龄为 48～78 岁，平均年龄为（62.1±7.6）岁；病程为 3 个月～6 年，平均病程为（27.1±9.7）个月；合并有高血压患者 14 例。两组患者在性别、年龄、病程、合并高血压方面比较，差异无统计学意义，具有可比性。

两组患者均给予阿司匹林、调脂药物、胞二磷胆碱、脑复康等。对照组采用以上治疗，观察组在对照组用药基础上给予葛根素注射液 400mg 加入 5% 葡萄糖注射液 250mL 中静脉滴注，每天 1 次，连续应用 20 天。观察两组患者治疗期间临床症状和体征的改善情况。

两组患者临床疗效比较，观察组总有效率为 93.6%，对照组总有效率为 76.5%，两组总有效率比较，差异有统计学意义（$P<0.05$）。

3. 葛根素与参麦注射液联用 [453]

将 78 例脑动脉硬化症病例随机分设为治疗组 40 例，对照组 38 例，治疗组给予葛根素加参麦注射液静脉滴注，每日 1 次；对照组单用葛根素注射液静脉滴注，每日 1 次，两组均以连用 14 日为 1 个疗程，各应用 2 个疗程。临床观察结果显示：总有效率治疗组为 87.50%，对照组为 66.68%，两组比较有显著性差异（$P<0.05$），两组治疗前后血液流变学变化及血脂指标变化，治疗前后比较有显著差异（$P<0.05$ 或 $P<0.01$），治疗组与对照组治疗后比较有显著差异（$P<0.05$ 或 $P<0.01$）。表明葛根素加参麦注射液治疗脑动脉硬化症能

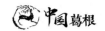

显著提高该病的疗效。

（二）脑梗死的治疗

脑梗死，又称脑梗塞，是由于脑部血液供应障碍，缺血、缺氧所导致的局限性脑组织缺血性坏死或软化，进而引发的一系列临床症状。脑梗死是我国老年人常见疾病，发病因素较多，发病机制极为复杂，主要危险因素有吸烟、饮酒、高脂血症、高血压病、糖尿病、冠心病以及肥胖等。上述因素均可导致血管壁出现结构变化，弹力纤维和胶原纤维损伤或断裂，致使脂质堆积，钙质沉淀，动脉管腔内血栓逐渐形成，导致急性脑梗死的发生。脑梗死的临床症状与脑损害的部位、缺血的血管大小、缺血的严重程度及发病前是否合并其他疾病等有关，轻者可以无症状，重者不仅出现肢体瘫痪，甚至出现急性昏迷、死亡，严重威胁患者的健康。治疗时间对于患者预后具有明显影响，时间越长脑部组织损伤越大，预后不佳。如在发病后及时恢复局部脑组织血供，则损伤可逆，脑神经细胞仍可存活，并恢复正常功能。早期的合理用药有助于挽救脑梗死患者缺血的脑组织，恢复大脑功能。目前多采取静脉溶栓，但并发症较多，且对发病时间要求严格，限制了临床应用。

葛根素具有扩张血管、抗血小板聚集、保护红细胞变形能力、降低血液黏滞度以及增强纤溶性的作用，在视网膜动、静脉阻塞，冠心病，心绞痛的治疗中均获得较为良好的效果。

1. 急性脑梗死

（1）葛根素与阿替普酶联用[454]

选取急性脑梗死患者98例。经CT或MRI确诊为急性脑梗死。根据神经功能缺损程度分为轻型<15分，中型16～30分，重型31～45分。根据随机数字表法随机分为对照组和观察组，各49例。观察组男33例，女16例；年龄35～70岁，平均（53.18±10.23）岁；其中轻型24例，中型23例，重型2例；基底节区梗死患者34例，多发性腔隙性脑梗死患者7例，其他8例。对照组男31例，女18例；年龄38～72岁，平均（54.01±11.72）岁；其中轻型27例，中型21例，重型1例；基底节区梗死患者32例，多发性腔隙性脑梗死患者10例，其他7例。两组患者一般资料（包括性别、年龄、病程、疾病分型及类型等）统计分析显示不具有统计学意义（$P>0.05$），具有可比性。

对照组治疗给予注射用阿替普酶50mg，其中5mg溶于10mL生理盐水中直接10s内静脉推注；另45mg溶于100mL生理盐水中60min内静脉滴注。按诊疗常规，于静脉溶栓后24h复查脑CT检查，如排除出血征象等常规给予阿司匹林0.1g/d，瑞舒伐他汀

20mg/d。所有的患者均按常规治疗控制高血压及高血糖等。观察组治疗在对照组基础上使用葛根素 0.4g 溶于 250mL 生理盐水，静脉滴注 1 次 / 天，连用两周。

临床观察结果显示：两组患者临床疗效比较发现，观察组治愈 10 例，显效 21 例，有效 15 例，无效 3 例，总有效率 93.88%；对照组治愈 6 例，显效 19 例，有效 14 例，无效 10 例，总有效率 79.59%。经治疗后观察组总有效率显著高于对照组，有显著性差异（$P<0.05$）。治疗前两组患者脑梗死体积与神经功能缺损评分比较差异不具有统计学意义（$P>0.05$）；两组治疗后脑梗死体积与神经功能缺损评分均显著低于各组治疗前，且有显著性意义（$P<0.05$）；观察组治疗后脑梗死体积与神经功能缺损评分均显著低于对照组治疗后，且有统计学意义（$P<0.05$）。

（2）葛根素注射液与高压氧联用 [455]

选取急性脑梗死患者 40 例为对照组，男性 22 例，女性 18 例；年龄 40 ～ 73 岁，平均年龄（58.6±3.2）岁；发病时间 3 ～ 13 小时，平均发病时间（8.5±1.9）小时。同期入院患者 40 例为试验组，男性 21 例，女性 19 例；年龄 41 ～ 75 岁，平均年龄（59.7±3.4）岁；发病时间 4 ～ 16 小时，平均发病时间（8.8±1.8）小时。两组基线资料比较无显著差异（$P>0.05$）。

对照组入院后均给予绝对卧床休息、控制血压、清除自由基、减轻脑水肿、营养神经等常规治疗。氧气吸入，保持呼吸通畅，必要时气管切开。保持血压在稍高状态，血压降得过低可加重脑缺血。尿激酶溶栓：注射用尿激酶，剂量 22000U/kg，以生理盐水 100mL 稀释，10min 内静脉滴注 2/3 量，余量在 20min 内滴注完毕。然后给予低分子肝素钠，剂量 5000U，皮下注射，1 次 /12 小时。使用甘露醇降低颅内压，减轻脑水肿，肾功能异常者可给予速尿和甘油果糖。同时给予依达拉奉等清除自由基。治疗期间合理使用抗生素，预防呼吸道和泌尿系感染。试验组在上述治疗基础上给予高压氧治疗：采用空气加压舱，治疗压力 2.2ata，升压 20min，稳压期间吸氧 25min，减压 20min，期间休息 2 次各 5min，前 5 天为 2 次 / 天，之后 1 次 / 天，连续治疗 20 天；葛根素注射液 400mg，静滴，1 次 / 天，共 20 天。

临床观察显示：试验组基本治愈 3 例，显著进步 24 例，进步 11 例，无变化 2 例，治疗有效率为 95.0%（38/40）；对照组基本治愈 1 例，显著进步 16 例，进步 13 例，无变化 10 例，治疗有效率为 75.0%（30/40），二者有显著差异（$P<0.05$）。

（3）葛根素注射液与依达拉奉联用 [456]

将 150 例患者按随机数字表法分为葛根素组、依达拉奉组及联合组各 50 例。在常规

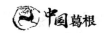

治疗基础上，葛根素组单用葛根素注射液；依达拉奉组单用依达拉奉注射液；联合用药组联用两种药物。3 组疗程均为 20 天。治疗前及治疗后 20、60 天，评定神经功能缺损、日常生活能力、运动功能，分析临床疗效，检测药物安全性。结果联合用药组总有效率高于葛根素组、依达拉奉组（$P<0.05$）。联合组治疗后 20 天疗效分布与葛根素组、依达拉奉组比较差异具有统计学意义（$P<0.05$）。联合组 20 天、60 天后治疗有效例数及总有效率均高于葛根素组、依达拉奉组（$P<0.05$）。未发现严重不良反应。表明相较单用葛根素、依达拉奉，两药联合运用能更好地改善病情及预后，更有利于神经功能、日常生活能力、运动功能恢复。

（4）葛根素注射液

临床案例 1[457]：

选取 66 例急性脑梗死患者，以随机数字表法进行分组，参照组（n=33）男女比是 17：16，年龄最大和最小分别为 76 岁与 40 岁，中位年龄（57.22±3.25）岁；试验组（n=33）男女比是 16：17，年龄最大和最小分别为 77 岁与 41 岁，中位年龄（58.31±5.32）岁。参照组使用复方丹参注射液治疗，在 500mL 低分子右旋糖酐中加入 20mL 复方丹参注射液进行静脉滴注，每日一次；试验组使用葛根素注射液治疗，在 500mL 5% 葡萄糖注射液中加入 400mg 进行静脉滴注，每日一次。

临床观察结果显示：试验组显效 19 例，有效 13 例，无效 1 例，总有效率 96.97%；参照组显效 13 例，有效 11 例，无效 9 例，总有效率 72.72%。表明葛根素注射液应用于急性脑梗死患者的治疗效果优于复方丹参注射液。

临床案例 2[458]：

60 例患者，符合 1982 年国际神经系传染病及脑卒中协会拟订的脑出血、脑梗死诊断标准，随机分为两组。治疗组 32 例，男性 17 例，女性 15 例；年龄 42～75 岁；脑出血后遗症 14 例，脑梗死后遗症 18 例：其中肌力 0 级 3 例，Ⅰ～Ⅱ级 19 例，Ⅲ～Ⅳ级 10 例。对照组 28 例，男性 15 例，女性 13 例；年龄 40～72 岁；脑出血后遗症 12 例，脑梗死后遗症 16 例；其中肌力 0 级 2 例，Ⅰ～Ⅱ级 16 例，Ⅲ～Ⅳ级 10 例。两组病情具有可比性（$P>0.05$）。

治疗组以葛根素注射液 0.4g 加入 5% 葡萄糖注射液或 5% 葡萄糖氯化钠注射液 250mL 静滴，每日 1 次。对照组以复方丹参注射液 20mL 加入 5% 葡萄糖注射液或 5% 葡萄糖氯化钠注射液 250mL 静滴，每日 1 次。两组均口服尼莫地平、银杏叶制剂。15 天后统计疗效。

临床观察结果显示：治疗组 32 例，显效 13 例，有效 15 例，无效 4 例，总有效率 87.50%；对照组 28 例，显效 9 例，有效 11 例，无效 8 例，总有效率 71.43%。治疗组疗效优于对照组（$P<0.05$）。

（5）葛根素注射液与奥扎格雷钠联用 [459]

选取脑梗死患者 149 例，均经头 CT 确诊。随机将其分为观察组和对照组。观察组 76 例，男 42 例、女 34 例，年龄 46～81 岁、平均（65.4±13.1）岁；对照组 73 例，男 40 例、女 33 例，年龄 46～82 岁、平均（65.9±12.8）岁。两组在性别、年龄等一般资料方面比较，差异无统计学意义（$P>0.05$），具有可比性。

两组均给予基础治疗，包括抗血小板聚集，控制血压、血糖，保证水及电解质平衡，预防感染等。对照组给予葛根素注射液 400～600mg 加入 0.9% 氯化钠溶液 250mL 中静脉滴注，1 次 / 天；观察组在对照组基础上给予奥扎格雷钠 80mg 加入 0.9% 氯化钠溶液 250mL 静脉滴注，2 次 / 天。两组均持续治疗 2 周。

临床观察结果显示：观察组基本痊愈 26 例、显著进步 32 例、进步 12 例、无变化 5 例、恶化 1 例，总有效率为 76.3%；对照组基本痊愈 16 例、显著进步 23 例、进步 15 例、无变化 13 例、恶化 6 例，总有效率为 53.4%，两组比较差异有统计学意义（$P<0.05$）。治疗前，观察组及对照组的神经缺损评分分别为（17.5±2.8）分、（17.8±2.9）分，两组比较差异无统计学意义（$P>0.05$）；治疗后，观察组及对照组的神经缺损评分分别为（10.1±1.9）分、（13.6±2.2）分，两组均较治疗前有所下降，且观察组下降更显著，组内及组间比较差异均有统计学意义（均 $P<0.05$）。

2. 糖尿病并发脑梗死 [460]

选取 64 例脑梗死患者，均经过颅脑 CT 或 MRI 证实且符合脑梗死临床诊断标准，同时均确诊为 2 型糖尿病患者。其中男性 37 例，女性 27 例，年龄 58～76 岁，平均年龄（68.4±5.9）岁，病程 2 小时～3 天，平均病程（1.4±0.8）天，糖尿病病史 4～16 年，平均病史（8.2±2.4）年。其中合并高血压者 58 例，合并血脂异常者 47 例，合并冠心病者 24 例。所有患者均表现不同程度的肢体瘫痪。将所有患者随机均分为对照组和治疗组，每组 32 例。

对照组：针对患者病情注射胰岛素或使用口服降糖药，控制患者空腹血糖在 6～8mmol/L，使用降压药稳定患者血压，同时使用钙拮抗剂、脱水剂、血小板抑制剂、抗感染药物等进行对症治疗。治疗组在对照组的基础上使用葛根素注射液治疗。将葛根素注射液 300mg 加入 250mL 生理盐水中进行静脉滴注，1 次 / 天，两周为一疗程。

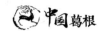

临床观察结果显示：治疗两周后，对照组治疗有效率 59.4%，观察组治疗有效率 93.8%，观察组显著高于对照组，差异有统计学意义（$P<0.05$）。

四、治疗高血压

（一）妊娠期高血压

妊娠期高血压（gestational hypertension）是指妊娠 20 周后首次出现的不伴有蛋白尿的单纯高血压，是全球范围内严重影响母儿健康的疾病。妊娠期高血压疾病涵盖了各种因素导致的孕、产妇表现出的高血压病理状况，包括已经存在的高血压或存在各种母体基础病理状况受妊娠及环境因素影响诱发和促发高血压；子痫前期 – 子痫也存在多因素发病和多机制及多通路致病。

1. 葛根素注射液与硫酸镁联用 [461]

选取符合标准的 60 例妊娠高血压综合征患者分组研究，以随机数字表法将其分成治疗组（n=30）与对照组（n=30），两组入院后均行常规治疗，包括镇静、低流量吸氧等。对照组在此基础上给予硫酸镁注射液治疗，治疗组在对照组基础上结合葛根素注射液治疗，对两组治疗后患者血压水平变化、临床疗效、妊娠结局、不良反应进行比较分析。

临床观察结果显示：两组治疗前血压水平相比，差异不显著（$P>0.05$），治疗组治疗后收缩压（SBP）、舒张压（DBP）、平均动脉压（MAP）水平与对照组相比，均相对更低（$P<0.05$）；治疗组总有效率为 93.33%，与对照组 73.33% 相比，相对更高（$P<0.05$）；治疗组自然分娩率与对照组相比，相对更高，产后出血率、新生儿窒息率、胎儿宫内窘迫率与对照组相比，相对更低（$P<0.05$）；治疗组不良反应率为 6.67%，与对照组 23.33% 相比，相对更低（$P<0.05$）。表明应用葛根素注射液联合硫酸镁治疗妊娠高血压综合征可降低患者血压水平，改善妊娠结局，不良反应较少。

2. 黄芪党参葛根汤联合硫酸镁注射液 [462]

选取 128 例患者，随机分为对照组和观察组，每组 64 例，对照组给予硫酸镁注射液治疗，观察组在此基础上给予黄芪党参葛根汤水煎分服，1 剂 / 天。两组均治疗 1 周。观察两组临床疗效，检测脐动脉收缩压与舒张压比值（S/D）、C 反应蛋白（CRP）浓度、血液黏度等常规产前指标，统计胎儿分娩方式、宫缩乏力、产后出血、胎儿窘迫和新生儿感染等产后指标发生率，评价临床用药的安全性。

临床观察结果显示：对照组痊愈 15 例，显效 22 例，有效 13 例，无效 14 例，总有效率 78.13%；观察组痊愈 19 例，显效 25 例，有效 15 例，无效 5 例，总有效率 92.19%。观察组临床疗效优于对照组，差异有统计学意义（$P<0.05$）。S/D、CPR、血液黏度、红细胞压积等指标同组治疗前后比较，差异有统计学意义（$P<0.05$）；治疗后组间比较，差异也有统计学意义（$P<0.05$）。观察组自然分娩率高于对照组，差异有统计学意义（$P<0.05$）；宫缩乏力、产后出血、胎儿窘迫、新生儿感染等并发症发生率观察组均低于对照组，差异有统计学意义（$P<0.05$）。表明黄芪党参葛根汤联合硫酸镁注射液治疗妊娠期高血压临床疗效显著，可有效改善产前、产后等危险指标，药物安全性高。

（二）糖尿病合并高血压 [463]

高血压是糖尿病的常见并发症或伴发病之一，流行状况与糖尿病类型、年龄、是否肥胖以及人种等因素有关，发生率为 30% ～ 80%。我国门诊就诊的 2 型糖尿病患者中约 30% 伴有高血压。1 型糖尿病患者出现的高血压常与肾脏损害加重相关，而 2 型糖尿病患者合并高血压通常是多种心血管代谢危险因素并存的表现，高血压也可出现在糖尿病发生之前。糖尿病与高血压的并存使心血管病、卒中、肾病及视网膜病变的发生和进展风险明显增加，也增加了糖尿病患者的病死率。反之，控制高血压可显著降低糖尿病并发症发生和发展的风险。

1. 葛根汤 [464]

选取 96 例糖尿病合并高血压危象患者，随机分为对照组和观察组，每组 48 例。观察组中男 28 例，女 20 例；年龄 35 ～ 65 岁，平均年龄（51.21±1.14）岁，高血压病程 1 ～ 10 年，平均病程（5.31±0.85）年，入院时平均舒张压（121.21±17.57）mmHg，平均收缩压为（190.52±19.79）mmHg，平均空腹血糖（9.05±0.31）mmol/L。对照组中男 27 例，女 21 例；年龄 34 ～ 64 岁，平均年龄（50.81±1.03）岁；高血压病程 1 ～ 9 年，平均病程（5.01±0.17）年；入院时平均舒张压为（120.35±17.27）mmHg，平均收缩压为（190.28±19.20）mmHg；平均空腹血糖（9.13±0.28）mmol/L。两组患者的一般资料相比较，差异无统计学意义（$P>0.05$），具有可比性。

对照组给予西药治疗。具体方法：硝苯地平缓释片 10mg，口服，2 次 / 天；盐酸二甲双胍缓释片 2.5g，口服，1 次 / 天；硝普钠 0.2μg/（kg·min），静脉泵注。连续治疗 1 个月。观察组在对照组的基础上加用葛根汤辅助治疗。组方：大枣 4g，甘草 6g，葛根 12g，芍药 6g，生姜 9g，桂枝 6g，麻黄 9g。所有药物混合加 500mL 水武火煎煮，10min 后改文火煎至 200mL，分 2 次服用，早晚各 1 次。连续治疗 1 个月。

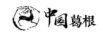

临床观察结果显示：观察组的治疗总有效率为 93.75%，高于对照组的 79.17%，差异有统计学意义（$P<0.05$）；观察组的收缩压、舒张压及空腹血糖指标均低于对照组，差异有统计学意义（$P<0.05$）；观察组的不良反应发生率为 2.08%，低于对照组的 14.58%，差异有统计学意义（$P<0.05$）。表明采用中西医结合的方法治疗糖尿病合并高血压危象患者，可显著提高临床治疗效果，且安全性更高。

2. 葛根汤与硝普钠联合 [465]

选取 80 例高血压危象患者。患者均符合空腹血糖 >7.0mmol/L，或者餐后 2 小时的血糖 >11.1mmol/L，患者的血糖控制比较理想，并符合高血压危象的诊断标准。其中男 42 例，女 38 例；年龄 32 ～ 68（平均 52.3±2.5）岁；高血压病程 2 ～ 21（平均 12.30±3.71）年；入院时平均收缩压（217.50±12.60）mmHg，舒张压（120.40±9.70）mmHg。按照入院的顺序分成对照组和观察组各 40 例。两组患者一般资料对比无显著差异（$P>0.05$），具有可比性。

所有患者入院后立即选用西医降压与降糖治疗，并维持原来的降糖治疗，于静脉泵注射硝普钠 0.2μg/（kg·min）。开始每分钟根据患者的体重 0.5μg/kg，按照患者的治疗反应以每分钟 0.5μg/kg 的用量递增，并逐渐调整合适的剂量，一般常用的剂量是每分钟根据患者的体重 2μg/kg，极量则为每分钟按照体重 10μg/kg，总量则按照体重 3.5mg/kg，在麻醉期间进行短时间控制血压，最大的滴注量是每分钟按照患者的体重 0.5mg/kg。观察组在此基础上加以葛根汤治疗，方剂为：大枣 4g，甘草、芍药、桂枝各 6g，生姜与麻黄各 9g，葛根 12g，将上述药物加入 500mL 水进行武火煎煮，待其浓缩到 200mL 后，改为文火煎煮，煎两次后将两煎混合，分为 2 次服用，以两周为一个疗程，共治疗两个疗程。

临床观察结果显示：所有患者经过治疗后舒张压和收缩压皆比入院前有明显降低（$P>0.05$）；对照组血压波动情况比观察组明显（$P<0.05$）；观察组血压血糖降低情况优于对照组（$P<0.05$）；观察组显效率高于对照组（$P<0.05$）。对于糖尿病高血压危象合并症患者在西医治疗基础上加以葛根汤治疗有明显的降压效果，可以平稳降压与缓解患者的中医证候，并且不会引发血糖的明显波动。

（三）原发性高血压 [466]

原发性高血压是常见的以体循环动脉压升高为主要表现的临床综合征，可引起血管、心、脑、肾等器官的病变，是危害人类生命健康的疾病之一。在绝大多数高血压患者中病因不明，称之为原发性高血压，占总高血压患者的 95% 以上。目前，我国原发性高血压发病率呈明显上升趋势，推算我国现有高血压患者 1 亿多人。发病率城市高于农村，北方高于南方。高血压病是导致多种心脑血管疾病的重要危险因素，脑出血患者 93% 有高血压，脑梗死患者 86% 有高血压，心肌梗死患者 50%～70% 有高血压。早期预防和合理控制高血压可以有效地减少心脑血管病及靶器官损害的发生，同时也是减少心脑血管病死亡率增高的重要手段。

1. 葛根素注射液

临床案例 1：葛根素对高血压病的疗效观察 [467]

选取高血压患者 60 例，其中男性 39 例，女性 21 例，年龄（58.3±10.5）岁，轻度高血压 9 例，中度高血压 23 例，入院时平均 SBP（176±14）mmHg，DBP（106±8）mmHg，病程 3～20 年。患者随机分为两组，葛根素治疗组 32 例口服双氢克尿噻 75mg/d，分 3 次服用；葛根素 400mg 加入 5% 葡萄糖或生理盐水 250mL 中静滴，每日 1 次，疗程 7 天。对照组 28 例口服双氢克尿噻 75mg/d，分 3 次服用，阿替洛尔 200mg/d，分 2 次服用。疗程与葛根素组相同，采用 χ^2 检验两样本率的比较。

临床观察结果显示：患者治疗期间于早、中、晚分别卧床休息 30min 后测右上肢血压各 1 次，取平均值，入院治疗 3 天患者血压降到正常范围者，葛根素组 22 例，对照组 8 例。第 10 天后前者总有效例数 31 例，后者 20 例，两组经统计学分析，疗效以葛根素组为优（$P<0.01$）。

临床案例 2：葛根素注射液治疗高血压病（肝阳上亢证）临床研究 [468]

50 例高血压患者采用葛根素注射液 300mg 加入 5% 葡萄糖注射液或生理盐水 250mL 中，静脉点滴，1 次/天，疗程两周。临床观察结果显示：该药物对高血压病有明显的疗效，并对患者的临床证候有较好的治疗效果。总有效率为 84.00%，治疗前后有明显的统计学意义。表明葛根素注射液是治疗高血压的有效药物。

2. 葛根祛湿汤与马来酸依那普利片联用 [469]

83 例患者均为 2014 年 2 月～12 月原发性高血压病患者，随机分为治疗组 42 例和对照组 41 例。治疗组中男 22 例，女 20 例；年龄 46～68 岁，平均（53.4±6.2）岁；血压（169.74±9.62）/（87.56±8.08）mmHg；高血压病 I 级 19 例，II 级 23 例；病程 1～11 年，平均（5.94±1.42）年；体重指数（24.58±2.46）kg/m²。对照组中男 21 例，女 20 例；年龄 45～69 岁，平均（55.7±7.5）岁；血压（168.82±8.86）/（86.32±7.96）mmHg；高血压病 I 级 17 例，II 级 24 例；病程 1～12 年，平均（5.93±1.47）年；体重指数（24.81±2.53）kg/m²。两组患者一般资料比较，差异均无统计学意义（$P>0.05$），具有可比性。

两组均口服马来酸依那普利片（每片 10mg），每日 1 片。治疗组加服葛根祛湿汤，处方：葛根 18g，党参 20g，白术、茯苓、神曲各 15g，猪苓、泽泻、丹参、郁金各 10g，白蔻仁 6g，砂仁、青皮、陈皮各 5g，干姜、木香各 3g。每日 1 剂，水煎 400mL，分早晚 2 次温服。两组均治疗 4 周为 1 个疗程，共观察 1 个疗程。

临床观察结果表明：葛根祛湿汤与马来酸依那普利片联用治疗原发性高血压病，能改善临床症状，疗效较好。

3. 葛根素与非洛地平联用 [470]

入选老年高血压病患者 76 例，男 39 例，女 37 例，年龄 60 ～ 88 岁，平均 69 岁。入选前均进行体格检查、X 线胸透、血生化、尿常规及心电图等检查，以排除继发性高血压，其中合并心功能不全 11 例。

按 WHO 规定，测坐位右臂肱动脉血压，连续测量 3 次取均值，并每日早晨及下午记录血压、心率变化。非洛地平缓释片 5 ～ 10mg，初始剂量 5mg/d，1 周后若降压效果不明显，则将剂量增至 10mg/d，晨 8 点 1 次口服。葛根素注射液 400mg 加入 5% 葡萄糖注射液 250mL 中静脉滴注，每天 1 次，用药 4 周。

临床观察结果显示：治疗前平均血压 169.9/103.8mmHg，治疗后下降至 129.3/82.0mmHg，平均收缩压降低 40.6mmHg，平均舒张压降低 21.8mmHg，$P<0.05$。显效 39 例（51.3%），有效 30 例（39.5%），无效 7 例（9.2%），总有效率 90.8%。心功能不全患者中，症状减轻或消失 10 例，总有效率 90.9%。治疗期间心率平稳，治疗前平均心率 77.1 次 / 分，治疗后 73.5 次 / 分。

不良反应：出现发热 1 例，恶心 2 例，轻度头痛 2 例，一过性颜面潮红 2 例，均可耐受，继续用药症状消失，无需停药。出现踝部水肿 4 例，未出现血压下降过低及体位性低血压现象。

4. 葛根素联合替米沙坦 [471]

选取原发性高血压且体重指数（BMI）≥ 25kg/m² 患者 160 例，符合 2004 年《中国高血压防治指南》制定的高血压诊断标准，即收缩压（SBP）≥ 140mmHg，舒张压（DBP）≥ 90mmHg。排除：①严重心、肝、肺、肾等重要脏器功能衰竭者；②恶性肿瘤、自身免疫性疾病患者；③药物过敏者；④近期服用过减肥药及降脂药者；⑤继发性高血压患者。160 例患者随机分为对照组和观察组，每组 80 例。对照组男 56 例，女 24 例；年龄 40 ～ 61 岁，平均（57±9）岁；高血压 I 级 20 例，II 级 46 例，III 级 14 例；合并冠心病者 22 例，合并糖尿病者 18 例。观察组男 52 例，女 28 例；年龄 38 ～ 62 岁，平均（56±9）岁；高血压 I 级 17 例，II 级 48 例，III 级 15 例；合并冠心病 25 例，合并糖尿病 16 例。两组年龄、性别比、高血压分级、合并疾病等一般资料比较差异无统计学意义（$P>0.05$）。两组治疗期间均予以限盐、控制饮食、戒烟酒、避免过劳，同时给予降压、调脂、扩血管等常规药物治疗。对照组在常规治疗基础上给予 40mg 替米沙坦，1 次 / 天。观察组在对照组基础上加用 400mg 葛根素葡萄糖注射液，静脉滴注 1 次 / 天，疗程 1 个月。

临床观察结果显示：治疗 1 个月后观察组与对照组总有效率分别为 91.25%（显效 45 例，有效 28 例，无效 7 例）和 77.50%（显效 32 例，有效 30 例，无效 18 例），观察组总有效率显著高于对照组（$P<0.05$），提示葛根素联合替米沙坦治疗肥胖性高血压疗效好于单纯替米沙坦治疗。此外，两组经治疗后 TC、TG、SBP、DBP、BMI、腰围、舒张期后壁厚度（PWT）、微量白蛋白尿（MAU）较治疗前均显著降低，但观察组较对照组降低更明显（$P<0.05$）。此外，观察组还能明显降低患者空腹血糖（FBG）、HbA1c 水平，说明葛根素联合替米沙坦治疗肥胖性高血压能够明显降低患者血脂、血压、血糖及 BMI、MAU。此外，在用药安全性方面两组均未出现心血管不良反应，仅对照组出现 1 例轻度头昏、头痛症状，说明葛根素联合替米沙坦治疗肥胖性高血压安全性高，患者容易接受。

5. 葛根素与木糖醇注射液联用 [472]

34 例患者，均符合 I 级或 II 级高血压病和 2 型糖尿病诊断标准，随机分为两组。治疗组 20 例，其中男 12 例，女 8 例；年龄 38 ～ 61 岁，平均年龄（40.61±12.3）岁；病程 7 个月～ 10 年，平均（3.01±2.61）年；病情轻度 11 例，中度 9 例。对照组 14 例，其中男 7 例，女 7 例；年龄 37 ～ 61 岁，平均年龄（41.63±14.09）岁；病程 9 个月～ 6 年；病情轻度 5 例，中度 9 例。经 t 检验 $P>0.05$，两组间无显著性差异，具有可比性。

治疗组静滴葛根素注射液 300mg 加入到木糖醇注射液 400mL 中，每日 1 次，14 天为 1 个疗程。对照组静滴葛根素注射液 300mg 加入到生理盐水 250mL 中，每日 1 次，14 天为 1 个疗程。

临床观察结果显示，用木糖醇作为葛根素注射液的大输液载体，治疗高血压合并糖尿病有较好的临床疗效。木糖醇组患者的临床症状改善较好，在饥饿感、乏力、头晕等症状的改善上，优于生理盐水组，并且有统计学意义。

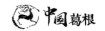

五、治疗糖尿病

（一）糖尿病

糖尿病是由于胰岛素分泌和（或）胰岛素作用绝对或相对不足引起的以高血糖为主要特征的综合征。

1. 葛根素注射液与格列喹酮联用 [473]

选取 2016 年 3 月～ 2017 年 5 月间收治的 2 型糖尿病患者 86 例资料，采用随机数字表法将其分为对照组和观察组，每组 43 例；对照组患者给予格列喹酮治疗，观察组患者在对照组基础上加用葛根素注射液治疗；比较两组患者治疗后总有效率的差异，以及治疗前后空腹血糖（FBG）、餐后 2h 血糖（PBG）、糖化血红蛋白（HbA1c）等血糖指标和总胆固醇（TC）、甘油三酯（TG）等血脂指标测得值的变化情况。

临床观察结果显示：治疗前两组患者 FBG、PBG、HbA1c、TC、TG 水平测得值经组间比较其差异均无统计学意义（$P>0.05$），治疗后两组患者 FBG、PBG、HbA1c、TC、TG 水平测得值优于治疗前（$P<0.05$），且观察组患者的结果优于对照组（$P<0.05$）；观察组患者治疗后的总有效率为 93.02%，高于对照组为 72.09%（$P<0.05$）。表明采用格列喹酮联合葛根素注射液治疗 2 型糖尿病的疗效较为显著，有效改善了血糖及血脂水平。

2. 葛根素与门冬胰岛素联用 [474]

胡丽梅等观察葛根素联合门冬胰岛素对妊娠期糖尿病（GDM）患者血清氧化相关物质、胰岛素抵抗及胰岛 β 细胞功能的影响。将 GDM 患者 100 例随机分为对照组和观察组，每组 50 例。对照组给予门冬胰岛素治疗，观察组在对照组基础上加用葛根素注射液治疗。结果显示，两组治疗后 FBG、PBG、HbA1c、活性氧（ROS）、丙二醛（MDA）、空腹胰岛素（FINS）、胰岛素抵抗指数（HOMA-IR）较治疗前显著降低，谷胱甘肽过氧化物酶（GSH-Px）、超氧化物歧化酶（SOD）、胰岛 β 细胞功能指数（HOMA-β）、胰岛素敏感指数（ISI）、胰岛素和血糖变化的比值（ΔI30/ΔG30）、混合胰岛素敏感度（ISIcomp）较治疗前显著升高，但观察组以上指标改善程度优于对照组，差异有统计学意义。表明葛根素联合门冬胰岛素治疗 GDM 能够更好地控制血糖、纠正胰岛素抵抗、保护胰岛 β 细胞功能。

3. 葛根芩连汤与沙格列汀联用 [475]

选取 96 例 2 型糖尿病患者，按治疗方法的不同分为对照组、实验组，各 48 例。对照组 48 例中，男 29 例，女 19 例，年龄 36 ～ 78 岁，平均（52.28±5.09）岁；病程 3 ～ 14 年，平均（6.12±4.33）年；实验组 48 例中，男 24 例，女 24 例，年龄 37 ～ 76 岁，平均（52.31±4.22）岁；病程 4 ～ 13 年，平均（6.17±3.88）年，对照组、实验组患者随机血糖浓度 >15.8mmol/L，空腹血糖浓度 >12mmol/L；对照组、实验组患者基本资料差异无统计学意义（P>0.05）。

对照组使用沙格列汀单独治疗，选用沙格列汀每次 5mg，1 次 / 天，持续治疗 1 个月。实验组使用葛根芩连汤与沙格列汀共同治疗，沙格列汀使用剂量与对照组一致，同时使用葛根芩连汤治疗，葛根芩连汤药方组成为葛根 30g，黄芩 20g，黄连 9g，甘草 6g，共同组成一剂药方。水煎，1 剂 / 天，一剂药方共煎 2 次，将 2 次所煎药物留汁去渣，将药液混合在一起，分成均匀的 2 份，每份 300mL，早晚温服。若患者有胃方面的疾病，可在食入少量食物后，再进行服药，防止胃部不适，持续治疗 1 个月。

临床观察结果显示，实验组治疗总有效率为 95%，对照组治疗总有效率为 81%，实验组治疗疗效更为显著（P<0.05）；经治疗后，两组患者空腹血糖浓度、餐后 2h 血糖浓度、糖化血红蛋白、空腹胰岛素等各项血糖指标均有所改善，但实验组改善情况显著优于对照组（P<0.05）。表明对 2 型糖尿病患者实施葛根芩连汤与沙格列汀共同治疗，能提升 2 型糖尿病患者的治疗疗效，有效改善 2 型糖尿病患者的各项血糖指标情况，值得临床推广应用。

4. 葛根素注射液与西格列汀联用 [476]

选取 94 例初诊 2 型糖尿病患者，按随机数字表法将患者分为对照组和观察组，每组 47 例。对照组患者接受西格列汀治疗，观察组患者接受葛根素注射液联合西格列汀治疗，治疗 3 个月。比较治疗前后血糖控制情况（HbA1c、PBG、FBG）、简明健康状况调查量表（SF–36），以及不良反应发生率。

临床观察结果显示：治疗后，两组患者 HbA1c、PBG 和 FBG 水平均低于治疗前，观察组患者 HbA1c、PBG 和 FBG 水平均低于对照组，差异有统计学意义（均 P<0.05）。治疗后，两组患者 SF–36 评分高于治疗前，观察组患者 SF–36 评分高于对照组，差异有统计学意义（P<0.05）。对照组和观察组患者不良反应发生率分别为 21.28%（10/47）、6.38%（3/47）。观察组不良反应发生率低于对照组，差异有统计学意义（P<0.05）。表明葛根素注射液联合西格列汀可有效控制初诊 2 型糖尿病患者的血糖，提高生活质量，且不良反应少。

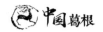

5. 黄芪葛根汤 [477]

将中医辨证为血瘀脉络证和气阴两虚证的老年糖尿病患者 120 例随机分为两组，对照组 60 例常规服用盐酸二甲双胍、格列吡嗪控释片治疗，试验组 60 例在对照组的基础上加用黄芪葛根汤（葛根、黄芪各 30g，甘草、防风、升麻、陈皮各 10g，山萸肉、白术、赤芍、当归、枸杞子各 15g，制何首乌、太子参各 20g。每天 1 剂，水煎至 300mL，分早晚服用）治疗；检测治疗前后空腹血糖（FBG）、餐后 2h 血糖（PBG）、空腹胰岛素（FINS），观察胰岛素抵抗指数（HOMA-IR）和胰岛素敏感指数（ISI）的变化，评定证候积分变化及临床疗效。

临床观察结果显示：临床疗效总有效率试验组为 95.0%，对照组为 75.0%，两组比较，差异有统计学意义（$P<0.05$）。胰岛素抵抗总有效率试验组为 85.0%，对照组为 55.0%，两组比较，差异有统计学意义（$P<0.05$）。治疗后，两组患者主症积分、次症积分及总积分均较治疗前明显降低（$P<0.05$），且试验组各项积分均低于对照组（$P<0.05$）。治疗后，两组患者血清 FINS、FBG 和 PBG 水平均较治疗前显著下降（$P<0.05$），且试验组各项指标水平均低于对照组（$P<0.05$）。治疗后，试验组患者 HOMA-IR 降低、ISI 升高，与治疗前及对照组治疗后比较，差异均有统计学意义（$P<0.05$）。对照组患者 HOMA-IR、ISI 治疗前后变化不大（$P>0.05$）。表明黄芪葛根汤可明显改善老年糖尿病患者的临床症状和胰岛素抵抗情况，值得临床推广应用。

6. 葛根芩连汤 [478]

选取 2 型糖尿病患者 270 例，采用摸球法分为中药组（135 例）和西药组（135 例）。中药组采用葛根芩连汤治疗，西药组采用二甲双胍缓释片治疗。治疗半年后开展随访，观察治疗总有效率、不良反应发生情况、血糖指标及炎症因子水平。结果中药组治疗总有效率 97.78% 高于西药组的 85.93%（$P<0.05$）。中药组不良反应发生率 7.41% 略低于西药组的 11.11%，对比差异无统计学意义（$P>0.05$）。中药组空腹血糖、餐后 2h 血糖指标、糖化血红蛋白等血糖指标均低于西药组，中药组 C 反应蛋白、白细胞介素 -6、肿瘤坏死因子 -α 等炎症因子水平均低于西药组（$P<0.05$）。表明葛根芩连汤治疗 2 型糖尿病的临床效果显著。

7. 葛根芩连汤与二甲双胍联用 [479]

选取 2 型糖尿病患者 100 例，按照随机数字表法，分为对照组和观察组，各 50 例。对照组治疗药物为二甲双胍，观察组在对照组基础上加用葛根芩连汤进行治疗，比较两组治疗效果。结果经过相应药物治疗后，观察组治疗总有效率高于对照组，血糖达标时间短于对照组，低血糖发生率低于对照组，差异均具有统计学意义（$P<0.05$）。表明葛根芩连汤联合二甲双胍可有效改善 2 型糖尿病患者的血糖水平，减少低血糖的发生。

8. 葛根地连汤 [480]

选取 63 例 2 型糖尿病患者，按患者自愿原则将其分为观察组（n=33）和对照组（n=30），对照组采用传统西药二甲双胍治疗，观察组在此基础上联合使用葛根地连汤进行治疗，对比两组临床疗效。结果观察组治疗总有效率高于对照组（$P<0.05$）；观察组不良反应发生率低于对照组（$P<0.05$）。表明在 2 型糖尿病治疗中加用葛根地连汤治疗可以提高临床疗效，降低不良反应发生率。

9. 葛根素注射液与维生素 C 联用 [481]

将确诊为 2 型糖尿病肾病的 100 例患者，随机分为治疗组 52 例，给予葛根素注射液每天 500mg，加用口服维生素 C 0.3g，3 次 / 天；对照组 48 例，单用葛根素，两组葛根素均静脉滴注，均以 2 周为 1 个疗程。观察两组治疗前后的尿白蛋白排泄率（UAER）、血尿素氮（BUN）、血肌酐（SCr）等指标的变化。临床观察结果显示：治疗组治疗后上述各项指标与治疗前均显著改善（$P<0.05$ 或 $P<0.01$）。表明葛根素注射液有较好的改善肾功能及降低尿蛋白排泄率的作用。葛根素注射液加用维生素 C 治疗 2 型糖尿病肾病的疗效比单用葛根素注射液好，两者有协同作用。

（二）糖尿病周围神经病变

糖尿病周围神经病变（DPN）是糖尿病最常见的慢性并发症之一，该病可严重影响患者的生存质量，增加糖尿病患者的致残率和死亡率。

1. 葛根素注射液 [482]

62 例糖尿病周围神经病变的患者，随机分为两组。治疗组 32 例，用葛根素注射液 0.4g+ 生理盐水 250mL，静点；每日两次肌注，维生素 B_1 针 0.1g/ 次、维生素 B_{12} 针 250ug/ 次，共 14 天。对照组 30 例每日两次肌注，维生素 B_1 针 0.1g/ 次、维生素 B_{12} 针 250ug/ 次，共 14 天。结果治疗组的总有效率为 90.6%，而对照组为 53.3%，两组比较有显著差异（$P<0.05$），治疗组与对照组对临床症状、神经传导速度的改善均有效，治疗组优于对照组（$P<0.01$）。结果表明葛根素注射液可明显改善糖尿病周围神经病变的症状，疗效显著。

2. 葛根素与胰激肽原酶联用

选择糖尿病周围神经病变患者 31 例，均为 2 型糖尿病，其中男 21 例，女 10 例，年

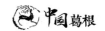

龄 38～74 岁，糖尿病病程 5～20 年不等，同时伴有其他慢性并发症，视网膜病变 18 例，白内障 15 例，糖尿病肾病 10 例，胃肠自主神经病变 8 例。全部病例均给予控制饮食，口服药物和（或）胰岛素降血糖治疗。血糖基本稳定，即空腹血糖 <7.0mmol/L，餐后血糖 <8.0mmol/L。给予患者 0.9% 复方氯化钠 250mL 加葛根素冻干粉 0.4g 静滴，每日 1 次，同时患者口服胰激肽原酶 240U/ 次，3 次 / 天，连续治疗 20 天，分别于治疗当日、治疗后 20 天进行症状、体征评分，检测血液流变学主要参数及神经传导速度的变化。

临床观察结果显示：DPN 患者治疗后的症状、体征评分较治疗前有明显差异，尤其是临床症状改善明显（$P<0.01$），表明两药联合治疗 DPN 疗效显著。

3. 葛根素注射液与甲钴胺联用 [483]

将 60 例糖尿病周围神经病变患者随机分为两组：治疗组 30 例，男性 18 例，女性 12 例，年龄（65.4±4.7）岁，糖尿病病程（8.1±3.5）年，DPN 病程（3.2±1.1）年。对照组 30 例，男 16 例，女 14 例，年龄（66.2±4.5）岁，糖尿病病程（7.9±3.8）年，DPN 病程（3.4±1.2）年，两组患者年龄、性别及病程比较无显著差异（$P>0.05$），具有可比性。

两组继续控制血糖，有高血压、高血脂者降压降脂治疗，同时给予葛根素注射液 0.4g 加生理盐水 250mL 静滴，1 次 / 天，治疗组加用甲钴胺片 0.5mg，3 次 / 天，口服，连续 2 周，观察治疗前后症状和体征变化。

临床观察结果显示：治疗组显效 16 例，有效 10 例，无效 4 例，总有效率 87%；对照组显效 9 例，有效 12 例，无效 9 例，总有效率 70%，治疗组总有效率明显高于对照组，两组比较有显著性差异（$P<0.01$）。

4. 葛根素与尼莫地平联用 [484]

126 例糖尿病周围神经病变患者，随机分成两组，治疗组（葛根素加尼莫地平）64 例，对照组（尼莫地平）62 例。两组控制血糖的方法相同，对照组给予尼莫地平注射液 8mg 静滴，1 次 / 天。治疗组葛根素注射液 400mg 加入生理盐水 250mL 中静滴，尼莫地平注射液 8mg 静滴，1 次 / 天，疗程均为 4 周。临床观察结果显示：治疗 4 周后，患者主观症状和体征均有明显改善，葛根素加尼莫地平治疗糖尿病周围神经病变总有效率 81.3%，对照组总有效率 51.6%，两组疗效比较差异有显著性（$P<0.01$）。同时神经传导速度，两组疗效比较差异具有统计学意义（$P<0.01$），治疗中未见不良反应。表明葛根素加尼莫地平是治疗糖尿病周围神经病变安全有效的药物。

5. 葛根素与复方丹参注射液联用 [485]

选择糖尿病合并周围神经病变的患者 68 例，全部病例均无严重的心肝肾功能损害，排除其他原因造成的周围神经病变。治疗组和对照组各34例。两组在性别、年龄、病程方面大体一致。两组均常规给予糖尿病饮食，应用降糖药控制血糖，同时给予复方丹参注射液20mL加生理盐水250mL静脉滴注，1次/天，疗程14天；治疗组在上述基础上加用葛根素注射液0.4g，加入生理盐水250mL静脉滴注，1次/天，疗程14天。

治疗组显效18例（52.9%），好转10例（29.4%），无效6例（17.6%），有效率82.4%；对照组显效3例（8.8%），好转10例（29.4%），无效21例（61.8%），有效率38.2%。两组间有效率比较差异有显著性（$P<0.01$）。治疗期间全部患者均无明显的不良反应。

6. 葛根素与弥可保联用 [486]

将94例糖尿病周围神经病变患者，随机分为联合组48例和对照组46例。联合组采用弥可保联合葛根素治疗，口服弥可保糖衣片0.5mg，每日3次，葛根素氯化钠注射液250mL（葛根素0.5g、氯化钠2.25g）静脉点滴，每日1次，疗程3个月。对照组单纯应用弥可保治疗，用量、用法及疗程同联合组。临床观察结果显示：治疗后两组患者临床症状和神经传导速度均有显著改善，以联合组改善尤为显著。联合组治疗前、后血液流变学指标差异显著，两组治疗后比较具有统计学意义（$P<0.05$ 或 $P<0.01$）。弥可保联合葛根素治疗糖尿病周围神经病变优于单纯弥可保治疗，其机理可能是通过改善血流变从而实现神经保护作用。

7. 葛根素与α-硫辛酸联用 [487]

将49例2型糖尿病合并周围神经病变的患者，随机分为α-硫辛酸联合葛根素治疗组和葛根素对照组，疗程2周，比较治疗前后运动神经传导速度（MNCV）、感觉神经传导速度（SNCV）等指标的变化。临床观察结果显示：α-硫辛酸联合葛根素治疗组和葛根素对照组治疗有效率分别为84%和62.5%，差异有统计学意义（$P<0.05$）。表明α-硫辛酸联合葛根素治疗2型糖尿病周围神经病变有较好的疗效。

（三）糖尿病足溃疡 [488]

糖尿病足溃疡是糖尿病的主要并发症，有效控制血糖是促进溃疡愈合的关键，理想血糖控制目标是糖化血红蛋白低于80mg/L。在我国糖尿病发病率正呈逐渐增加趋势，12%～25%的糖尿病患者在病程进展中可并发足部溃疡。糖尿病足（DF）高发病率与致残率已成为一个重要的问题。

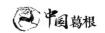

1. 葛根素注射液与康复新液联用[489]

选取糖尿病足溃疡患者 30 例，根据患者入院时间将患者分为对照组与观察组，对照组 10 例，观察组 20 例。对照组接受常规西医糖尿病足溃疡对症治疗。应用胰岛素将血糖指标控制在相对平稳的状态。给予抗生素控制感染以防止感染进一步加重。通过肌肉注射方式给予剂量 500μg 弥可保针（1 次／天）以营养神经。通过静脉滴注方式给予剂量 500mL 低分子右旋糖酐（1 次／天）。如患者溃疡创面局部存在脓肿，脚趾存在坏疽，对其采取清创引流并及时清除坏死组织，每天换药。观察组在上述常规西医对症治疗基础上，应用康复新液，规格为每支 10mL，应用方式为口服、外用，其中口服每次服用剂量 10mL，每天 3 次，外用则是对创面进行冲洗，而后在创面用无菌纱布覆盖，覆盖后在纱布上喷洒康复新液，定时检查确保纱布在湿润状态，换药频率为 1 次／天。葛根素注射液规格为每支 0.2g，将剂量为 0.6g 葛根素注射液加入 0.9% 氯化钠 250mL，通过静脉滴注方式用药，1 次／天。患者疗程均为 4 周。

临床观察结果显示：对照组治疗总有效率为 70.0%，观察组为 95.0%，组间数据差异有统计学意义；观察组患者创面面积收缩率数据优于对照组，组间有统计学意义；治疗后患者创缘组织 VEGF 指标均有改善，观察组水平数据优于对照组，组间有统计学意义。表明葛根素注射液糖尿病足溃疡患者在常规西医对症治疗基础上应用葛根素注射液、康复新液能够进一步提高病情的控制效果，值得推广。

2. 葛根素注射液

临床案例 1[490]：

选取该院 2017 年 6 月～ 2018 年 5 月收治的 74 例糖尿病足患者作为研究对象，按照随机数字表法分为两组，对照组 37 例采用常规西医对症治疗，观察组 37 例在其基础上加用葛根素注射液治疗。将两组的血流动力学、腓总神经传导速度、临床效果进行比对。结果观察组糖尿病足患者治疗后的管径、血流量、血流峰时速度均大于对照组，差异有统计学意义（$P<0.05$）；观察组患者治疗后的腓总神经运动传导速度、感觉传导速度均快于对照组，差异有统计学意义（$P<0.05$）；观察组患者的临床总有效率为 94.59%，明显高于对照组，差异有统计学意义（$P<0.05$）。表明葛根素注射液应用在糖尿病足患者治疗中的效果显著。

临床案例 2[491]：

将 60 例 DF 患者随机分为两组，在基础治疗相同的情况下，治疗组 40 例采用葛根素治疗，对照组 20 例采用复方丹参注射液治疗。观察葛根素对 DF 的下肢动脉血流动力学、肌电图、血液流变学的影响。临床观察结果显示：治疗组总有效率为 87.50%，对照组为 55.00%，治疗组疗效优于对照组（$P<0.01$）。在改善患者下肢动脉血流动力学、肌电图、血液流变学方面，治疗组亦优于对照组（$P<0.05$）。表明葛根素注射液治疗 DF 有较好疗效。

3. 葛根素与胰岛素联用 [492]

48 例患者，平均年龄（54.5±12.6）岁，其中女性患者 32 例，男性患者 16 例；16 例合并糖尿病肾病，18 例合并高血压，2 例合并急性心肌梗死；1 型糖尿病 6 例，2 型糖尿病 42 例；干性坏疽 2 例，湿性坏疽 46 例；糖尿病足病程 5 ～ 682 天；48 例糖尿病足患者按 Wanger's 分级，0 级 0 例，1 级 12 例，2 级 16 例，3 级 11 例，4 级 6 例，5 级 3 例；所有患者均有四肢麻木感，尤以下肢为甚，40 例患者有足背动脉搏动减弱或消失。

在常规治疗糖尿病及其并发症的基础上，应用葛根素 0.4 ～ 0.6g 加入生理盐水 100mL 中静脉滴注，每日 1 次，同时在氧氟沙星注射液（100mL）中加入正规胰岛素 30U，外敷患肢溃疡疮面，每日 2 次，14 天为 1 疗程，连用 2 个疗程。

经积极治疗，痊愈 39 例，有效 3 例，无效 6 例，总有效率 87.5%（42/48）。

4. 葛根素与大剂量甲钴胺联用 [493]

共 38 例糖尿病足患者，随机分成两组，每组 19 例。两组采取不同的治疗方式，对照组（仅给予甲钴胺治疗）：男 11 例，女 8 例，年龄 37 ～ 78 岁，平均（46.2±17.3）岁，病程 2 个月 ～ 16 年，平均（10.4±3.5）年；实验组（葛根素联合大剂量甲钴胺治疗）：男 10 例，女 9 例，年龄 41 ～ 82 岁，平均（53.1±14.5）岁，病程 1.8 个月 ～ 17 年。两组患者性别、年龄、病级、病程、血糖水平等一般资料比较差异无统计学意义（$P>0.05$）。

38 例患者均接受常规糖尿病治疗，即药物控制感染、控制血糖、及时彻底清洁创面、在医生建议指导下合理饮食等。两组采取不同的治疗方式，对照组仅给予甲钴胺治疗，口服，3 次 / 天，500μg/ 次，服用时间持续 8 周；实验组在此基础上加葛根素治疗，250mL 氯化钠注射液中加 400mg 葛根素注射液（避光配用）后进行静脉滴注，1 次 / 天，持续时间为 8 周。

对两组患者治疗前后恢复情况进行比较，观察患者溃疡处深度、颜色、面积，肉芽的生长状况，患者自觉症状改善与足部感觉变化情况等指标，两组中大部分患者病情均得到有效缓解，但采取葛根素联合大剂量甲钴胺治疗的实验组的治疗有效率、治愈率明显高于对照组，差异有统计学意义（$P<0.05$）。表明葛根素联合大剂量甲钴胺治疗糖尿病足安全性高，治疗有效率、治愈率明显提高，具有较好的临床疗效。

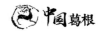

（四）糖尿病动脉硬化闭塞症

庞雅玲等[494]观察了葛根素联合阿加曲班治疗糖尿病动脉硬化闭塞症的临床疗效。将102例糖尿病动脉硬化闭塞症患者分为对照组和观察组各51例，对照组给予阿加曲班治疗，观察组给予阿加曲班联合葛根素治疗，观察两组治疗后的临床疗效及不良反应发生情况，检测治疗前后踝臂指数（ABI）及足背动脉血流，统计两组治疗前后疼痛、冷感、间歇跛行评分。研究结果显示，观察组总有效率明显高于对照组；两组治疗后ABI及足背动脉血管内径、峰值流速、血流量、疼痛、冷感、间歇跛行评分均较治疗前明显改善，但观察组各项指标改善程度明显优于对照组。提示阿加曲班对于糖尿病动脉硬化闭塞症的治疗效果肯定，但联合葛根素治疗效果更好，一方面可以抑制凝血酶的活性、舒张血管，另一方面还能抗血小板聚集、改善机体微循环，两者相辅相成，具有协同作用，临床应用前景广阔。

（五）糖尿病视网膜病变

糖尿病视网膜病变（DR）是糖尿病导致的视网膜微血管损害所引起的一系列典型病变，是一种影响视力甚至致盲的慢性进行性疾病。随着糖尿病患者病程的延长，DR的患病率逐年增加，致盲率也逐年升高。

1. 葛根素与羟苯磺酸钙联用[495]

选取糖尿病视网膜病变患者98例，在良好控制血糖的基础上，通过对比观察羟苯磺酸钙结合葛根素注射液的治疗效果。结果显示羟苯磺酸钙结合葛根素注射液治疗糖尿病视网膜病变显效26例（总53例）占49.1%，有效17例占32.1%，无效10例占18.9%，总有效率达81.1%。显著好于常规治疗组。研究发现羟苯磺酸钙结合葛根素注射液治疗糖尿病视网膜病变可显著改善糖尿病患者眼底微血管病变，改善患者的视力。

2. 葛根素注射液与递法明片联用[496]

选择单纯型糖尿病视网膜病变患者51例，随机分为对照组25例31眼，用葛根素注射液治疗；治疗组26例32眼，用葛根素注射液联合递法明片治疗。观察两组患者治疗前后视力、眼底变化、荧光血管造影差异情况。结果表明治疗组总有效率为81.3%，对照组总有效率为54.8%，两组总有效率比较差异有统计学意义，提示治疗组疗效优于对照组。葛根素注射液联合递法明片治疗糖尿病视网膜病变有较好的治疗效果，值得临床推广应用。

3. 葛根素 [497]

殷志武等观察葛根素治疗糖尿病视网膜病变的疗效，选择糖尿病视网膜病变患者 60 例（96 眼），随机分为对照组和观察组各 30 例。全部患者均给予常规降糖治疗，观察组患者在此基础上给予葛根素静脉滴注。以 10 天为 1 个疗程，连续治疗 2 个疗程，观察并比较两组患者临床疗效和血液流变学指标的差异。临床观察结果显示：两组患者总有效率比较，观察组明显高于对照组，差异有统计学意义（$P<0.05$）。两组患者血液流变学指标比较，观察组明显优于对照组，差异有统计学意义（$P<0.05$）。表明采用葛根素治疗糖尿病视网膜病变，可以取得良好的效果，值得临床推广应用。

4. 葛根素注射液与血栓通注射液联用 [498]

视网膜静脉栓塞 52 例（52 眼）中，男 28 例，女 24 例；年龄 48 ～ 66 岁，平均 58 岁；病程最短 2 天，最长 36 天，平均 24 天；中央静脉栓塞 17 例，分支静脉栓塞 35 例；高血压病 18 例，糖尿病 10 例，高胆固醇血症 6 例。

葛根素注射液 400mg 加入生理盐水 500mL 中静脉滴注，血栓通注射液 500mg 加入生理盐水 500mL 中静脉滴注，每日 1 次，10 天为一疗程，2 个疗程间隔 3 天，共治疗 2 ～ 3 个疗程，并辅以维生素 C 0.2g，每日 3 次；ATP 20mg，每日 3 次；肌苷 0.4g，每日 3 次。

临床观察结果显示：显效 28 例（53.8%），有效 17 例（32.7%），无效 7 例（13.5%），总有效率 86.5%。治疗中未发现不良反应。

5. 葛根素与维脑路通联用 [499]

选取 68 例（68 只眼）视网膜静脉阻塞（nRVO）患者。均符合宋振英主编眼科诊断学视网膜静脉阻塞的标准，男性 36 例，女性 32 例，均为单眼；年龄最小的 32 岁，最大的 69 岁，以 45 ～ 55 岁多见，<45 岁者 18 例，≥ 45 岁者 50 例；病程最短 4 天，最长 2 个月。视网膜中央静脉阻塞 17 例，分支静脉阻塞 53 例，颞上支静脉阻塞 41 例。其中高血压动脉硬化者 36 例。

治疗方法：控制眼压、血压在正常范围。①葛根素注射液 200mg 溶于 5% 葡萄糖注射液 250mL 中，静脉滴注，每日 1 次。②维脑路通注射液 400mg 溶于 5% 葡萄糖注射液 250mL 中，静脉滴注，每日 1 次。③肠溶阿司匹林 50mg 口服，每日 1 次，并辅以云南白药胶囊、维生素类常规药物及降压、降脂等对症治疗。10 天为 1 疗程，治疗 3 个疗程。追踪观察 6 个月。

临床观察结果显示：本组病例 68 例（68 只眼），显效 31 只眼，占 45.59%；有效 30 只眼，占 44.12%；无效 6 只眼，占 8.82%；退步 1 只眼，占 1.47%。总有效率为 89.71%。

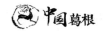

6. 葛根素与复方樟柳碱联用 [500]

选取视网膜血管阻塞患者 50 例（50 眼），其中视网膜分支静脉阻塞 40 例，视网膜中央静脉阻塞 8 例，视网膜动脉阻塞 2 例；男 30 例，女 20 例，52～71 岁，平均 62 岁。患者均无严重的心、脑血管疾病，肝肾功能正常，无糖尿病。随机分为治疗组和对照组，各 25 例。

实验组于患眼同侧颞浅动脉旁皮下注射复方樟柳碱 2mL，同时葛根素葡萄糖注射液 250mL（500mg）静脉滴注，一疗程为 14 天，休息 2～3 天后进行第二疗程。对照组于患眼同侧颞浅动脉旁皮下注射复方樟柳碱 2mL，一疗程为 14 天，休息 2～3 天后进行第二疗程。

所有病例均进行 2～4 疗程，以上药物均在出血静止后使用。

治疗 6 个月后观察结果，综合疗效显示，治疗组有效率 96%（24 例），其中显效 10 例（40%），有效 14 例（56%），无效 1 例（4%，为视网膜动脉阻塞患者）。对照组有效率 64%（16 例），显效 6 例（24%），有效 10 例（40%），无效 9 例（36%，其中包括 1 例视网膜动脉阻塞患者）。两组患者治疗过程中均无不良反应。经统计学处理，实验组和对照组间差异有统计学意义（$P<0.01$）。

（六）糖尿病肾病 [501]

糖尿病肾病（DN）是糖尿病主要的慢性并发症之一，是一种较为常见的疾病，也是导致终末期肾病（ESRD）的主要原因之一。DN 早期的病理特征是肾小球肥大，肾小球和肾小管基底膜增厚及系膜区细胞外基质的进行性积聚；后期为肾小球、肾小管间质的纤维化，并最终导致蛋白尿和肾功能衰竭。DN 的尿白蛋白排泄增加主要是肾小球源性的。血浆中的白蛋白需要通过肾小球内皮细胞、肾小球基底膜及肾小球上皮细胞或足细胞组成的肾小球滤过屏障，才能进入尿液。肾小球囊内压增加、肾小球基底负电荷的减少、基底膜孔径的增长都促进了蛋白尿的形成。显微镜下的结构异常主要包括肾小球基底膜的肥厚、肾小球系膜基质的蓄积，可伴有少量系膜细胞增生。系膜的扩张与肾小球滤过膜的面积成反比。因此，随着系膜区的扩张，肾小球滤过率下降，肾小管间质改变，包括小管基底膜的肥厚，小管萎缩，间质纤维化和血管硬化。邻近的肾小管细胞内蛋白质的蓄积能引起炎性反应，而导致肾小管间质的损伤。

1. 葛根素 [502]

将 160 例伴早期糖尿病肾病的糖尿病患者，随机分为常规治疗组（RTG）和葛根素治疗组（PTG），进行治疗观察。治疗前、后检测尿微量白蛋白（UAER）、空腹血糖（FBG）、糖化血红蛋白（HbA1c）、甘油三酯（TG）、总胆固醇（TC）、高密度脂蛋白胆固醇（HDL-C）水平以及血液流变学的变化情况。结果葛根素注射液可显著减少 DN 患者的尿白蛋白，降低血 TG、TC，提高 HDL-C 水平，差异有显著性；血液流变学明显改善，血液黏度明显下降，差异有显著性。表明葛根素对早期糖尿病肾病有较好的疗效，安全有效，有较高的临床应用价值。

2. 葛根素注射液与还原型谷胱甘肽注射液联用 [503]

选取 100 例确诊为Ⅲ期糖尿病肾病并住院治疗的患者，按照随机数字表法将其分为对照组和观察组，每组各 50 例。两组患者均采用常规降糖、降压、调脂等一般治疗，对照组在一般治疗的基础上加用平常还原型谷胱甘肽，观察组则在对照组的基础上加用葛根素注射液联合治疗。本研究中，Ⅲ期糖尿病肾病患者，经过积极治疗后，两组患者的血糖、血压、血脂均得以改善，肾功能各项指标与治疗前比较均有明显下降，但观察组与对照组相比，观察组在改善血糖、血压、血脂及肾功能方面效果更为显著，二者联用发挥了明显的协同作用，对于改善 DN 患者病情效果更显著。综上所述，Ⅲ期 DN 患者采用葛根素联合还原型谷胱甘肽治疗不仅可改善患者血糖、血压及血脂等基本情况，对于改善肾功能也具有较好的治疗效果，从而延缓 DN 患者的肾脏损害，且药物不良反应少，安全性高，因此可作为Ⅲ期 DN 患者综合治疗的措施之一，值得在临床推广应用。

3. 葛根素与替米沙坦联用 [504]

将 68 例早期糖尿病肾病患者，随机分为替米沙坦组（34 例）和联合用药组（34 例），均服用替米沙坦 80mg/d，联合用药组加注射用葛根素 200mg/d，疗程 4 周。观察治疗前后尿微量白蛋白情况。临床观察结果显示：两组尿微量白蛋白较治疗前减少（$P<0.05$），但联合用药组好于替米沙坦组（$P<0.01$）。表明葛根素与替米沙坦联合应用可明显提高早期DN 的疗效。

不良反应：联合用药组 1 例患者，在用葛根素治疗的第 2 天、第 3 天有腹胀和恶心现象，未经特殊处理，在继续用药过程中自行消失。其余病例均未见不良反应。

4. 葛根素注射液与贝那普利联用 [505]

选择符合早期糖尿病肾病诊断标准的患者 70 例，随机分为对照组 35 例和治疗组 35 例，对照组进行常规糖尿病教育、降血糖、贝那普利片控制血压等基础治疗，治疗组在对照组基础上加用葛根素注射液，疗程为 14 天。观察治疗前后两组临床疗效、尿白蛋白排泄率（UAER）及血液流变学指标的改善情况。本研究结果表明，葛根素注射液联合贝那

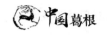

普利治疗早期糖尿病肾病总有效率为 85.71%，对照组为 65.71%，两组疗效比较差异有统计学意义，说明早期糖尿病肾病在常规降糖的基础上，加用葛根素注射液及贝那普利，疗效确切。

5. 葛根素与赖诺普利联用 [506]

将 68 例早期糖尿病肾病患者，随机分为对照组和治疗组，每组 34 例，对照组给予赖诺普利口服，治疗组在此基础上加用葛根素静脉滴注治疗，4 周后观察尿微量白蛋白排泄率。两组治疗后的尿白蛋白排泄率比治疗前降低，且治疗组降低尿白蛋白排泄率的作用优于对照组（$P<0.01$）。尿白蛋白排泄率可反映糖尿病肾病受累的情况及进展程度，通过比较说明葛根素有良好的降低尿白蛋白的作用，可延缓早期糖尿病肾病的发展。

6. 葛根素与前列地尔联用 [507]

84 例住院 DN 患者，在降糖、降脂、降压的基础上分别应用前列地尔注射液（27例）、葛根素注射液（29 例）及两者联合（28 例）治疗，疗程均为 4 周。分别观察各组疗效。结果前列地尔组、葛根素组及联合治疗组均能显著降低 DN 患者的尿白蛋白排泄率（UAE）及 24 小时尿蛋白，联合治疗组疗效优于单用前列地尔组和单用葛根素组（$P<0.01$）。表明前列地尔联合葛根素治疗糖尿病肾病疗效明显。

7. 葛根素与缬沙坦联用 [508]

早期肾病患者 22 例和临床糖尿病肾病患者 24 例分别随机分为缬沙坦治疗组和葛根素联合缬沙坦治疗组，疗程均为 18 个月。临床观察结果显示：缬沙坦组和葛根素联合缬沙坦组均能显著改善糖尿病肾病患者的尿白蛋白排泄率、尿内皮素 –1 及尿 β_2 微球蛋白（均为 $P<0.05$），而葛根素联合缬沙坦疗效优于单用缬沙坦（$P<0.05$）。葛根素联合缬沙坦对血纤维蛋白原及血液黏滞度参数也有明显的效果。表明葛根素注射液联合缬沙坦治疗糖尿病肾病疗效肯定。

8. 葛根素与蒙诺联用 [509]

糖尿病早期肾病患者 61 例，随机分为联合用药组 31 例，蒙诺组 30 例。每例患者均服用蒙诺 10mg，每日 1 次。联合用药组同时静脉滴注葛根素 0.3g，每日 1 次，连续 14天。结果联合用药组于治疗 2 周后 24 小时尿蛋白及尿白蛋白排泄率明显降低（$P<0.05$），且 6 个月后尿蛋白仍维持于较低水平。蒙诺组仅在治疗 6 个月后尿蛋白较前明显减少（$P<0.05$）。表明在糖尿病早期肾病阶段，早期联合应用葛根素和蒙诺可快速降低尿白蛋白排泄率，并使尿蛋白长期维持于低水平。

9. 葛根素与厄贝沙坦联用 [510]

65 例糖尿病肾病患者随机分为治疗组 34 例和对照组 31 例，在常规治疗糖尿病基础上，对照组加用厄贝沙坦，治疗组加用厄贝沙坦联合葛根素，观察两组患者治疗前后尿白蛋白排泄率、血肌酐、尿素氮的变化。临床观察结果显示：两组尿白蛋白排泄率、血肌酐、尿素氮下降，治疗组优于对照组，差异有统计学意义（*P*<0.05）。表明厄贝沙坦联合葛根素能改善肾功能，延缓病情进展。

10. 葛根素与高压氧联用 [511]

选取 58 例早期糖尿病肾病患者，随机分治疗组 30 例和对照组 28 例，在常规降血糖、抗凝等治疗基础上，对照组采用葛根素治疗，治疗组采用高压氧联合葛根素治疗。观察两组患者治疗前后 24 小时尿蛋白排泄量的变化。临床观察结果显示：两组 24 小时尿白蛋白排泄量均下降，但治疗组优于对照组，差异有统计学意义（*P*<0.05）。表明高压氧联合葛根素能明显改善肾功能，延缓糖尿病肾病进程。

11. 黄芪葛根汤 [512]

选取 100 例糖尿病肾病气阴两虚兼瘀阻肾络证患者，随机分为对照组与实验组，各 50 例。给予对照组常规西医治疗，实验组给予黄芪葛根汤治疗，观察临床疗效。结果：①数据显示，实验组总有效率高于对照组（94%vs78%，P=0.001）。②治疗前，比较各项临床指标，组间无明显差异（*P*>0.05），治疗后，组间 24 hUP、UAER 水平差异明显（*P*<0.05）。表明糖尿病肾病气阴两虚兼瘀阻肾络证，予以黄芪葛根汤治疗，疗效显著。

12. 葛根素与 α– 硫辛酸联用 [513]

选取 72 例Ⅲ 期糖尿病肾病患者，随机分为观察组和对照组，每组 36 例。两组患者在饮食控制及胰岛素治疗的基础上采用 α– 硫辛酸 600mg 加 0.9% 氯化钠注射液 250mL 静脉滴注，1 次 / 天；观察组加用葛根素 300mg 加 0.9% 氯化钠注射液 250mL 静脉滴注，1 次 / 天。两组患者均治疗 4 周。比较治疗前后空腹血糖、24 小时尿微量白蛋白排泄率、血肌酐、血尿素氮。结果组内比较，治疗前后 FPG、UAER、Scr、BUN 检测结果差异均有统计学意义（*P*<0.05）。治疗前两组间 FPG、UAER、Scr、BUN 检测结果差异无统计学意义（*P*>0.05）；治疗后观察组 UAER 低于对照组，差异均有统计学意义（*P*<0.05）。表明 α– 硫辛酸联合葛根素治疗Ⅲ 期糖尿病肾病患者，在降低 24 小时尿微量白蛋白排泄率方面优于单一应用 α– 硫辛酸。

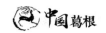

六、治疗血管神经性头痛

血管神经性头痛，是由血管舒缩功能障碍引起的间断性反复发作的以一侧头痛为主的搏动性头痛疾病。其发病特点是以一侧阵发性剧烈头痛为主证，伴眼胀痛、视物模糊、恶心呕吐等症。多为病程长、反复发作，临床治疗较为棘手。

1. 葛根方剂 [514]

谢某，女，34 岁。反复头痛 5 年余，常于精神紧张、情绪激动后发作，屡经中西药物治疗，效果不显。以葛根 30g 治疗，因其属风痰上干，脉络不利，肝火上扰。辅以法半夏、枳实、竹茹、陈皮、茯苓、川芎、天麻、蛇含石、谷精草、白芍、甘草。5 剂后复诊，述头痛明显减轻。继以原方加桑椹 30g，15 剂后诸症消失，随访年余未见复发。

2. 葛根全虫汤 [515]

选取 120 例血管神经性头痛患者，采用完全随机分组顺序分为两组，每组 60 例。

治疗组采用自拟葛根全虫汤治疗，药用葛根 30 ～ 50g，全虫 2 ～ 6g（研末冲服），白芍 15g，石决明 20g，钩藤 15g（后下），川芎 10g，白芷 15g，柴胡 15g，藁本 9g，牛膝 15g，地龙 10g，甘草 9g。若血瘀较重者加当归、桃仁，肝火偏重者加夏枯草、龙胆草，痰浊偏重者加陈皮、半夏，气血亏虚者加黄芪、党参。每日 1 剂，文火煎 2 次，每次取汁 150mL，共 300mL，早晚饭后分别服 150mL。忌食辛辣、酸物。

对照组口服尼莫地平片 40mg，每日 3 次；卡马西平片 100mg，每日 3 次。症状好转后减量或停药。两组均以 15 天为 1 疗程，治疗 1 ～ 2 个疗程后停药，并随访 1 月，然后统计疗效。

治疗组 60 例中，临床控制 30 例，显效 16 例，有效 10 例，无效 4 例，总有效率 93.3%；对照组总有效率仅为 80.0%，两组比较有明显差异（$P<0.05$）。表明葛根全虫汤治疗血管神经性头痛疗效满意。

3. 葛根天麻汤 [516]

选取 60 例患者，男性 25 例，女性 35 例；年龄 16 ～ 30 岁 38 例，31 ～ 45 岁 20 例，46 岁以上 2 例；病程最长者 10 年，最短者 6 个月。全部病例均经头颅 CT、脑电地形图检查除外其他颅内外病变。

自拟葛根天麻汤（葛根 15g，天麻 10g，川芎、白芷各 15g，全蝎 8g，细辛 3g，防风 15g）。肝肾阴虚、面色潮红、五心烦热、午后低热、舌质红少苔、脉弦细短小者，加女贞子、枸杞子、山茱萸各 20g；肝郁气滞、情志不畅、两胁胀满痛、呃逆、心烦、舌质淡红、苔薄白、脉弦者，加柴胡、预知子、佛手各15g，薄荷10g（后下）；脾胃湿热、胃脘胀闷、大便干或便头干、小便黄、舌质红苔黄厚腻、脉弦滑数者，加黄芩12g，龙胆草10g，泽泻12g；血瘀阻络、头痛如刺、固定不移、舌质紫暗或有瘀斑、舌下系旁有瘀血、脉涩者，加红花12g，桃仁10g，赤芍20g；风邪犯络、头痛游走、时轻时重、怕风、舌质略红少苔、脉紧而略涩者，加荆芥、羌活各15g，钩藤20g（后下），僵蚕10g。用法：每日1剂，水煎2次，分早晚服用。

服5剂痊愈者20例，服10剂痊愈者25例，服15剂痊愈者10例，服20剂痊愈者4例；有1例服药10剂见轻而未再复诊，情况不详。

典型病例：刘某，男，34岁，农民。2010年4月8日初诊。患者右侧阵发性头痛6年，并伴有眼胀痛、视物不清，经常反复，每遇情志不畅、劳累、饮酒后痛甚。常服用去痛片、脑清片、维生素B$_1$、谷维素、刺五加片等药物治疗。病情时轻时重，经头颅CT检查未见异常。兼见胸胁不舒，烦躁易怒，舌质红苔薄白，脉弦。诊为血管神经性头痛。中医辨证为肝郁化热，上扰清窍。予葛根天麻汤方加柴胡15g，薄荷10g（后下），预知子、佛手各15g。服药5剂头痛消失而愈，又服3剂巩固治疗，并嘱患者控制好情绪，避免精神过度刺激，禁酒少烟和浓茶。随访2年未复发。

4. 芎芷葛根汤 [517]

216例随机分为治疗组、对照组各108例。治疗组中男性43例，女性65例；年龄最小16岁，最大65岁，平均32.7岁；病程1年以内者22例，1～5年者54例，5年以上者32例。对照组中男性39例，女性69例；年龄最小17岁，最大62岁，平均34岁；病程1年以内者28例，1～5年者52例，5年以上者28例。

治疗组采用活血祛风法治疗。自拟芎芷葛根汤：川芎30g，葛根15～30g，白芷10g，全蝎6g，蜈蚣2条，当归15～30g，羌活10g，藁本10g，蔓荆子10g。痰浊内阻型加半夏10g，远志10g，石菖蒲10g；瘀血内阻头痛剧烈者加水蛭、蟅虫各6g；风热偏重加菊花、柴胡；风寒偏重加细辛、吴茱萸；头痛以两侧为主加柴胡、香附；兼恶心呕吐加半夏、竹茹；伴头晕耳鸣者加白蒺藜、天麻；伴失眠心烦加磁石、珍珠母；伴鼻塞者加辛夷、苍耳子。上方每日1剂，水煎服，6日为1个疗程，治疗期间停用其他药物。

对照组均服用脑宁片，每次2片，每日3次；全天麻胶囊，每次2粒，每日2次，饭后服，7日为1个疗程，连服1～4个疗程。

临床观察结果显示：治疗组108例患者经治疗获效最捷者服药3剂，多数患者在1周内症状改善，3周时达到最好疗效。治愈64例，显效25例，有效15例，无效4例。对

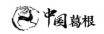

照组治愈 31 例，显效 26 例，有效 32 例，无效 19 例。两组总有效率经统计学处理有显著差异（P<0.01）。治疗组在治疗过程中未出现不良反应，对照组在第 2 ～ 3 个疗程时有 28 例出现不同程度的胃肠道症状，6 例出现头晕乏力，3 例出现药疹。

5. 麻芍葛根汤 [518]

两组反复发作经久难治的头痛患者，其中治疗组 62 例中，男 13 例，女 49 例，年龄 30 ～ 72 岁，病程 15 天～ 20 年；对照组 30 例，男 6 例，女 24 例，年龄 30 ～ 70 岁，病程 16 天～ 21 年。两组性别、年龄、病程、病情基本相同，差异无显著性意义（P>0.05）。

治疗组以麻芍葛根汤治疗。处方：天麻 15g，白芍 30g，葛根 30g。加味：血压高者加牡蛎、丹参各 30g；颈椎增生者加丹参、北黄芪各 30g；伴呕吐者加砂仁 10g、代赭石 20g；夹邪热者加菊花、钩藤各 15g；偏寒者加当归、桂枝各 10g；偏气虚者加党参、北黄芪各 10g；偏阴虚者加枸杞子 20g，生地黄 30g。每天 1 剂，水煎上午服，晚上复渣再煎睡前服，早晚各服 1 次。

对照组口服罗丁片（每片 400mg），每 12 小时服 1 片。两组均以 7 天为 1 个疗程，最长不超过 3 个疗程，记录两组病例服药前后主要症状、体征及脑血流图改变情况，综合评定疗效。

临床观察结果显示：治疗组治愈 15 例，显效 26 例，好转 19 例，无效 2 例，总有效率 96.77%。对照组治愈 2 例，显效 7 例，好转 14 例，无效 7 例，总有效率 76.67%。2 组总有效率比较，差异有显著性意义（Ridit 检验，u=3.47，P<0.05）。

典型病例：

姚某，女，38 岁。1999 年 6 月 26 日初诊。偏头痛 5 年，曾经某医院脑血流图检查：血管扩张；脑电图及头颅 CT 扫描未见异常。诊断为血管扩张性头痛，给予罗丁片、心得安、盐酸氟桂嗪、麦角胺类药物治疗，时缓时发。1 周以来头痛加重，以颞部及枕部紧缩、胀痛为主，时灼热，半边发作，或左或右，每次持续 10 ～ 20 分钟不等，伴头晕目眩，口苦欲饮，心烦失眠，舌红、苔黄，脉弦有力。脑血流图示：脑血管扩张。神经系统检查未见阳性体征。中医诊为头痛，证属肝火上扰。治宜清肝泻火，息风镇痛。处方：天麻 15g，白芍 30g，葛根 30g，牡蛎 30g，菊花 15g，细辛 4g，甘草 6g。每天一剂，水煎服，复渣再煎服，日服 2 次。服 2 剂，症状明显好转，1 疗程后诸症缓解，继以上方调理 1 疗程。随访尚未见复发。

七、治疗病毒性心肌炎

病毒性心肌炎（VMC）是由各种病毒感染引起的急、慢性心肌炎症反应，好发于青壮年，其发病有逐年升高的趋势。大多数病毒性心肌炎可以自愈，部分可迁延或遗留有各种心律失常（如期前收缩、房室传导阻滞等），更为严重的是有可能发生高度房室传导阻滞，此时则需安装永久心脏人工起搏器。

1. 葛根素与磷酸肌酸钠联用 [519]

选取病毒性心肌炎患儿 90 例，均符合 1999 年昆明会议病毒性心肌炎诊断标准。按随机原则分为两组，治疗组 45 例，其中男 24 例，女 21 例；平均年龄 4.5 岁。对照组 45 例，其中男 22 例，女 23 例，平均年龄 4.4 岁。两组患儿的性别、年龄、病程及病情比较差异均无统计学意义。

两组患者常规治疗方法（卧床休息、抗病毒治疗、抗心律失常、能量合剂、钾镁极化液等）相同。对照组在常规治疗方法基础上给予磷酸肌酸钠 20 ～ 50mg/（kg·d）静脉滴注，1 次 / 天，疗程 14 天；治疗组在对照组基础上加用葛根素注射液 0.2 ～ 0.4g/d（<7 岁者 0.2g/d，≥ 7 岁者 0.4g/d），1 次 / 天，疗程 10 ～ 14 天。

治疗组 45 例中显效 27 例，有效 15 例，无效 3 例，总有效率达 93.3%；对照组 45 例中显效 19 例，有效 17 例，无效 9 例，总有效率 80.0%；两组间差异有统计学意义（$P<0.05$）。两组均无不良反应发生，肝肾功能、血尿常规等检查治疗前后无明显变化。

2. 葛根芩连汤与能量合剂联用 [520]

诊断标准以 1987 年全国心肌炎心肌病专题座谈会纪要拟定的《病毒性心肌炎诊断参考标准》为依据，全部病例均有不同程度的胸闷、心悸、头晕、倦怠乏力等症状。随机分为治疗组和对照组，治疗组 35 例中，男 16 例，女 19 例；年龄 8 ～ 60 岁；病程 10 天～ 2 年。对照组 20 例中，男 9 例，女 11 例；年龄 6 ～ 59 岁；病程 12 天～ 1.5 年。

治疗组采用中药葛根芩连汤加味，配合西药能量合剂静滴，并口服辅酶 Q10 和维生素 C 片。中药基本方为：葛根 20g，黄芩 15g，黄连 10g，金银花 30g，连翘 15g，板蓝根 30g，黄芪 40g，丹参 20g，生地黄 15g，麦冬 15g，当归 15g，炙甘草 6g。儿童用量减半。随证加减：兼有表证者加薄荷、蒲公英；心阴不足者加沙参、炒枣仁；气阴两虚者加太子参、五味子；阴虚火旺者加知母、龟甲。每日 1 剂，水煎分早晚 2 次温服。西药用 5% 葡萄糖注射液 250mL、三磷酸腺苷针 40mg、辅酶 A 针 100U、肌苷针 0.4g 静脉滴注，每日 1 次，辅酶 Q10 片 20mg、维生素 C 片 0.3g，每日 3 次口服。10 天为 1 疗程。

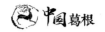

对照组仅应用以上西药，不用中药汤剂。两组均治疗 3 个疗程后评价疗效。

临床观察结果显示：治疗组治愈 26 例，占 74.3%；好转 7 例，占 20%；无效 2 例，占 5.7%。对照组治愈 9 例，占 45%；好转 6 例，占 30%；无效 5 例，占 25%。治疗组总有效率为 94.3%，对照组总有效率为 75%。两组疗效经统计学处理，差异有非常显著意义（$P<0.05$）。

3. 葛根芩连芪麦汤 [521]

全部病例均符合 1987 年全国心肌炎心肌病专题座谈会修订的《成人急性病毒性心肌炎诊断参考标准》，排除甲亢、F 受体功能亢进症、风湿性心肌炎、原发性心肌病、冠心病、结缔组织病及代谢性疾病所致的心肌损害。按序分为治疗组和对照组两组。

治疗组 36 例，男 22 例，女 14 例，年龄 17 ～ 54 岁，平均 31.5 岁，其中 <30 岁者 24 例，30 ～ 45 岁者 10 例，>45 岁者 2 例。对照组 20 例，男 12 例，女 8 例，年龄 16 ～ 55 岁，平均 32.8 岁，其中 <30 岁者 13 例，30 ～ 45 岁者 6 例，>45 岁者 1 例。

两组患者在年龄、性别、病情轻重等方面无显著性差异（$P>0.05$），具有可比性。同时检测患者血红细胞的 SOD 活性（RBC-SOD），血清过氧化脂质（LPO）等项指标。另选择 15 例年龄相仿的健康人作为正常组。

全部病例均根据病情给予休息、改善心肌代谢药（能量合剂、激化液、维生素 C 等）、抗心律失常药、镇静及对症等常规治疗，治疗组在常规治疗的同时，口服葛根芩连芪麦汤。药物组成：葛根 15g，黄芩 12g，黄连 8g，炙甘草 10g，生黄芪 40g，麦冬 15g，制备浓缩成 100mL，分 3 次口服，每日 1 剂，10 天为 1 疗程，观察 1 ～ 2 疗程。

临床观察结果显示：经治疗后，治疗组临床治愈 14 例，显效 16 例，有效 5 例，无效 1 例，总有效率 97.2%；对照组临床治愈 2 例，显效 7 例，有效 9 例，无效 2 例，总有效率 90.0%，两组等级资料经平均 Ridit 分析 u=2.95，有极显著性差异（$P<0.01$），以治疗组为优。

4. 葛根素与含镁极化液联用 [522]

26 例拟诊病毒性心肌炎的住院患者中具有典型表现的病例，具体标准为发病前有病毒感染史，有胸闷、胸痛、气闭及心悸等表现，具有典型的心电图 S–T、T 改变和（或）GOP、CPK、LDH 升高。男 15 例，女 11 例，年龄 16 ～ 41 岁，平均 29 岁，病程 1 ～ 8 天，平均 3 天。

26 例均用葛根素每日 400mg 加 5% 葡萄糖注射液 250mL，滴速 30 ～ 40 滴 / 分，14 天为 1 疗程，同时辅以含镁极化液及其他对症治疗。

临床观察结果显示：1 个疗程后，自觉症状改善总有效率 92.3%（17 例显效中 13 例有心动过速，经用药后心动过速消失），心电图 S–T、T 改善总有效率 87.0%，GOP、CPK、LDH 降低总有效率 95.2%，证明该联合用药对急性病毒性心肌炎治疗疗效肯定，尤其对心动过速者效果更佳，且无明显毒副作用，值得推广应用。

5. 葛根素葡萄糖注射液与果糖联用 [523]

选取急性病毒性心肌炎 120 例，年龄 18～48 岁，随机分为治疗组 60 例和对照组 60 例。两组一般情况比较差异无统计学意义（$P>0.05$），具有可比性。

治疗组给予葛根素葡萄糖注射液静脉滴注，每次 0.6g，每天 1 次，联合 FDP 200mg/kg 加 10% 葡萄糖 200mL 静脉滴注，每天 1 次，疗程 14 天。对照组给予极化液（5% 葡萄糖盐水 500mL+10% 氯化钾 10mL+ 胰岛素 6U）和能量合剂（10% 葡萄糖 500mL+ATP 40mg+ 肌苷 100mg）静脉滴注，每天 1 次，疗程 14 天。

临床观察结果显示：治疗组总有效率为 91.7%，高于对照组的 56.7%，差异有统计学意义（$P<0.05$）。

6. 黄芪注射液与葛根素注射液联用 [524]

将 82 例病毒性心肌炎患儿随机均分为观察组和对照组，观察组采用黄芪注射液与葛根素注射液合用治疗；对照组使用黄芪注射液，两组均 1 次 / 天，15 天为 1 个疗程。观察两组临床疗效。临床观察结果显示：观察组总有效率 97.6%，对照组总有效率 80.5%，两组总有效率比较差异有显著性（$P<0.05$）。表明黄芪注射液联合葛根素注射液治疗小儿病毒性心肌炎疗效显著，无明显不良反应，有广阔应用前景。

7. 葛根素与左卡尼汀联用 [525]

选择病毒性心肌炎患儿 71 例，其中男性患儿 36 例，女性患儿 35 例，平均年龄（6.4±3.2）岁。患儿存在心悸、乏力、胸闷等不同程度表现，近期有呼吸道病毒感染史者 40 例、肠道病毒感染史者 31 例。入选后采用随机数字表法将所有患儿分为对照组和治疗组，分别有 35 例（男 17 例、女 18 例）、36 例（男 19 例、女 17 例）。

两组患儿入选后积极进行治疗，治疗方案包括卧床休息、营养支持、抗病毒、营养心肌等对症支持治疗，并采用左卡尼汀 100mg/kg 静滴，1 次 / 天。治疗组在此基础上加用葛根素 10mg/kg 静滴，1 次 / 天，连续使用 10 天。

临床观察结果显示：治疗后 MDA、SOD、GSH 较治疗前出现显著性差异（$P<0.05$），治疗组治疗后 MDA、SOD、GSH 较对照组均有显著差异（$P<0.05$）。对照组治疗后 CK–MB 及 cTnT 较治疗前均有显著性下降（$P<0.05$），治疗组治疗后 CK–MB、cTnT 及

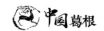

cTnI 较治疗前出现显著性下降（ $P<0.05$ ）。治疗组治疗后 CK–MB、cTnT 及 cTnI 较对照组均有显著下降（ $P<0.05$ ）。相关性分析示 cTnT 与 SOD 及 GSH 显著负相关（ $P<0.05$ ），cTnI 与 SOD 及 GSH 显著负相关，与 MDA 呈显著正相关（ $P<0.05$ ）。

8. 葛根素与复方丹参注射液联合 [526]

将 102 例病毒性心肌炎患儿随机分为两组，观察组 50 例采用复方丹参与葛根素注射液合用治疗，每天 1 次，10 ～ 20 天为 1 个疗程；对照组 52 例单独使用复方丹参注射液，治疗疗程同上。观察两组临床疗效。

临床观察结果显示：观察组总有效率 96.0%，高于对照组的 86.5%，差异有统计学意义（ $P<0.05$ ）。表明在常规治疗基础上复方丹参注射液与葛根素注射液联用治疗病毒性心肌炎疗效肯定，且无明显不良反应，值得临床推广应用。

9. 葛根素与二丁酰环磷腺苷钙联用 [527]

采用葛根素注射液联合二丁酰环磷腺苷钙治疗病毒性心肌炎患者 30 例，并与对照组单纯应用西医常规疗法治疗 30 例进行比较。结果治疗组临床疗效总有效率 93.33%，ECG 总有效率 96.67%，心肌酶改善总有效率 93.33%；对照组分别为 76.67%、66.67% 和 63.33%，治疗组疗效优于对照组（ $P<0.05$ ）。临床结果显示：葛根素注射液联合二丁酰环磷腺苷钙治疗病毒性心肌炎具有确切效果，可作为治疗病毒性心肌炎的方法之一，值得临床推广应用。

10. 葛根素与干扰素联用 [528]

选取 104 例病毒性心肌炎患者，随机分为两组：对照组 52 例给予葛根素注射液治疗；治疗组在对照组治疗基础上加用干扰素。观察两组的血清肌酸激酶和肌钙蛋白的水平变化及治疗效果。

临床观察结果显示：治疗组总有效率 94.2%，高于对照组治疗的 78.8%，差异有统计学意义（ $P<0.05$ ），血清肌酸激酶及肌钙蛋白等改善方面，治疗组优于对照组（ $P<0.05$ ）。表明葛根素联合干扰素治疗病毒性心肌炎效果显著，优于单用葛根素治疗。

11. 葛根素与参麦注射液联用 [529]

将 100 例病毒性心肌炎患儿，随机分为对照组和观察组各 50 例。对照组采用常规治疗，观察组在此基础上加用葛根素联合参麦注射液，观察两组的疗效。结果观察组总有效率为 90%，对照组总有效率为 70%，观察组总有效率高于对照组（ $P<0.05$ ）。表明葛根素联合参麦注射液辅助治疗小儿病毒性心肌炎较常规治疗疗效好。

八、治疗迟发性运动障碍

迟发性运动障碍（TD）是一种特殊而持久的锥体外系不良反应，主要表现为口、唇、舌等部位的不自主活动以及四肢、躯干的舞蹈样动作和肌张力障碍，情绪紧张激动时明显，睡眠时消失。多见于持续使用抗精神病药物数年以后，极少数发生于使用抗精神病药物数月后。TD 的发生机制尚未阐明，病程常不可逆，发病机制可能是抗精神病药物阻断了多巴胺受体而导致受体上调，出现对多巴胺的过分敏感所致，也可能是 D_1、D_2 受体间的不平衡所致；服用经典抗精神病药物患者 TD 发生率高达 7.7%，患病率为 32.4%，服用非典型抗精神病药物 TD 发病率为 2.98%，患病率为 13.1%。[530]

1. 葛根方剂 [531]

选取 24 例精神分裂症伴迟发性运动障碍患者。年龄 20 ～ 53 岁，迟发性运动障碍病程最长 1 年半，最短 2 个月，其中男 14 例，女 10 例。所有病例根据症状轻重，处方中加葛根 20 ～ 50g，水煎服，每日 1 剂。结果 24 例中治愈 16 例（症状完全消失），好转 6 例（症状有不同程度减轻），无效 2 例（症状无改变）。

典型病例：邱某，男，21 岁，1992 年 11 月 24 日住院，患精神分裂症 9 年，经抗精神病药物治疗，精神症状逐渐缓解，随后出现头不自主后仰，经多种方法治疗不见好转，逐渐加重，走路时必须一只手抱头，站立时后脑部要顶着墙。处方选择消迟汤（验方）：生石膏 80g，生地黄 30g，天花粉 30g，石斛 30g，麦冬 30g，瓜蒌 30g，黄连 15g，酒大黄 15g。加入葛根 50g，服药 14 剂后，症状减轻，颈部松软。继服 30 剂，症状消失，1994 年 9 月 22 日痊愈出院，随访 2 年未复发。

典型病例：治某，女，40 岁。患精神分裂症 7 年，伴咀嚼不利、右下肢行走障碍 7 年，1993 年 12 月 17 日入院。诊断为精神分裂症伴迟发性运动障碍，经抗精神病药治疗，精神症状很快缓解，但迟发性运动障碍依存。处方：消迟汤（组成同上）加葛根 30g，服药 10 剂，症状好转，继服 20 剂缓解如常人。

2. 低分子肝素和葛根素联用 [532]

选取诊断为一氧化碳中毒迟发性脑病（DEAcmP）患者 30 例，随机分为研究组和对照组，每组 15 例。对照组给予常规治疗，研究组在对照组基础上加用低分子肝素和葛根素。观察两组临床疗效、血液流变学变化及药物不良反应发生情况。结果研究组总有效率为 86.7%，高于对照组的 66.7%（$P<0.05$）。研究组治疗后纤维蛋白原水平、血浆黏度、全血低切黏度、全血高切黏度均较治疗前和对照组降低，差异有统计学意义（$P<0.05$）。两

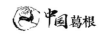

组治疗期间均未发生严重不良反应。可知葛根素联合低分子肝素治疗 DEAcmP 患者疗效确切，安全性高。

3. 桂枝加葛根汤

典型病例：吴某，女，34 岁。15 年前曾患精神分裂症，经住院治疗，后长期服用抗精神分裂药，逐渐出现手、右侧肩膀不自主抽动，头、颈倾斜等症。经上海市某综合性医院诊断为抗精神病药物引起的迟发性运动障碍。现颈项歪斜，不自主牵动，疼痛难忍，尤以行走时明显；兴奋话多，夜寐不安，舌干裂少津，苔薄红，脉细数。治以养阴柔筋，和血通络。

方用桂枝加葛根汤加减：葛根 50g，白芍 30g，桂枝 6g，鸡血藤 15g，生地黄 15g，炙地龙 10g，枸杞子 10g，钩藤 10g，牡丹皮 10g，炒枣仁 20g，龙齿 30g，炙甘草 10g。服 10 剂后，自觉颈项歪斜明显改善，情绪稳定。上方加石菖蒲 10g，胆南星 10g，去炒枣仁。继续进服 30 剂后，症状基本消失，颈项活动自如，疼痛缓解，肩斜复正，做事步行亦如常人。

九、治疗变态反应性皮肤病

（一）局限性硬皮病 [533]

选取 28 例局限性硬皮病门诊患者，其中男 17 例，女 11 例；年龄 12 ～ 54 岁；病程 3 个月 ～ 7 年。发病部位在面部 5 例，肩背部 7 例，腰际部 4 例，四肢 12 例。临床表现为局部皮肤片状或带状硬化，呈黄白色或象牙色，光滑发亮而无皱纹，干燥无汗，呈"羊皮纸"样改变。28 例患者中，肝肾功能、胸部 X 线、腹部 B 超检查无殊，但有 5 例血红蛋白减少，9 例血沉增快，3 例免疫球蛋白异常。

内服葛根汤煎剂，葛根 15 ～ 60g，桂枝 10 ～ 20g，麻黄 5 ～ 10g，白芍 10 ～ 30g，甘草 10 ～ 20g，大枣 10 ～ 20g，生姜 5 ～ 15g，用量依据患者年龄、体质、病情酌定，以服药后皮肤微汗为度。每日 1 剂，水煎 2 次早晚分服，第 3 煎熏洗患处。肌肉或皮损处皮下组织内注射人胎盘组织液针，每次 2 ～ 4mL，隔日 1 次。15 天为 1 个疗程。临床观察结果显示：用药 4 个疗程后，痊愈 15 例，显效 9 例，无效 4 例；痊愈率 54%，有效率 86%。治疗过程中未见明显不良反应。

典型病例：患者，女，14 岁，2002 年 7 月就诊。患者右膝部皮肤变硬 6 个多月，发病初有局部跌伤、受凉史，予维生素 A、维生素 D、大活络丸等中西药物治疗效果不明显。近月来病情加剧，右膝屈伸困难、行走不便。皮肤科检查：右膝关节内侧皮肤带状萎缩，呈黄白色，光滑发亮，触之发硬，周缘皮肤不能捻起。血常规：Hb 95g/L，WBC $6.5×10^9$/L，血沉 25mm/h。肝肾功能、胸部 X 线、腹部 B 超检查未见异常。诊断：局限性硬皮病。处方：葛根 30g，白芍 20g，桂枝、麻黄各 10g，甘草、生姜、大枣各 15g。每日 1 剂内服、外熏。同时使用人胎盘组织液皮损处皮下组织内注射，每次 2mL，隔日 1次。用药 2 个疗程后，患处皮肤红润变软、有出汗感；4 个疗程后患处皮肤的弹性、色泽基本正常，右膝关节屈伸自如。复查血常规无殊，血沉 12mm/h。随访 1 年无复发。

（二）银屑病 [534]

典型病例：李某，男，61 岁，有红皮型银屑病病史 20 年余，查全身皮肤约 90% 呈弥漫性红色、暗红色浸润性皮损，表面有大量糠皮样皮屑。曾服银屑颗粒、复方青黛丸、维A 酸片、维生素 E、转移因子、甲氨蝶呤、强的松片等，外用尤卓尔、艾洛松等，病情时好时坏，反复发作，换季、感冒及心情不佳时明显加重。既往体健，否认过敏史及家族病史。皮肤灼痛、瘙痒、肿胀、下肢尤甚，大便干，小便黄，舌质深红，苔黄厚腻，脉弦数。西医诊断为银屑病。中医诊断为白疕。辨为风邪客肺，瘀毒内生。治以宣肺疏风，凉血散瘀解毒。方用葛根汤加减。药用麻黄 6g，葛根 20g，生地黄 20g，牡丹皮 15g，赤芍15g，茜草 10g，紫草 10g，土茯苓 30g，金银花 20g，连翘 20g，制香附 15g，甘草 10g。水煎服，日 1 剂，早晚分服。服药 15 剂，糠皮样皮屑较前减少，皮肤肿胀、灼痛、瘙痒明显减轻，守方继服 15 剂，弥漫性红色、暗红色浸润性皮损面积较前缩小，糠皮样皮屑明显减少，皮肤灼痛、瘙痒已不明显，双下肢轻微肿胀，大便较前顺畅，小便正常，舌质较前变淡、苔稍腻微黄，脉弦。上方减金银花、连翘，加当归 15g、薏苡仁 30g。再服 30剂，全身皮损、红斑已不明显，为防复发，继服 1 个月。随访未复发。

十、治疗痛风性关节炎[535]

急性痛风性关节炎是关节腔尿酸盐浓度的急剧变化，导致尿酸盐微晶体的形成，滑膜内皮细胞的活化，促使单核巨噬细胞的黏附和渗出，吞噬尿酸盐微晶体后分泌炎性因子诱发的免疫反应。典型发作一般多起病急骤，常于午夜足痛惊醒，其疼痛性质呈刀割、咬噬样，关节及周围组织红、肿、热、痛。其发病率呈逐年上升趋势，并且与高血压、高脂血症、动脉硬化、肥胖、胰岛素抵抗的发生密切相关。痛风性关节炎的急性发作常常给患者带来巨大的身心痛苦，而其慢性痛风性关节炎反复发作，常常导致骨和软骨的破坏，急性

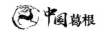

痛风性关节炎的规范治疗是改善预后的关键。

1. 葛根方剂一 [536]

典型病例1：患者，男，71岁，右足突然剧痛2天，既往曾患痛风，于2001年6月28日来院就医。血尿酸536μmol/L。查体：右足第一跖趾关节红肿、灼热、触痛、活动受限。舌红胖苔白，脉沉。证属湿热痹。诊断为急性痛风性关节炎。治以清热祛湿，通络止痛。处方：葛根、茯苓、忍冬藤各50g，威灵仙25g，黄柏20g，牛膝、苍术、地龙、泽泻、山药、丹皮、夏枯草各15g，四剂水煎早晚各1次口服。二诊：药后肿消痛减，继服四剂巩固治疗，再以葛根200g水煎，早晚各一次膳后口服，随访至今未复发。

典型病例2：患者，女，70岁，既往曾患痛风，关节疼痛反复发作，于2000年10月16日来院就医。血尿酸625μmol/L。查体：双足第一跖趾关节肥大、僵硬、肿胀、触痛，行走困难。证属痹。诊断为慢性痛风性关节炎。治以祛风胜湿通络止痛。处方：葛根200g，每日1剂，早晚各1次口服。服药1个月后复查血尿酸为413μmol/L，关节肿痛消失，随访4年，仅轻度发作1次，自服葛根而愈。

2. 葛根方剂二 [537]

自1982～1996年在门诊和病房共治疗痛风性关节炎75例，疗效显著。75例患者全部男性，年龄最大83岁，最小37岁，平均年龄52.5岁。急性期46例，慢性期29例。结果总有效率96.9%。

典型病例1：李某，男，48岁。因左足肿痛伴发热3天，于1995年8月3日入院。查体：面色红，手足心热，左足踝关节、足背及第一跖趾关节肿胀，足背至第一跖趾关节皮肤色红，触之灼热、疼痛，行走不便，口干，舌质红、苔微黄腻，脉细弦数。实验室检查：血白细胞9.6×10⁹/L，中性粒细胞百分比0.71，淋巴细胞百分比0.29，血沉54mm/h，血尿酸435μmol/L。双肾B超示：左侧肾盏及上段输尿管多个小结石。西医诊断：痛风性关节炎。中医诊断：热痹。治宜清热通络，祛风胜湿。方药：生葛根50g，黄柏12g，苍术10g，薏苡仁30g，牛膝10g，忍冬藤15g，秦艽15g，防己12g，豨莶草15g，萆薢15g，生甘草6g。服4剂后红肿热痛明显减轻，再服6剂，症状消失能行走，以原方去萆薢，加五加皮15g，带药10剂出院。1年后随访未复发。

典型病例2：钟某，男，78岁。1993年4月16日诊。因双足小关节疼痛伴肿胀1周就诊。有痛风性关节炎史15年，曾用秋水仙碱、别嘌醇治疗，因副作用大已停服半年余，并有高血压、冠心病、慢性支气管炎、肺气肿病史。刻诊：面红体胖，呼吸急促，两足第一跖趾关节肥大僵硬，足跟及其他小趾关节轻度肿胀、触痛，两下肢沉重无力，不能行走，纳差，大便干，脉微弦数，舌质红，苔微黄厚腻。中医诊断：湿重于热。治宜清热除湿，活血通络。方药：生葛根 50g，苍白术各 10g，薏苡仁 30g，怀牛膝 12g，黄柏 10g，丹参 20g，地龙 15g，秦艽 15g，独活 12g，防己 12g，豨莶草 15g。服 15 剂后，除第一跖趾关节肥大外，其他小趾关节肿胀消失。嘱其每日用生葛根 100g，水煎代茶饮。2 年后随访未复发。

十一、治疗耳聋

1. 葛根素与胞磷胆碱钠联用 [538]

选取 62 例突发性耳聋患者，随机分为治疗组 32 例与对照组 30 例，治疗组用葛根素注射液联合胞磷胆碱钠注射液治疗，对照组用葛根素注射液治疗，15 天为 1 个疗程，观察治疗前后两组的临床总有效率及听阈的改善情况。治疗组治疗突发性耳聋总有效率达 93.75%，对照组总有效率为 76.67%，治疗组疗效优于对照组。有相关研究表明，葛根素在改善低氧时内耳微循环的同时，能够扩张脑血管，对抗血管痉挛，增加血流量，抑制内耳组织在低氧状态下脂质过氧化，减轻氧自由基对内耳组织，尤其是听毛细胞的直接损害，内耳听毛细胞的功能得以改善，从而提高听力 [539]。葛根素联合胞磷胆碱钠注射液在改善血液循环及营养神经方面有明显作用，是治疗突发性耳聋安全、有效的临床用药。

2. 葛根素注射液联合声频共振治疗 [540]

选择老年性聋患者 138 例，97 例伴有耳鸣症状。根据病程小于 6 个月、6～12 个月及大于 12 个月分为 3 组，每组随机再分为治疗组与对照组。治疗组均口服耳聋左慈丸、耳后注射葛根素注射液联合声频共振治疗；对照组均单纯口服耳聋左慈丸。观察治疗前、治疗后第 30 天、第 90 天患者听力变化及耳鸣改善情况。结果发现经耳后注射葛根素注射液联合声频共振对早期老年性聋有较好治疗作用，并能延缓老年性聋，对耳鸣也有很好疗效。葛根有疏通血脉、升举清气、充养脑髓、濡润筋脉之功效，与老年性聋主要治则中的祛瘀通窍相契合。前期研究提示，虽然葛根素不能完全阻止老年性聋的发生，但对耳蜗毛细胞有一定的保护作用，延缓老年性听力损失的发展进程 [541]。

3. 葛根素注射液与长春西汀联用 [542]

选取突发性耳聋患者 126 例，随机分为对照组（63 例）和治疗组（63 例）。对照组患者静脉滴注长春西汀注射液，30mg 加入生理盐水 250mL，1 次/天。治疗组患者在对照组的基础上静脉滴注葛根素注射液，0.4g 加入 5% 葡萄糖注射液 250mL，1 次/天。两组患者治疗 14 天。观察两组患者临床疗效，同时比较治疗前后两组患者平均听阈值、血液流变学和氧化应激指标变化。该研究发现治疗组可有效降低 ET、LPO 水平，提高 NO、SOD 水平，说明葛根素注射液联合长春西汀可调节血管舒张收缩活动，改善微循环，抑制氧自由基，清除过氧化物，从而减轻氧自由基对耳蜗的损伤。二者联合治疗突发性耳聋疗效确切，可有效改善听力水平，改善患者血液流变学，减轻氧化应激反应，安全性好，值得临床推广应用。

4. 益气聪明汤与葛根素注射液联用 [543]

选取突发性耳聋患者 104 例，随机分为对照组和观察组各 52 例。对照组男 19 例，女 33 例；年龄 21～67 岁，平均（46.7±9.3）岁；轻度听力损失 8 例、中度听力损失 28 例、中重度听力损失 8 例、重度听力损失 6 例、极重度听力损失 2 例。观察组男 17 例，女 35 例；年龄 20～65 岁，平均（46.2±9.2）岁；轻度听力损失 9 例、中度听力损失 29 例、中重度听力损失 6 例、重度听力损失 5 例、极重度听力损失 3 例。排除耳硬化症、听神经瘤、中耳炎和脑干病损等听力降低患者。两组一般资料比较差异无统计学意义（$P>0.05$），具有可比性。

对照组给予常规治疗，长春西汀注射液 20mg 加 0.9% 氯化钠注射液 500mL 静脉滴注，1 次 / 天；前列地尔注射液 10μg 加 0.9% 氯化钠注射液 100mL 静脉滴注，1 次 / 天；盐酸赖氨酸注射液 3g 加 0.9% 氯化钠注射液 250mL 静脉滴注，1 次 / 天；口服醋酸泼尼松片 60mg，1 次 / 天。

观察组在对照组基础上加用益气聪明汤联合葛根素注射液治疗，益气聪明汤药方如下：人参 15g，黄芪 15g，白芍 6g，蔓荆子 9g，炙甘草 3g，黄柏 6g，葛根 4.5g，升麻 4.5g，水煎服，1 剂 / 天，分 2 次温服。葛根素注射液 0.4g 加 500mL 葡萄糖注射液静脉滴注，1 次 / 天。两组均治疗 1 周为 1 个疗程。

临床观察结果显示：观察组有效率为 96.15%，优于对照组的 76.92%，差异有统计学意义（$P<0.05$）。对照组与观察组治疗后听力均优于治疗前。在低频区的听力分别为（47.9±6.2）dB、（41.7±5.8）dB，在高频区的听力分别为（41.2±5.7）dB、（42.2±6.0）dB。其中，观察组治疗后低频区听力改善情况明显优于对照组，差异有统计学意义（$P<0.05$）。表明益气聪明汤联合葛根素注射液治疗突发性耳聋效果确切，能够有效改善患者听力，提高生活质量，值得推广。

5. 葛根素与利多卡因联用 [544]

95 例（102 耳）突发性耳聋患者，随机分为观察组（46 例，50 耳）和对照组（49 例，52 耳）。观察组进行葛根素联合利多卡因治疗，对照组进行低分子右旋糖酐和复方丹参注射液治疗，15 天为 1 个治疗疗程，结束后观察两组临床疗效及平均听阈改善情况，结果观察组治疗后总有效率为 91.30%，明显高于对照组的 71.43%（$P<0.05$）；治疗后两组平均听阈比较有差异具有统计学意义（$P<0.01$）；观察组听力恢复时间为（8.50±2.01）天，短于对照组的（10.26±4.13）天（$P<0.01$），表明葛根素联合利多卡因治疗突发性耳聋效果明显，能够通过改善内耳血液循环、衰减或消除耳蜗及前庭病理性刺激等机制改善临床症状，值得临床推广和使用。

6. 葛根素注射液与单唾液酸四己糖神经节苷脂钠联用 [545]

选取 100 例突发性耳聋患者为研究对象，根据用药的差别分为对照组（50 例）和治疗组（50 例）。对照组静脉滴注单唾液酸四己糖神经节苷脂钠注射液，40mg 加入生理盐水 100mL，1 次 / 天。治疗组在对照组的基础上静脉滴注葛根素注射液，400mg 加入生理盐水 250mL，1 次 / 天。两组患者均治疗 10 天。评价两组患者临床疗效，同时比较治疗前后两组患者血清细胞因子水平、血液流变学指标和听力阈值。结果治疗后，对照组和治疗组总有效率分别为 80.00% 和 96.00%，两组比较差异具有统计学意义（$P<0.05$）。治疗后，两组患者血浆内皮素（ET）、可溶性血管细胞间黏附分子 –1（sVCAM–1）水平降低，降钙素基因相关肽（CGRP）水平增高，同组比较差异具有统计学意义（$P<0.05$）；且治疗组患者血清细胞因子水平显著优于对照组（$P<0.05$）。治疗后，两组患者血浆黏度（PV）、全血黏度高切（HS）、红细胞聚集指数（EAI）、纤维蛋白原（FIB）均显著降低（$P<0.05$）；且治疗组患者血液流变学指标明显低于对照组（$P<0.05$）。治疗后，两组患者听力阈值均显著下降（$P<0.05$）；且治疗组患者听力阈值明显低于对照组（$P<0.05$）。表明葛根素注射液联合单唾液酸四己糖神经节苷脂钠治疗突发性耳聋可有效改善血液流变学指标和血管内皮功能，有利于听力恢复，具有一定的临床推广应用价值。

7. 葛根素注射液 [546]

选择 80 例突发性耳聋患者，随机分成两组，每组 40 例，在常规的西医治疗的基础之上，观察组患者增加葛根素注射液进行治疗，对照组患者则继续采用常规的西医治疗方法进行治疗，两组患者均进行 1 个疗程 10 天的治疗，之后对比两组患者的治疗效果。结果在治疗效果方面，观察组与对照组相比具有明显的优势，差异在统计学上具有显著性意义。表明葛根素注射液对突发性耳聋治疗效果显著，安全可靠，值得在临床上实施与推广应用。

8. 葛根素与地塞米松联用 [547]

本组患者 104 例，均符合中华医学会耳鼻咽喉科学会 1996 年制定的突聋诊断标准。104 例（111 耳），男 58 例，女 46 例，年龄 19 ～ 72 岁，平均年龄 45.5 岁，单耳 97 例，双耳 7 例，发病至就诊时间 0.5 ～ 23 天。耳聋程度：轻度（听力损失 20 ～ 40db）11 耳；中度（听力损失 41 ～ 55db）37 耳；中重度（56 ～ 70db）40 耳，重度（听力损失 71 ～ 90db）13 耳，极重症（听力损失 90db 以上）10 耳；伴耳鸣 87 例，眩晕 22 例。并发高血压病 15 例，并发糖尿病 13 例。将 104 例（111 耳）患者，随机分为两组，治疗组 56 例（62 耳），对照组 48 例（49 耳），所有患者均术前行 CT 或 MRI 检查排除颅脑疾病。

治疗组入院后即给予葛根素注射液 0.4g 加入葡萄糖注射液 250mL 静滴，1 次 / 天。同时患耳鼓室内注射地塞米松：患者取仰卧位，患耳朝上，清洁消毒外耳道及周边皮肤，以布 – 楠氏液棉片行表面麻醉，显微镜下用 1mL 注射器抽地塞米松注射液（5g/L），在鼓膜后下象限穿刺缓慢注药 2.5mg，保持注药耳朝上平卧 30min，避免吞咽动作，使药液尽可能在鼓室内保留较长时间，隔日 1 次，可连续 1 ～ 2 周。对照组入院后即给予低分子右旋糖酐注射液 500mL，三磷酸腺苷 40mg、辅酶 A 100U、胞二磷胆碱针 0.5g 静脉滴注，1 次 / 天，维生素 B_1、B_{12} 肌注及口服西比灵胶囊，高压氧舱治疗，7 天为 1 个疗程，可连续 1 ～ 2 周。

临床观察结果显示：葛根素联合鼓室内注射地塞米松有效率 87.1%，对照组 65.31%，其差异有显著性意义（$P<0.05$）。表明葛根素联合鼓室内注射地塞米松治疗突发性耳聋可取得良好效果。

9. 葛根素注射液与巴曲酶联用 [548]

选择突发性耳聋患者 78 例，随机分为两组，每组各 39 例。对照组给予巴曲酶注射液，每次 10BU，加入 500mL 生理盐水中稀释后进行静脉滴注，每两天 1 次。观察组在对照组基础上联合静脉滴注葛根素注射液治疗，将 0.4g 葛根素注射液加入 250mL 生理盐水中进行静脉滴注，每天 1 次。两组均治疗 10 天。比较两组的临床治疗效果，以及治疗前后的活化部分凝血活酶时间、凝血酶时间、凝血酶原时间和血浆纤维蛋白原，全血黏度低切、血细胞比容、全血黏度高切、血浆黏度和纯音听阈值。结果观察组的有效率为 89.74%，明显高于对照组的 71.79%，差异有统计学意义（$P<0.05$）。两组治疗后的凝血酶时间、活化部分凝血活酶时间以及凝血酶原时间均明显升高，血浆纤维蛋白原明显降低，同组治疗前后比较差异有统计学意义（$P<0.05$）；且两组间相比差异有统计学意义（$P<0.05$）。两组治疗后的全血黏度低切、血细胞比容、全血黏度高切及血浆黏度均明显降低，同组治疗前后比较差异有统计学意义（$P<0.05$）；且观察组明显低于对照组，差异有统计学意义（$P<0.05$）。两组治疗后的纯音听阈值均明显改善，同组治疗前后比较差异有统计学意义（$P<0.05$）；且观察组明显优于对照组，差异有统计学意义（$P<0.05$）。表明葛根素注射液联合巴曲酶治疗突发性耳聋的临床效果明显优于单独使用巴曲酶，不仅可以有

效改善患者的临床症状还可以改善血液流变学状态以及血液高凝状态。

十二、治疗头痛眩晕

1. 葛根汤加减 [549]

参照国家中医药管理局 1994 年颁布的《中华人民共和国中医药行业标准》诊断标准，选择既往有脑外伤病史，但排除颅内出血、颅骨骨折及肿瘤、严重血液病等的门诊、住院患者 100 例，随机分成两组。治疗组 50 例，男 31 例，女 19 例，年龄 17～65 岁，平均 31.8 岁；对照组 50 例，男 33 例，女 17 例，年龄 16～72 岁，平均 33.2 岁。两组病程 1 个月～2 年，平均 1.2 年。两组患者年龄、性别、病程、临床症状比较，均无显著性差异，具有可比性。

治疗组予葛根汤加减，葛根 30g，桂枝 6g，白芍 20g，甘草 10g，桃仁 10g，红花 10g，石菖蒲 10g，土元 15g，黄芪 20g，白芥子 6g，枸杞子 15g，炙麻黄 5g。加减：阴虚加麦冬 15g，生地黄、熟地黄各 12g；肾虚加肉苁蓉 10g，巴戟天 10g；虚阳上亢加代赭石 30g，石决明 30g。常规水煎，1 剂 / 天，分早晚 2 次服，连用 2 周为 1 个疗程。对照组予眩晕停、脑复康片及西医对症治疗。

结果治疗组 50 例，显效 23 例（46%），有效 25 例（50%），无效 2 例（4%），总有效率为 96%；对照组 50 例，显效 19 例（38%），有效 20 例（40%），无效 11 例（22%），总有效率为 78%。两组总有效率比较，差异有显著性（$P<0.05$）。

典型病例：患者，男，57 岁，2002 年 8 月 5 日来诊，诉 5 个月前因被摩托车撞倒致脑外伤，经予外科治疗痊愈后时发头痛、头晕目眩，视物旋转，健忘神疲，视力减退，甚则不能站立，周身酸痛等症，在附近个体诊所予对症处理后稍见好转，不日复发，痛苦不堪，查血压 16/11kPa，神经反射无异常，脑电图、CT 检查均无异常，望患者面色黧黑，舌质紫暗，有瘀斑，脉沉涩。中医辨证：瘀阻脑府，灵窍失慧。证属虚中夹实之证，予葛根汤加减：葛根 30g，桂枝 6g，白芍 20g，甘草 10g，桃仁 10g，红花 10g，石菖蒲 10g，土元 15g，黄芪 20g，白芥子 6g，枸杞子 15g，炙麻黄 5g。1 剂 / 天，水煎服，连服 2 个疗程，症状基本消失。随访 1 年，未再发眩晕。

2. 葛根止眩汤 [550]

患者 88 例中，男 27 例，女 61 例；年龄 36～66 岁；病程 5 小时～10 年；所有患者均摄颈椎片确诊为颈椎骨质增生，并有典型眩晕症状，部分患者做多普勒检查以明确脑血流供血不足的程度。

自拟葛根止眩汤处方：葛根 30g，升麻 10g，黄芪 20g，丹参 20g，当归尾、川芎、桃仁各 12g，红花 5g，石菖蒲 10g，天麻 10g，石决明 30g（先煎）。恶心呕吐者加姜半夏、竹茹各 12g，耳鸣者加蝉衣 10g，颈肩强痛板滞不舒者加地龙、延胡索各 12g。

本组病例均以上方随证加减，服药 10 天为 1 个疗程，观察疗效，多数患者 3 天左右见效。症状完全消失，颈部板滞恢复正常者为显效，共 73 例；症状好转，眩晕基本消失，颈部尚有板滞不适者为好转，共 12 例；症状改善不明显者为无效，共 3 例。总有效率为 96.59%。

典型病例：患者，女，46 岁，1995 年 4 月 2 日就诊。该患者 3 年前因年底工作紧张而觉颈酸痛，突发眩晕、视物旋转、恶心呕吐而来急诊，以眩晕症收住入院。经查颈椎侧位片示：第 3、4、5 颈椎骨质增生；脑部多普勒检查示脑供血不足，诊断为颈椎病及椎－基底动脉供血不足，经治好转出院。间时有发作。今日起床时颈部酸痛板滞不舒，突发眩晕、视物旋转、恶心呕吐、不能睁眼，自服晕海宁、西比灵等无效而来就诊。脑部多普勒检查示：椎－基底动脉狭窄，供血不足，诊断如前。予服葛根止眩汤，嘱静卧休息。服药 5 剂后眩晕止，再予 10 剂以巩固疗效，随访 1 个月未发，复查脑多普勒示脑供血改善。

3. 葛根素注射液

临床病例 1[551]：

选取以眩晕为主要症状的 67 例住院患者，均经头颈部 X 片、脑血流图、CT 中至少 2 项检查确诊为椎动脉型颈椎病，临床表现为视物旋转、浮动，站立不稳，头部旋转症状加重伴眼球震颤，部分有耳鸣、听力减退、恶心、呕吐。随机分为葛根素组（治疗组）37 例，男 20 例，女 17 例，年龄（58±11）岁（50～72 岁）；复方丹参组（对照组）30 例，男 18 例，女 12 例，年龄（61±13）岁（52～76 岁）。两组的性别、年龄、临床表现相近，具有可比性。

两组的一般治疗相同，即 10% 葡萄糖注射液 500mL，三磷酸腺苷 20mg，辅酶 A 100U，维生素 B_6 100U，静脉滴注，每日 1 次，14 天为 1 个疗程。在一般治疗的基础上，治疗组用葛根素注射液 500mg 加 5% 葡萄糖注射液 250mL 静脉滴注，每日 1 次；对照组用复方丹参注射液 20mL 加 5% 葡萄糖注射液 250mL 静脉滴注，每日 1 次。两组均以 2 周为 1 个疗程，并密切观察、记录在治疗过程中出现的不良反应及治疗前后的血、尿常规和肝、肾功能的变化。

临床观察结果显示：治疗 2 周后，治疗组显效 19 例，有效 14 列，无效 4 例，总有效率 89.2%；对照组显效 8 例，有效 15 例，无效 7 例，总有效率 76.7%，两组疗效比较经

Ridit 分析，治疗组 R_1=0.5，对照组 R_2=0.6457，差别有显著意义（$P<0.05$）。

临床病例 2[552]：

颈性眩晕患者 57 例，随机分为葛根素组（治疗组）28 例和川芎嗪组（对照组）29 例。治疗组中男 20 例，女 8 例；年龄 38～62 岁，平均年龄（49.0±2.2）岁；伴高脂血症 11 例，脑动脉硬化 2 例。对照组中男 17 例，女 12 例；年龄 35～70 岁，平均年龄（51.0±2.5）岁；伴有糖尿病 4 例，高脂血症 7 例，脑动脉硬化 3 例。两组患者均排除脑部炎症、梗死或出血急性期、外伤、内耳疾病、眼病、肝肾和造血系统等严重原发性疾病、精神病及证实对本药过敏等情况。两组患者在性别、年龄、临床表现等方面相近，经统计学处理，差异无统计学意义（$P>0.05$），具有可比性。

治疗组采用葛根素葡萄糖注射液 200mL（2mg/mL）静脉滴注，每日 1 次；对照组采用川芎嗪氯化钠注射液 200mL（0.8mg/mL）静脉滴注，每日 1 次。两组均以 15 天为 1 个疗程，治疗 1 个疗程。同时在治疗过程中观察并记录出现的各种不良反应以及治疗前后患者的肝、肾功能有无异常变化。

临床观察结果显示：治疗 1 个疗程后，治疗组总有效率为 92.9%，对照组 93.1%，两组比较差异无统计意义（$P>0.05$），提示葛根素葡萄糖注射液与川芎嗪氯化钠注射液治疗颈性眩晕的临床疗效相仿。

4. 葛根素与天麻素联用 [553]

选取 75 例患者，男 44 例，女 31 例；平均年龄（50.65±10.21）岁；其中椎基底动脉供血不足 46 例，梅尼埃病 20 例，突发性耳聋 9 例；伴随高血压病 45 例，糖尿病 24 例，冠心病 31 例。全部病例均有眩晕症状，伴恶心呕吐 57 例，眼震 43 例，耳鸣 30 例，耳聋 19 例，走路不稳 68 例。

75 例患者均给予生理盐水 250mL 加葛根素 400mg，生理盐水 250mL 加天麻素注射液 500mg，其他治疗如保持安静、镇静，呕吐剧烈者给予胃复安等止吐药物。10 天为一疗程。

临床观察结果显示：1 疗程治疗结束后，治愈 32 例，占 42.67%；显效 28 例，占 37.33%；有效 12 例，占 16.00%；无效 3 例，占 4.00%；总有效率 96%。

5. 尼莫地平与葛根素葡萄糖注射液联用 [554]

选取门诊住院治疗的后循环缺血性眩晕患者 120 例，将患者随机分为联合组和对照组，每组 60 例。对照组男 27 例，女 33 例；年龄（56.8±7.6）岁；高血压 18 例，糖尿病 9 例，高脂血症 17 例。联合组男 25 例，女 35 例；年龄（57.3±8.2）岁；高血压 19 例，糖尿病 11 例，高脂血症 16 例。两组患者的病史及临床特征无统计学差异。

在抗血小板聚集、降压、降糖、降脂等常规治疗基础上，对照组给予尼莫地平 10mg 加入 5% 葡萄糖注射液或生理盐水 500mL 中静脉输注，每日 1 次，共 14 天。联合组给予尼莫地平（用法用量同对照组），联合葛根素葡萄糖注射液 200mL 静脉输注，糖尿病患者加入 3 ～ 4U 胰岛素，每日 1 次，共 15 天。

临床观察结果显示：与治疗前相比，治疗后两组的椎－基底动脉血流速度均有不同程度提高，全血黏度、血浆黏度、红细胞比容及血小板聚集率均有不同程度下降，与对照组相比，联合组变化的幅度更为显著（$P<0.05$）。对照组总有效率为 83.33%，联合组为 91.67%，两组比较差异具有统计学意义（$P<0.05$）。表明尼莫地平联合葛根素葡萄糖注射液能有效治疗后循环缺血性眩晕，改善血液黏稠度和椎－基底动脉供血。

6. 葛根素注射液治疗内耳眩晕病 [555]

112 例内耳眩晕患者，将患者按照就诊顺序随机分为对照组和观察组。对照组 56 例患者，其中男 20 例，女 36 例；年龄为 23 ～ 66 岁，平均年龄为（36.6±7.2）岁；病程为 1 ～ 6 天，平均病程为（2.2±0.5）天。观察组 56 例患者，其中男 23 例，女 33 例；年龄为 20 ～ 62 岁，平均年龄为（35.4±7.1）岁；病程为 1 ～ 7 天，平均病程为（2.4±0.8）天。两组患者在性别、年龄、病情等基本资料方面不具备显著性差异（$P>0.05$），具有可比性。

观察组以葛根素注射液进行治疗，将 400mg 加入到 250mL 的注射液中进行静脉滴注，一天 1 次，持续 3 天。对照组将 40mg 三磷酸腺苷、200mg 维生素 B、200U 辅酶 A 加入到 250mL 的注射液中进行静脉滴注，一天 1 次，持续 3 天。

临床观察结果显示：观察组的治疗有效率 96.43%，明显优于对照组 83.93%，差异具有统计学意义（$P<0.05$）。表明采用葛根素注射液治疗内耳眩晕症患者，效果颇为理想且安全性高，值得在临床上应用并推广。

7. 葛根素与利多卡因 [556]

选取椎基底动脉缺血性眩晕患者 60 例，随机分为治疗组和对照组。治疗组 30 例，男 18 例，女 12 例；年龄 45 ～ 70 岁，平均 60.5 岁。对照组 30 例，男 16 例，女 14 例；年龄 46 ～ 72 岁，平均 62.2 岁。两组年龄分布、眩晕特点及伴随症状接近，无显著性差异（$P>0.05$）。

治疗组用 500mg 葛根素注射液加入生理盐水 250mL 中静脉滴注，每日 1 次，利多卡因 200mg 加入 5% 葡萄糖液 250mL 中静脉滴注，每日 1 次，疗程为 7 天；对照组单用利多卡因 200mg 加入 5% 葡萄糖液 250mL 中静脉滴注，每日 1 次，疗程为 7 天。其他一般治疗相同。

临床观察结果显示：治疗组 30 例中，显效 20 例（67%），有效 8 例（27%），无效 2 例（7%），总有效率 93%。对照组 30 例中，显效 8 例（27%），有效 15 例（50%），无效 7 例（23%），总有效率 77%。经卡方检验，两组疗效有显著性差异（$P<0.01$）。

十三、治疗帕金森病

帕金森病（PD）又称震颤麻痹，是发生于中年以上的中枢神经系统变性疾病。主要病变在黑质和纹状体。帕金森病多发生于中老年人，主要特征为肌强直、震颤和运动减少。多慢性起病，逐渐加重，病程长。

1. 葛根素注射液 [557]

选取 61 例帕金森患者，随机分为治疗组 31 例和对照组 30 例。治疗组男 23 例，女 8 例，年龄（71.3±6.8）岁；对照组男 19 例，女 11 例，年龄（70.05±7.5）岁。两组病例在年龄、性别分布上均无显著性差异。治疗组中医辨证属肝肾不足证 16 例，痰热动风证 6 例，血瘀动风证 4 例，气血不足证 3 例，阴阳两虚证 2 例。

对照组根据病情选用美多芭 125mg，每日 2 次，连用 1 周，然后改为美多芭 250mg，每日 2 次，连续 1 个月。也可酌情选用安坦、金刚烷胺等，并随时调整用量，对出现不良反应者予对症处理。治疗组给予 5% 葡萄糖液（有糖尿病患者使用生理盐水）500mL+ 葛根素针 400mg 静滴，每日 1 次，10 天为 1 个疗程，停药 2 天后行第 2 个疗程，共治疗 1 个月。中药用自拟滋阴息风汤加减，药用龟甲、鹿角胶、干地黄、山萸肉、山药、杜仲、白芍、天麻、珍珠母、丹参、川芎、炙甘草等。气血不足型加黄芪、水蛭。每日服 1 剂，10 天为 1 个疗程，停药 2 天后，行第 2 个疗程，共治疗 1 个月。

临床观察结果显示：治疗组临床总有效率为 97%，明显高于对照组（63%）。表明葛根素结合西药治疗 PD 可明显提高疗效，葛根素对 PD 有较好的治疗作用，且无不良反应。

2. 葛根素注射液与多奈哌齐联用 [558]

选取帕金森病患者 98 例，随机分为对照组和治疗组，每组各 49 例。对照组患者睡前口服盐酸多奈哌齐片，1 片 / 次，1 次 / 天，维持 1 个月，然后根据治疗效果增加剂量至 2 片 / 次，1 片 / 天。治疗组在对照组基础上静脉滴注葛根素注射液，400mg 加入到 5% 葡萄糖溶液 500mL 中，1 次 / 天。15 天为 1 个疗程，两组患者连续治疗 3 个疗程。观察两组的临床疗效，比较两组的改良 Webster 症状评分。

临床观察结果显示：治疗后，对照组和治疗组的总有效率分别为 79.59%、91.83%，两组比较差异有统计学意义（*P*<0.05）。治疗后，两组患者改良 Webster 症状评分均显著下降，同组治疗前后比较差异具有统计学意义（*P*<0.05）；且治疗组患者改良 Webster 症状评分显著低于对照组，两组比较差异具有统计学意义（*P*<0.05）。表明葛根素注射液联合盐酸多奈哌齐片治疗帕金森病具有较好的临床疗效，可改善临床症状，安全性较好，具有一定的临床推广应用价值。

3. 葛根棱芪汤 [559]

葛根棱芪汤处方：葛根 30～100g，黄芪 30～60g（以活血补气），生地黄 20～40g，玄参 10～20g，天麻 10～15g，钩藤 20～30g（以滋补肝肾之阴）；水蛭 5～10g，三棱 8～15g，莪术 10～20g，川芎 10～20g，大黄 5～50g（以通下活血化瘀）；全蝎 2～6g，蜈蚣 2～5 条，穿山甲 5～12g（以加强活血化瘀，息风活络）；枳壳或枳实 6～15g（以行气）；郁金 10～15g，醋柴胡 10～20g（以疏肝解郁）。诸药合用，随症加减，共同起到滋补肝肾、益气活血、化瘀息风的功效。

典型病例 1：丁某，男，77 岁，于 1998 年就诊。患者无明显原因，于 66 岁前后渐起右手抖动，继之右下肢，渐及四肢，病情愈来愈重，日常生活不能自理，连进食都很困难，流涎。曾去多家医院就诊，诊断帕金森病。经美多芭、左旋多巴、安坦、多巴丝肼、金刚烷胺、脑复康、脑活素等多种药物治疗，病情曾有过好转，但不久症状更重。因服用西药，大便干结，数日解。查体：强制性哭笑面容，流涎，四肢肌张力均呈齿轮样增高，肌力正常，未引出病理反射，行动困难，走路需家人扶持，手不能持物，生活要家人照料。舌绛紫、舌边尖有斑痕点，脉弦滑。头颅 MRI 示多发性腔隙性脑梗死。诊断帕金森病，脑梗死。病机为病久体虚，肝肾亏虚，气滞血瘀。治则为益气化瘀，兼滋补肝肾。处方为葛根 50g，生黄芪 30g，川芎 10g，川牛膝 10g，水蛭 10g，三棱 10g，莪术 10g，熟大黄 20g，穿山甲 10g，天麻 10g，生地黄 20g，钩藤 20g，炒枳壳 10g，全蝎 3g，蜈蚣 3g，玄参 10g，等。7 剂，每日 1 剂，水煎服（未合用西药）。药后病情逐渐好转，原方加减治疗 2 个月后，舌质红润光泽，斑痕点消失，震颤亦逐渐消失，四肢肌张力明显降低，精神转好，能独自行走和上下楼，生活能完全自理，活动自如。停服中药近 1 年，病情稳定。至 2000 年 11 月病情出现反复，有手抖、活动不自如等帕金森病症状。再投上药，继续治疗 2 月余，上述症状又渐渐消除。为进一步巩固治疗，服药由每日 1 剂改为 2 日 1 剂，近半年来改为 3 日 1 剂，目前病情较稳定。

典型病例 2：吴某，女，74 岁，于 1997 年来我科就诊。患者无明显原因，60 岁左右先出现右手抖动，继之双手抖动，口及面部颤抖已 3 年多，并伴头昏、头晕，双下肢乏力不能行走，双腿打飘，全身僵硬感明显。有冠心病史。曾在多家医院就医，曾用过美多芭、金刚烷胺、左旋多巴、安坦、脑活素等治疗，效果不明显。查体：面部表情呆板，呈面具脸，可见面部肌肉不停地颤抖，四肢肌张力呈铅管样增高，肌力正常。头颅 CT 示右基底节腔隙性脑梗死，脑萎缩。血液流变学指标呈高黏状态。舌络紫，舌下静脉曲张。诊断为帕金森病，脑梗死，脑萎缩。病机为肝肾亏虚，气虚血瘀。治则为益气健脑，滋养肝肾，活血化瘀。处方为葛根 30g，生黄芪 30g，川芎 10g，水蛭 10g，全蝎 3g，蜈蚣 3g，川牛膝 10g，炒枳实 10g，钩藤 20g，大黄 10g，三棱 10g，苍术 10g，玄参 10g，生地黄 20g，等。7 剂，每日 1 剂，水煎服。坚持服药 21 剂症状好转。服药 2 个月，症状明显改善，头昏、头晕消失，舌质红润，舌下静脉曲张好转，震颤明显减轻，肌张力明显减低，全身僵硬感明显好转，行动自如。血液流变学各项指标均降为正常。目前仍在服中药进行巩固治疗，病情进一步好转。

4. 葛根素注射液与左旋多巴联用 [560]

观察对象为 2017 年 8 月～ 2018 年 8 月间接收的 81 例帕金森病患者，均符合《帕金森病的诊断》中相关评价标准。实验组 41 例，男 23 例、女 18 例；平均年龄（67.3±4.1）岁；平均病程（4.9±1.3）年。参照组 40 例，男 25 例、女 15 例；平均年龄（66.7±4.6）岁；平均病程（5.1±1.8）年。根据治疗方式的不同将研究对象分成两个组别，两组临床资料比较差异不明显（P>0.05）。

参照组给予左旋多巴片单独治疗。于三餐饭后对患者给予 0.25g 左旋多巴片口服，用药 3 ～ 7 天后增加剂量 0.125 ～ 0.75g，每日用药剂量控制在 6g 以内。连续用药 4 周。实验组同时给予葛根素注射液联合治疗。对患者给予 400mg 葛根素注射液配合于 500mL 浓度为 5% 的葡萄糖溶液中稀释后静脉滴注，1 次 / 天。连续用药 4 周。

临床观察结果显示：实验组帕金森综合评分较治疗前明显改善，低于参照组（P<0.05）；实验组总有效率（90.24%）优于参照组（P<0.05）。表明左旋多巴、葛根素注射液联合治疗能控制患者症状进展，促进患者认知、运动、日常生活能力恢复，安全性高，效果优于左旋多巴单独治疗。

5. 葛根素与依达拉奉联用 [561]

选取帕金森患者 80 例，随机均分为实验组和对照组。实验组给予口服美多芭，同时静滴依达拉奉和葛根素，对照组仅予口服美多芭治疗，疗程 2 周，治疗前后比较 UPDRS 评分、不良反应，观察血清氧化酶学指标的变化。

临床观察结果显示：治疗后，实验组的四项 UPDRS 评分改善均显著优于对照组，且实验组不良反应亦显著低于对照组；两组患者的血清氧化酶学指标检测与治疗前比有明显改善，差异均具有统计学意义（$P<0.05$）。表明在口服美多芭治疗基础上，联合应用依达拉奉和葛根素，对帕金森病的治疗显示出更好的效果，并有利于减轻药物的不良反应，可能跟调控抗氧化酶有关。

6. 加味桂枝加葛根汤 [562]

选取 PD 疼痛患者 80 例，按照随机数字表法及盲法将患者分为两组，每组 40 例。治疗组（中药治疗）40 例，其中男 22 例，女 18 例；年龄 47～80 岁；病程最短 5 个月，最长 18 年。对照组（西药治疗）40 例，其中男 23 例，女 17 例；年龄 44～80 岁；病程最短 6 个月，最长 12 年。两组患者一般资料比较差异均无统计学意义（$P>0.05$）。

两组患者在治疗期间均给予常规药物治疗，常规剂量服用美多芭或息宁，125～750mg/d，口服，每日 1～3 次，其药物种类及用量均不改变。两组均以 2 周为 1 个疗程，共治疗 1 个疗程。

对照组另给予尼美舒利分散片每次 0.05g 口服，每日 2 次，于早、晚饭后服用。治疗组另给予加味桂枝加葛根汤，组成为桂枝 10g，制川乌 15g（先煎），葛根 30g，赤芍 10g，生姜 10g，大枣 10g，炙甘草 10g，木香 10g，郁金 10g。每日 1 剂，水煎服，于早、晚饭后服用。

临床观察结果显示：治疗组治疗后的各项疼痛评分较治疗前明显降低，与对照组相比，差异均有统计学意义，说明加味桂枝加葛根汤对 PD 疼痛有确切疗效。在日常活动评分方面，治疗后治疗组 UPDRS-II 评分明显低于对照组，差异有统计学意义（$P<0.05$），且治疗后 UPDRS-III 评分、PDQ-39 评分较对照组低，但差异无统计学意义（$P>0.05$）。在治疗过程中，治疗组患者均未因服用中药汤剂而出现不良症状，且对其随机抽取的检验结果均未有与研究相关的异常变化。可见，若规范煎服加味桂枝加葛根汤，其毒副作用较小。表明加味桂枝加葛根汤治疗 PD 疼痛安全有效，能在一定程度上提高患者生活质量，可在临床中应用。

7. 葛根素注射液与美多芭联用 [563]

选取帕金森患者共 60 例，随机分为试验组和对照组各 30 例。两组年龄、性别、发病年龄、病程、家族史、Hoehn–Yahr 分级标准等经统计学处理，差异均无显著性意义（$P>0.05$），具有可比性。

试验组给予葛根素注射液，每天 200mg，静脉滴注，每周一至周五上午执行，周六、周日停用，连用 3 个月。同时口服美多芭，早、中、晚服，分别为 250mg、125mg、

125mg。对照组口服美多芭，剂量同试验组。两组治疗期间均不使用其他抗帕金森药物。疗程均为 3 个月。

临床观察结果显示：两组进步率疗效比较，差异有显著性意义（$P<0.05$）。试验组治疗后生活质量评分均有明显改善，与治疗前比较，差异有显著性或非常显著性意义（$P<0.05$，$P<0.01$）；两组治疗后比较，差异有显著性意义（$P<0.05$）。表明葛根素注射液对改善少动和强直型帕金森病患者的生活质量有明显的疗效。在生活质量改善方面，试验组效果明显优于对照组。

十四、治疗酒精中毒

急性酒精中毒是指短时间内饮用过量酒精引起中枢神经先兴奋后抑制的状态，如不及时抢救，可危及患者生命。

1. 葛根素注射液 [564]

将 60 例重度急性酒精中毒患者采用随机数字表法随机分治疗组和对照组。治疗组 30 例，其中男 21 例，女 9 例；年龄最小 15 岁，最大 45 岁；饮酒时间最短 30 分钟，最长 12 小时。对照组 30 例，其中男 23 例，女 7 例；年龄最小 18 岁，最大 50 岁；饮酒时间最短 40 分钟，最长 13 小时。所有病例均有明确的一次大量饮酒史（白酒或啤酒），入院时伴有不同程度的意识障碍，乙醇定性检查为阳性，排除其他原因所致的意识障碍。两组一般资料对比，差别无统计学意义（$P>0.05$），具有可比性。

两组均给予常规治疗，采取保暖、大量补液、高糖等措施，并应用维生素 C、维生素 B_6、胰岛素、西咪替丁、氯化钾等药物，有上消化道出血者给予泮托拉唑。对照组静脉推注注射用盐酸纳洛酮 0.8mg，继以注射用盐酸纳洛酮 0.8 ～ 1.2mg 加入补液中静脉滴注。治疗组采用注射用葛根素 0.4g 加入 50g/L 葡萄糖注射液 500mL 中静脉滴注。

临床观察结果显示：治疗组痊愈 13 例，显效 11 例，有效 6 例，无效 0 例，有效率占 43.33%（13/30）；对照组痊愈 5 例，显效 11 例，有效 14 例，无效 0 例，有效率占 16.67%（5/30）。两组治愈率对比，差别有统计学意义（$P<0.05$）。表明对于重度急性酒精中毒者，在常规治疗的同时加用葛根素，能使患者迅速清醒，缩短病程，疗效确切可靠，副作用小，安全性高，使用方便，值得临床推广使用。

2. 葛根汤 [565]

选取 76 例酒精中毒患者，其病情均经临床检查被确诊患有酒精中毒，均有过量饮酒史，其呼吸及呕吐物均有酒精气味，其主要临床表现为中枢神经兴奋、共济失调等，部分

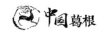

患者有昏睡、昏迷、呼吸抑制、血压下降、紫绀、大小便失禁等临床表现。本次研究中的患者均排除了发生化学毒物中毒及其他毒物中毒的可能。在这些患者知情自愿的基础上，将其按照随机原则分为观察组和对照组，每组各38例患者。在观察组患者中，有30例男性患者，8例女性患者，年龄为20～64岁，平均年龄为（45.6±10.2）岁。在对照组患者中，有32例男性患者，6例女性患者，年龄为22～65岁，平均年龄为（46.2±10.8）岁。两组患者的性别、年龄、发生酒精中毒的程度相比较，差异不显著（$P>0.05$），无统计学意义，具有可比性。

在两组患者入院后为其进行保暖、补液、补充维生素C、维生素 B_6、能量、胰岛素、纳洛酮等综合治疗。为观察组患者在此采取上述治疗方案的基础上应用葛根汤进行治疗，葛根汤的处方是葛根 30g/d，煎汤代茶饮，对已经发生昏迷的患者可采取鼻饲的方式给药。

临床观察结果显示：观察组患者治疗的总有效率为92.1%，对照组患者治疗的总有效率为81.6%。观察组患者治疗的总有效率高于对照组患者，差异显著，有统计学意义（$P<0.05$）。可见，应用中药葛根治疗酒精中毒可显著提高患者的临床疗效，而且安全性较高，此法值得在临床上推广应用。

3. 葛根素与醒脑静注射液联用 [566]

选取急性酒精中毒患者100例，血液酒精浓度200～400mg/dL。有不同程度昏睡、昏迷、呼吸抑制等，符合急性酒精中毒昏迷期临床分期的诊断标准。其中男92例，女8例，年龄18～39岁。随机分为两组：观察组50例，男48例，女2例，年龄（32±5）岁；对照组50例，男44例，女6例，年龄（31±7）岁。两组患者既往体健，入院前未发生误吸、窒息。两组患者年龄、饮酒量、临床表现等差异均无统计学意义（$P>0.05$），具有可比性。

两组均常规给予输液、脱水、利尿、护肝、能量合剂及保护胃黏膜等治疗，中毒时间小于2小时且昏迷者给予机械洗胃，静脉注射纳洛酮0.8mg。观察组除上述治疗外，加用醒脑静20mL及葛根素500mg稀释后静脉滴注。

临床观察结果显示：观察组起效和症状消失时间及误吸、窒息的例数均明显少于对照组，差异均有统计学意义（$P<0.05$）。表明醒脑静联合葛根素治疗重症酒精中毒，症状缓解快，误吸及窒息少，无不良反应，可作为首选治疗方法。

4. 复方麝香注射液与葛根素联用 [567]

选取重度急性酒精中毒患者152例，男性113例，女性39例；年龄16～67岁，平均34岁；均有明确大量饮酒史（白酒、啤酒或葡萄酒），入院时均伴有不同程度的意识障碍，乙醇定性阳性，并排除其他原因所致的意识障碍；饮酒时间 1 ～ 4 小时。随机分为治疗组 73 例与对照组 79 例，两组一般情况差异无显著性。

两组均吸氧，予纳洛酮、葡萄糖 – 胰岛素、利尿排毒、保护胃黏膜、预防肝功能损伤、营养心肌和脑神经等常规治疗。治疗组另予复方麝香注射液 10 ～ 20mL 加入 5% 葡萄糖注射液 250mL（糖尿病者用 0.9% 氯化钠注射液）静滴及葛根素注射液 0.4g 加入 5% 葡萄糖注射液 250mL（糖尿病者用 0.9% 氯化钠注射液）静滴，每日 1 次。分别于治疗后 3 小时和 6 小时观察临床疗效。

临床观察结果显示：治疗后 3 小时后，治疗组治愈 56 例，显效 9 例，有效 5 例，无效 3 例，总有效率为 95.89%；对照组治愈 29 例，显效 19 例，有效 17 例，无效 14 例，总有效率为 82.28%。两组总有效率比较差异有显著性（$P<0.05$）。治疗后 6 小时后，治疗组治愈 69 例，显效 3 例，有效 1 例，总有效率 98.63%；对照组治愈 61 例，显效 7 例，有效 8 例，无效 3 例，总有效率为 96.20%。两组总有效率比较差异无显著性（$P>0.05$），但治愈率差异有显著性（$P<0.05$）。两组均无病例死亡。

5. 葛根素与纳洛酮联用 [568]

选取 95 例均为中重度急性酒精中毒患者，按治疗方法的不同分为常规组、纳洛酮组和联用组。三组病例在年龄、性别、中毒程度、饮酒量及就诊时间方面相似。

常规组给予高糖、胰岛素、维生素 C、B 族维生素，以及保暖、大量补液等常规对症支持治疗。纳洛酮组在常规组治疗方案的基础上，先给予纳洛酮 0.8mg 加入 50% 葡萄糖注射液 20mL 静脉推注，继之将纳洛酮 1.2mg 加入 10% 葡萄糖注射液中静脉滴注。联用组在纳洛酮组治疗的基础上，给予葛根素注射液 400mg 加入 5% 葡萄糖注射液中静脉滴注。

临床观察结果显示：三组意识清醒所需时间比较，常规组（141.5±33.5）min，纳洛酮组（95.1±29.0）min，联用组（72.7±18.6）min。与常规组比较，纳洛酮组及联用组意识清醒所需时间均明显缩短，差异有统计学意义（$P<0.01$）；联用组意识清醒所需时间明显短于纳洛酮组，差异亦有统计学意义（$P<0.01$）。治疗 6 小时时纳洛酮组有 19 例（59.4%）酒后症状消失，而葛根素组有 27 例（81.8%），组间比较差异有统计学意义（$P<0.05$）。表明联用组消除酒后症状方面的疗效优于纳洛酮组。

6. 葛根煎剂与生脉注射液联用 [569]

62 例门诊患者，一次性酒精摄入量为 120 ～ 210g（酒精含量为 39% 的白酒 300 ～ 550mL），平均 170g。临床表现为兴奋多语，步态蹒跚，躁动不安，神志恍惚，面色苍白，继而嗜睡、呼吸抑制等。确诊为急性酒精中毒。62 例患者随机分为两组，治疗

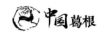

组 42 例，男性，年龄 24～65 岁，平均 41.8 岁；对照组 20 例，男性，年龄 27～69 岁，平均 43.1 岁。两组年龄、一次性酒精摄入量、临床症状均无显著性差异。

治疗组 42 例用葛根 50g，水煎后频服，同时用生脉注射液（每 10mL 含人参 1.0g，麦冬 3.0g，五味子 1.6g）60mL 加入 5% 葡萄糖 250mL 静脉滴注。对照组 20 例，用 5% 葡萄糖 500mL 加入能量合剂 2 支、10% 氯化钾 10mL、维生素 C 2.0g、维生素 B$_6$ 200mg 静脉滴注，重者次日再静脉滴注 1 次。

治疗结果两组均有效。患者的清醒时间：治疗组为 30.60min，平均 48.6min；对照组为 40.50min，平均 94.1min。两组清醒时间比较，差异有显著性意义（$P<0.05$）。临床症状消失时间：治疗组平均为 78min，对照组平均为 120min。两组临床症状消失时间比较，差异也有显著性意义（$P<0.05$）。

十五、治疗酒精性肝病

酒精性肝病发病的主要原因是患者长期不间断地大量饮酒，肝脏受到损伤，脂肪变性、坏死和再生，并最终导致肝纤维化和肝硬化的肝脏疾病，临床初期表现为肝硬化以及肝纤维化。该病常见的临床不良反应为恶心、肝脏部位的肿胀以及按压性疼痛，同时酒精性肝病病程的不断发展还会并发肝功能衰竭等其他病症。酒精性肝病是我国常见的肝脏疾病之一，严重危害人民健康[570]。

1. 葛根保肝汤 [571]

选取酒精性肝病患者 80 例，随机分为两组。对照组 43 例中，男 41 例，女 2 例；年龄 37～53 岁；病程 3～14 年。治疗组 37 例中，男 36 例，女 1 例；年龄 35～54 岁；病程 3～12 年。两组一般资料比较无显著性差异（$P>0.05$），具有可比性。

治疗组采用葛根保肝汤治疗，葛根 20g，枸杞子 18g，茯苓 15g，郁金 12g，黄芩 6g，栀子、泽泻、陈皮各 10g，丹参、山楂各 30g，厚朴 9g，甘草 3g。对照组口服护肝片，每次 4 片，每日 3 次；凯西莱片，每次 2 片，每日 3 次。两组均以 2 周为 1 疗程，共治疗 2 个疗程。

临床观察结果显示：治疗组 43 例中，显效 24 例，有效 17 例，无效 2 例，总有效率为 95.35%；对照组 37 例中，显效 11 例，有效 7 例，无效 19 例，总有效率为 48.65%。两组总有效率比较有显著性差异（$P<0.05$）。

2. 葛根养阴解毒汤与硫普罗宁片联用 [572]

选取酒精性肝病患者共 80 例，将其按照就诊时间分为联合组（n=40）和参照组

（n=40）。联合组患者中，有男性32例，女性8例；最大年龄69岁，最小年龄33岁，平均年龄（45.2±3.1）岁；最长病程15年，最短病程5年，平均病程（8.5±3.2）年。参照组患者中，有男性29例，女性11例；最大年龄70岁，最小年龄33岁，平均年龄（44.6±2.6）岁；最长病程20年，最短病程6年，平均病程（6.2±2.1）年。联合组40例患者行葛根养阴解毒汤联合硫普罗宁片治疗，参照组40例患者仅行硫普罗宁片治疗。

临床观察结果显示：治疗后，联合组40例患者中，有效患者为35例（87.50%）、好转患者为3例（7.50%）、无效患者为2例（5.00%），治疗总有效率达到95.00%（38/40）；在参照组40例患者中，有效患者为29例（72.50%），好转患者2例（5.00%），无效患者9例（22.50%），治疗总有效率为77.50%（31/40），两组患者的治疗总有效率比较，差异有统计学意义（$P<0.05$）。治疗前，两组患者的肝功能指标比较无明显差异（$P>0.05$）；治疗后，联合组患者的肝功能指标明显优于参照组，差异具有统计学意义（$P<0.05$）。表明葛根养阴解毒汤联合西药应用于酒精性肝病患者的治疗中效果显著，能够有效改善患者的肝功能，且不良反应发生率低，值得临床积极推广使用。

十六、治疗其他疾病

（一）肝炎

1. 葛根素与复方甘草甜素联用 [573]

选取130例慢性乙型肝炎（轻度～中度）患者，其中轻度54例，中度76例。将上述病例随机分成两组：治疗组60例，男性35例，女性25例，年龄为28～55岁，平均36.5岁；对照组70例，男性40例，女性30例，年龄为28～52岁，平均38.5岁。均排除甲、丙、戊型肝炎病毒感染。两组患者在病情、病程、性别、年龄等方面无显著性差异，具有可比性。

治疗组患者用复方甘草甜素注射液60mL加入10%葡萄糖注射液250mL中静脉滴注；葛根素0.3g加入10%葡萄糖注射液250mL中静脉滴注，均每日1次，4周为1疗程。对照组患者分别用10%门冬氨酸钾镁30mL、甘利欣注射液150mg加入10%葡萄糖注射液250mL中静脉滴注，每日1次，4周为1疗程。两组患者均可口服肝泰乐、维生素C等护肝药，未服用任何抗病毒药物及免疫调节制剂。1个疗程后观察有关指标变化情况。

临床观察结果显示：治疗组经治疗后，TBIL降低，A/G升高，治疗组明显优于对照组；治疗组血清肝纤维化指标也较对照组血清肝纤维化指标明显下降。且改善幅度明显高于对

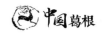

照组（*P*<0.05）。

2. 升麻葛根汤加味 [574]

300 例患者均为门诊患者，经多次检查确认为乙肝 5 项大三阳，HBeAg（＋）、HBsAg（＋）、抗 –HBe（＋）。男 216 例，女 84 例；年龄 6 ～ 54 岁，平均 29.2 岁；病程 1 以内 46 例，1 ～ 3 年 153 例，3 年以上 101 例；有症状者 217 例，无症状者 83 例。伴有腹胀、纳差等消化道症状者 196 例；伴肝区隐痛的 123 例。肝功能谷丙转氨酶长期反复升高者 191 例，B 超示有肝硬化者 162 例，伴脾肿大者 39 例，伴少量腹水者 33 例。

治疗用升麻、葛根、赤芍、金银花、黄芪各 30g，陈皮、甘草各 6g。有黄疸者加茵陈、金钱草各 30g；伴肝区隐痛者加川楝子、醋延胡索各 30g；伴腹胀纳差者去黄芪，加木香 10g，炒麦芽 20g，砂仁 6g；伴有腹水者加白术、白茯苓、猪苓、泽泻各 10g，车前子 15g。

中药水煎服，每日 1 剂，每剂 3 煎，每煎烧沸后文火煎 40min 以上。3 煎混匀后分 3 次饭前半小时服。3 个月为 1 疗程，一般治疗 1 ～ 3 个疗程，每疗程后复查肝功能及乙肝 5 项，肝脾 B 超异常者复查 B 超。

临床观察结果显示：治愈 195 例，占 65.0%，其中服药 1 个疗程 98 例，2 个疗程 76 例，3 个疗程 21 例。显效 76 例，占 25.3%，其中服药 1 个疗程 5 例，2 个疗程 27 例，3 个疗程 44 例。好转 28 例，占 9.3%，其中服药 2 个疗程 9 例，3 个疗程 19 例。无效 1 例，占 0.3%。未坚持服药 3 个疗程者未统计。

3. 赤芍葛根汤 [575]

瘀胆型肝炎 22 例，22 例中男 14 例，女 8 例；年龄最大 68 岁，最小 16 岁，平均（42±2.5）岁；病程 1 周至 2 个月。均有明显皮肤黄染，不同程度的恶心、纳减、乏力。其中 9 例伴皮肤瘙痒。肝功能检查：血清总胆红素最高达 140μmol/L，最低达 102μmol/L；ALT 最高达 1000U/L，最低达 145U/L。

赤芍葛根汤组成为赤芍 60g，葛根 30g，生地黄 10g，丹皮 10g，泽兰 10g。便秘加生大黄 10g（后下），胃脘胀满加莱菔子 30g，每日 1 剂，煎成 500mL，分早、晚 2 次口服。1 个月为 1 个疗程。临床观察结果显示：本组 22 例，经治疗 1 个疗程后，治愈 16 例，有效 4 例，无效 2 例，总有效率达 90.9%。

（二）代谢综合征 [576]

选取 124 例代谢综合征患者，随机分为两组。治疗组 64 例，男 40 例，女 24 例；平均年龄（38.4±7.6）岁；病程 6 个月～9 年，平均（4.7±3.2）年。对照组 60 例，男 36 例，女 24 例；平均年龄（37.9±7.7）岁；病程 7 个月～8 年，平均（4.5±3.1）年。两组患者性别、年龄、病程等资料经统计学处理，差异无统计学意义（$P>0.05$），具有可比性。

对照组治疗期间予以饮食控制，适当活动，直接针对危险因素处理，使用尼群地平或（和）依那普利降压，辛伐他汀降脂，使用降糖药二甲双胍或胰岛素降糖。治疗组在对照组治疗的基础上，给予葛根素注射液 400mg 加入生理盐水 250mL，静脉滴注 1 次/天，连续 15 天为 1 个疗程。

临床观察结果显示：两组治疗前后比较餐后 2 小时血糖、血脂、血压均有显著下降，差异有统计学意义（$P<0.05$）。表明葛根素注射液具有改善代谢综合征患者胰岛素抵抗并呈现降糖、降脂、降压的作用。

（三）下肢外伤性肿胀 [577]

选取 143 例下肢外伤引起肿胀，且伤后入院不超过 24 小时的住院患者，于入院时随机双盲分为治疗组和空白组。两组间患者年龄、性别、体重等无明显差异。治疗组 73 例，其中男 43 例，女 30 例，平均年龄（38.45±5.52）岁；对照组 70 例，其中男 40 例，女 30 例，平均年龄（38.59±5.65）岁。治疗组使用注射用葛根素 400mg 加入 0.9% 氯化钠注射液 250mL 中静滴，2 小时滴完，日 1 次，10 天为 1 个疗程；空白组除不加注射用葛根素外其余与治疗组完全一致。

临床观察结果显示：治疗组和空白组下肢外伤性肿胀前后症状评分变化有明显差异（$P<0.01$）；治疗组肿胀前后评分差值变化和空白组相比有明显差异（$P<0.01$）；在临床疗效中，治疗组总有效率达 95.89%，空白组总有效率为 68.57%。各项指标治疗组均优于空白组。

（四）眼疾

1. 玻璃体积血 [578]

本组 47 例，均排除视网膜静脉栓塞、糖尿病视网膜病变及视网膜静脉周围炎等其他原因，术后证实为裂孔引起的玻璃体积血。其中男性 27 例，女性 20 例，发病年龄 42～73 岁，平均年龄 58.7 岁。47 例患者随机分为两组，治疗组（血府逐瘀汤加葛根素）36 例，对照组（血府逐瘀汤加尿激酶）11 例。

对照组采用尿激酶玻璃体腔内注射：注射前予 0.5g 醋氮酰胺口服 2 次以降眼压，经睫状体平坦部进针，向玻璃体腔内注射尿激酶 0.3mL，25000U，间隔 2 周，再重复 1 次，同时口服血府逐瘀汤。治疗组采用葛根素 0.5g 加入 5% 的葡萄糖 250mL 中输液，每日 1 次，15 天为 1 疗程，治疗 1～2 个疗程，同时口服血府逐瘀汤。血府逐瘀汤基本药物如下：生地黄 15g，桃仁、枳壳、赤芍、柴胡、川芎、牛膝各 10g，桔梗、红花、甘草各 6g。

　　玻璃体积血按照玻璃体混浊程度分为四级。Ⅰ级出血量少，不影响观察眼底，Ⅱ级眼底红光反射明显，Ⅲ级眼底仅见部分红光反射，Ⅳ级完全没有红光反射。疗效标准：玻璃体积血大部分吸收，可以看见大部分眼底，并能查找到颞上方的裂孔。临床观察结果显示：对照组 11 例，2 例玻璃体积血在 1 个月内吸收，治愈率 18.2%；治疗组 36 例，21 例在 1 个月内玻璃体积血吸收，治愈率 58.3%。两组结果对比，疗效有显著差异（$P<0.01$）。对 23 例玻璃体积血吸收者，有视网膜裂孔而无视网膜脱离者共 6 例，行 532 倍频激光封孔，另外 17 例行环扎外加压冷凝。对 24 例玻璃体积血未能很快吸收者，在 1 个月后行玻璃体切割加气液交换加 C3F8 或硅油填充。47 例患者均成功封闭裂孔，网膜复位，玻璃体积血消退。

2. 视网膜中央动脉阻塞 [579]

　　典型病例：万某，女，68 岁，退休工人。因右眼突然视物不见 4 天，于 1997 年 10 月 30 日入院。4 天前晨起，突感右眼视力骤降，人影难辨，急赴当地医院诊治，诊断为视网膜动脉硬化、白内障，用复方丹参片、益视安眼药水等治疗，病情无改善。现右眼视物不见，伴头晕、胸闷、舌质暗红、苔薄白，脉弦涩。眼科检查：视力右光感，左 0.5。双外眼正常。双侧晶状体皮质呈羽状混浊，眼底尚可窥入。右眼视神经乳头淡白，境界尚清，视网膜动脉高度弯曲变细，部分呈线条状，后极部视网膜呈乳白色混浊，黄斑部呈樱桃红色，中心凹反光消失。诊断为右眼视网膜中央动脉阻塞（暴盲）。辨证为气滞血瘀，目络阻塞。治法为行气活血，通窍明目。主用葛根素注射液 500mg 加入 5% 葡萄糖注射液 500mL 静脉滴注，每日 1 次。同时配合中药血府逐瘀汤加减：柴胡 6g，枳壳 10g，桃仁 10g，红花 10g，当归 15g，赤芍 10g，生地黄 15g，川芎 10g，川牛膝 10g，桔梗 6g，丹参 30g，地龙 10g。治疗 1 天后，患者右眼视力增至眼前手动，3 天后视力增至指数 /50cm，7 天后视力增至 0.06，10 天后视力增至 0.08，病情好转出院。

3. 视神经萎缩 [579]

　　典型病例：聂某，男，35 岁，农民。因双眼视物不清 40 余天，于 1999 年 6 月 17 日就诊。5 月上旬，双眼视力突然急剧下降，曾在当地医院诊断为双眼视神经炎，经用先锋霉素、地塞米松、维生素 B_1、维生素 B_{12}、烟酸片等治疗，视力略增，但仍视物模糊。现全身无明显不适，唯视物昏朦不清，舌质红、苔薄黄，脉弦细。眼科检查：视力右0.02，左0.03。双外眼（－）。晶状体（－），玻璃体（－）。眼底：双侧视神经乳头淡白，境界欠清，A：V≈2：3，黄斑中心凹反光不清。诊断为双眼继发性视神经萎缩（青盲）。辨证为郁热未清，玄府滞涩。治法为清泄郁热，疏通玄府。方药为牡丹皮10g，炒栀子10g，柴胡10g，当归15g，白芍10g，茯神10g，石菖蒲10g，枸杞子15g，菊花10g，丹参15g，茺蔚子10g，桑椹15g。同时配合葛根素注射液300mg加入5%葡萄糖注射液500mL中静脉滴注，每日1次。上法治疗10天，患者双眼视力明显提高，右0.2，左0.3。继续用葛根素注射液结合中药治疗20天，患者双眼视力稳步提高，右0.5，左0.6。

4. 麻痹性斜视 [579]

典型病例：陈某，男，56岁，农民。因复视1个月，于1998年5月4日就诊。曾在某医院做头颅CT检查未发现异常，用维生素 B_1、维生素 B_{12}、ATP片等治疗，病情无改善。现视一为二，活动不便，伴头晕恶心，舌淡红、苔白腻，脉弦滑。眼科检查：视力右1.2，左1.0。右眼正常，左眼球内斜约15度，外转受限。结膜不充血，角膜清亮，前房及瞳孔正常。内眼未见明显异常。诊断：左眼麻痹性斜视（风牵偏视）。辨证：风痰阻络，眼带滞涩。治法：祛风化痰，散瘀通络。方用正容汤加减：白附子15g（先煎），羌活10g，防风10g，秦艽10g，僵蚕10g，茯神10g，法半夏10g，胆南星6g，丹参15g，当归15g。同时配合葛根素注射液300mg加入5%葡萄糖注射液500mL中静脉滴注，每日1次。治疗20天，患者复视消失，眼球转动恢复正常，全身情况明显改善，头晕恶心诸症悉除。

5. 视频终端视疲劳 [580]

选取视频终端视疲劳患者90例，按就诊顺序1：1随机分为试验组和对照组。试验组给予葛根素注射液眼部电离子导入，对照组给予0.9%氯化钠注射液眼部电离子导入。疗程10天。观察治疗前后眼部及全身症状、坚持近距离用眼时间等疗效指标。结果显示试验组总有效率为85%，对照组总有效率为47.5%，显效率及有效率与对照组比较均具有显著统计学意义（均 $P<0.01$）。可知葛根素注射液眼部电离子导入可延长视频终端视疲劳患者近距离用眼时间，明显改善中西医症状。

6. 缺血性视神经视网膜疾病 [581]

治疗组20例21眼，年龄38～79岁，平均61.3岁，其中男13例14眼，女7例7眼，分别为前部缺血性视神经病变11例11眼、视网膜中央静脉分支阻塞7例7眼，挫伤性视网膜玻璃体出血2例3眼。对照组为同期收治的同类疾病20例20眼，采用传统的丹

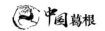

参注射液治疗。

葛根素治疗组采用葛根素注射液 400mg 加入 5% 葡萄糖氯化钠 250mL 静脉滴注，每日 1 次；对照组采用丹参注射液 20mL 加入 5% 葡萄糖氯化钠 250mL 静脉滴注，每日 1 次。两组均联合能量合剂等一般治疗，7 次为 1 个疗程。观察治疗前后视力和视野的变化。

临床观察结果显示：葛根素治疗组 21 眼，显效 11 眼，有效 6 眼，无效 4 眼，总有效率 80.95%；对照组 20 眼，显效 8 眼，有效 7 眼，无效 5 眼，总有效率 75%。统计学检验两组疗效无显著差异（P>0.05）。葛根素治疗组效果最好的 1 例：车祸致双眼挫伤性视网膜玻璃体出血 1 个月，初诊时双眼视力眼前指数，眼底看不清，用葛根素治疗 4 周后，视力达 0.6 和 0.8，眼底可见，出血吸收。

7. 小儿近视并发斜弱视 [582]

将 110 例近视并发斜弱视患儿随机分为治疗组和对照组，各 55 例。对照组给予耳穴贴压法进行治疗，治疗组在对照组治疗方法的基础上加用葛根素，1 片 / 次，3 次 / 天，两组均治疗 30 天后统计疗效。结果显示治疗组总有效率为 85.5%，显著高于对照组的 72.7%，两组比较差异有统计学意义。治疗后两组视力和视野缺损均有所改善，与同组治疗前比较，差异均有统计学意义，且治疗组改善幅度大于对照组。表明葛根素联合耳穴贴压可有效提高近视并发斜弱视患儿的视力，改善患儿视野缺损，优化患儿 P-VEP 检查潜伏期和波幅，是一种有效的治疗方案。

8. 闭角型青光眼合并白内障 [583]

对急性闭角型青光眼缓解期合并白内障 42 例（42 眼）采用超声乳化人工晶状体植入联合房角分离术，术后加用葛根素注射液，观察患者手术前后眼压、中央前房深度、视力和视野等指标。本研究表明，对于急性闭角型青光眼合并白内障患者术后加用葛根素注射液 4 周，半年后随访发现上述患者术后眼压、中央前房深度和视力恢复良好，同时视野也比术前有所改善，显效率达 72.7%，明显高于常规手术组，可见葛根素治疗组患者术后恢复良好，显示出视神经部分保护和恢复作用。葛根素注射液应用于青光眼患者术后的恢复，可扩张血管，促进微循环，改善视神经缺血、缺氧状态，减少房水的分泌，从而促进患者视力和视野的恢复，值得临床借鉴，其具体作用机制有待进一步深入研究。

（五）消化系统疾病

1. 肠易激综合征 [584]

200 例门诊患者随机分为两组。观察组 100 例中男 47 例，女 53 例；病程 16.4 个月～ 17 年，平均 5.7 年；大便次数 3 ～ 7 次 / 天，平均 6.3 次 / 天，稀软便 81 例。对照组 100 例中男 45 例，女 55 例；病程 15.9 个月～ 18 年，平均 5.6 年；大便次数 3 ～ 8 次 / 天，平均 6.2 次 / 天，稀软便 85 例。两组一般资料比较无显著差异（$P>0.05$），具有可比性。

观察组服用葛根芩连汤加减，药物组成为葛根 15g，黄芩 10g，黄连 10g，甘草 10g，白芍 15g，合欢皮 30g，车前子 15g，防风 10g，每日 2 次，每次 1 袋，开水冲服。治疗 1 周为 1 个疗程。对照组口服复方谷氨酰胺肠溶胶囊，每次 3 粒，每日 3 次；双歧杆菌三联活菌胶囊（每粒胶囊含药粉 210mg，含活菌数应不低于 1.0×10^7CFU），每次 4 粒，每日 2 次，饭后半小时温水服用；匹维溴铵片（每片含匹维溴铵 50mg），每次 1 粒，每日 3 次。治疗 1 周为 1 个疗程。对照组 1 例患者因出差未坚持服药。

临床观察结果显示：葛根芩连汤在肠易激综合征的治疗中与复方谷氨酰胺肠溶胶囊联合匹维溴铵片、双歧杆菌三联活菌胶囊治疗疗效无明显差异，疗效肯定。但是葛根芩连汤价格（16 元 / 日）明显低于复方谷氨酰胺肠溶胶囊等药物（34.7 元 / 日），效价比高，并且无毒副作用，使用安全，服用方便，价格经济，患者依从性高，值得临床推广应用。

2. 小儿轮状病毒肠炎 [585]

67 例小儿轮状病毒肠炎患儿作为研究对象，随机分为对照组（33 例）和观察组（34 例）。观察组男 19 例，女 15 例，年龄 5 个月～ 3 岁，平均年龄（1.73±1.25）岁，病程 1 ～ 6 天，平均（3.57±2.43）天，其中 9 例轻度脱水，7 例中度脱水。对照组男 18 例，女 15 例，年龄 6 个月～ 3 岁，平均年龄（1.86±1.23）岁，病程 1 ～ 7 天，平均（4.13±3.02）天，其中 9 例轻度脱水，6 例中度脱水。两组患儿在病程、脱水情况等一般资料方面比较，差异无统计学意义（$P>0.05$），具有可比性。

对照组患儿常规西药对症治疗：口服补液盐散（14.75g/ 包，其中大袋葡萄糖 11g，氯化钠 1.75g，小袋氯化钾 0.75g，碳酸氢钠 1.25g）1 包 +250mL 温开水混合，口服，根据患儿脱水情况，调整补液量；同时及时采取纠正酸碱 / 电解质紊乱、止泻等对症治疗；腹胀腹痛且嗳气腐臭者，加焦三仙各 15g。观察组在对照组基础上加葛根芩连汤治疗，方剂组成为：葛根 9g，黄芩、黄连各 6g，甘草 3g。里急后重者加木香 3g，发热者加柴胡、金银花各 6g，腹痛甚者加炒白芍 6g，湿重者加薏苡仁 9g，呕吐者加半夏 5g。每日 1 剂，水煎，分早晚 2 次服用。

临床观察结果显示，观察组总有效率（97.06%，33/34）显著高于对照组（75.76%，25/33），且观察组呕吐停止时间、腹泻停止时间、退热时间均显著少于对照组，组间差异具有统计学意义（$P<0.05$），表明葛根芩连汤不仅疗效可靠，而且改善药效快速，可尽快

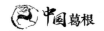

改善患儿临床症状，有助于缩短患儿病程。

3. 急性肠炎 [586]

急性肠炎患者 68 例，所有患者均符合急性湿热型腹泻临床诊断标准，且都伴有不同程度的腹痛。随机将其分为观察组和对照组，每组患者各 34 例，观察组男 19 例，女 15 例，年龄 15 ~ 72 岁，平均年龄（48.3±9.4）岁，病程 1 ~ 10 天，平均（1.2±3.5）天；对照组男 18 例，女 16 例，年龄 16 ~ 69 岁，平均年龄（47.2±6.4）岁，病程 2 ~ 9 天，平均（2.3±3.4）天。对比分析两组患者性别、年龄、病情等基本资料，差异无统计学意义（$P>0.05$），具有可比性。观察组通过服用葛根芩连汤进行治疗，中药处方如下：葛根 16g，黄芩 6g，黄连 6g，木香 6g，法半夏 10g，扁豆衣 9g，荷叶 11g，马齿苋 9g，金银花 9g，竹茹 10g，茯苓 13g。水煎，1 剂 / 天，2 次 / 天，3 天为 1 个疗程，结合病情可以适当加减用药剂量。对照组则采用阿奇霉素注射液治疗，具体方法为：加入 250mL 浓度为 0.9% 氯化钠注射液进行混合静脉滴注，0.5g/ 次，注射 1 次 / 天，3 天为一个疗程。

临床观察结果显示：观察组治愈 25 例（73.53%），好转 7 例（20.59%），无效 2 例（5.88%），总有效率为 94.12%；对照组治愈 19 例（55.88%），好转 6 例（17.65%），无效 9 例（26.47%），总有效率为 73.53%。两组疗效差异有统计学意义（$P<0.05$）。

4. 溃疡性结肠炎 [587]

将 79 例溃疡性结肠炎患者，随机分为对照组（n=39）和观察组（n=40）；对照组给予枯草杆菌二联活菌胶囊治疗，观察组在对照组基础上应用葛根芩连汤，观察两组疗效。临床观察结果显示：治疗后两组在疗效、疾病复发率以及 T 淋巴亚群水平等指标上比较，观察组明显优于对照组，差异有统计学意义（$P<0.05$）；两组不良反应发生率比较差异无统计学意义（$P>0.05$）。表明葛根芩连汤联合益生菌能够有效缓解溃疡性结肠炎患者的症状。

（六）布鲁菌病 [588]

选取布鲁菌病患者 300 例，随机分为两组，对照组 150 例给予利福平注射液静脉滴注加四环素片口服治疗方案；观察组 150 例在对照组的基础上加用葛根素注射液静脉滴注，比较两组患者治疗一个疗程后临床疗效及不良反应发生情况。结果发现治疗后观察组显效率 94.67%，对照组显效率 67.33%，组间比较（$P<0.05$）；观察组不良反应 11 例（7.33%），对照组不良反应 43 例（28.67%），组间比较（$P<0.05$）。由此可知葛根素辅助抗生素治疗布鲁菌病疗效确切，能明显改善布鲁菌病引起的关节、肌肉的疼痛、发热等症状，且不良

反应发生率低。

（七）颈肩腰腿痛[589]

选取颈肩腰腿痛患者共 48 例，其中颈椎间盘突出症 33 例，腰椎间盘突出症 15 例，病程 6 个月到 25 年，其中男性 38 例，女性 10 例，年龄 18 ～ 72 岁，平均 47 岁。入选诊断标准：有颈、肩臂和（或）腰腿部疼痛、冷感、麻木症状，3 个月之内 MRI 或 CT 显示有明确的颈（腰）椎间盘膨出或突出，颈椎椎间孔挤压试验阳性或腰椎胸腹垫枕试验阳性，入院实验室检查无感染征象及肝肾功能异常；排除标准：有较严重的心脑血管疾病及其他神经系统疾病且正在服用药物者。

对照组 24 例，生理盐水 250mL 加葛根素 0.5g，静脉滴注，1 次 / 日，共 10 天；治疗组 24 例，除用葛根素且用法同对照组外，用生理盐水 250mL 加神经妥乐平 7.2U，静脉滴注，1 次 / 日，共 10 天。疗效评定：治疗前后分别让患者用 VAS 疼痛评价量表为自己的主观症状（包括疼痛、麻木、无力、感觉异常）评分，并计算治疗后分值变化情况。

用药 10 天后，治疗组有效率 69.5%，显效率 26.1%，对照组有效率 50%，显效率 8%，治疗前后差异有显著意义（$P<0.05$）。表明神经妥乐平与葛根素联合应用其疗效优于单纯使用葛根素，特别是并有椎管外软组织损害的缺血性疼痛。

（八）慢性肾功能衰竭

1. 葛根素注射液与金水宝胶囊联用[590]

选取 62 例慢性肾功能衰竭住院患者，其中男 33 例，女 29 例，年龄 21 ～ 72 岁（平均 42.92 ± 10.30 岁）；尿素氮（BUN）7.7 ～ 30.1mmol/L，血清肌酐（Scr）186.2 ～ 707.5μmol/L，其中氮质血症期 42 例，肾功能衰竭期 20 例；其发病原因为慢性肾小球肾炎 31 例，糖尿病肾病 12 例，高血压肾病 11 例，慢性间质性肾炎 6 例，狼疮性肾炎 2 例。随机分为治疗组和对照组各 31 例。两组性别、年龄、病程、临床表现、肾功能等资料无显著性差异（$P>0.05$）。

治疗组在常规治疗基础上口服金水宝，每次 6 粒，日 3 次，同时采用葛根素注射液 250mL 静滴，每日 1 次，21 天为 1 个疗程，一般治疗 2 ～ 3 个疗程。对照组给予静滴肌苷、ATP 等。临床观察结果显示：治疗组患者血肌酐和尿素氮有明显下降（$P<0.01$），血红蛋白显著升高。表明葛根素注射液联合金水宝胶囊治疗慢性肾功能衰竭疗效确切。

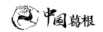

2. 葛根素注射液与尿毒清颗粒联用[591]

选取 98 例慢性肾功能衰竭住院患者，随机分成两组，每组 49 例。在接受常规治疗的基础上，对照组采用口服尿毒清颗粒治疗，观察组采用葛根素注射液加尿毒清颗粒治疗，对比两组患者的治疗效果以及治疗前后血尿素氮（BUN）、血肌酐（Scr）含量的变化。

临床观察结果显示：观察组治疗总有效率为 97.96%，显著高于对照组的 79.59%（$P<0.01$）。治疗前两组患者 BUN 和 Scr 水平差异无统计学意义（$P>0.05$），治疗后观察组患者 Scr、BUN 水平显著低于对照组（$P<0.01$）。表明葛根素注射液与尿毒清颗粒联合用于慢性肾功能衰竭治疗，可有效提高疗效，值得临床应用。

（九）绝经后骨质疏松症[592]

将 100 例绝经后骨质疏松症患者，随机分为 A 组与 B 组，各 50 例，均给予碳酸钙 D_3 钙片和阿仑膦酸钠口服，疗程 6 个月，A 组另加用葛根素注射液静脉注射，疗程 1 个月。比较治疗 6 个月时两组疗效、骨代谢指标、BMD（骨密度）和性激素水平变化。

临床观察结果显示：A 组和 B 组治疗有效率分别为 96.00% 和 84.00%，前者显著高于后者（$P<0.05$）；治疗 6 个月时，两组血清骨钙素、Ⅰ型胶原交联 C 末端肽及骨源性碱性磷酸酶均明显降低（$P<0.05$），且 A 组低于 B 组（$P<0.05$）；两组股骨颈及 Ward's 三角 BMD 均明显升高（$P<0.05$），且 A 组高于 B 组（$P<0.05$）；两组治疗前后两组卵泡雌激素、黄体生成素及雌二醇均未见明显变化（$P>0.05$）。表明葛根素配合阿仑膦酸钠治疗绝经后骨质疏松症，可明显提升治疗效果，改善骨质代谢，增加骨密度，且不引起性激素水平异常，具有良好临床效果和安全性。

（十）支气管哮喘[593]

将 88 例支气管哮喘患者，随机分成两组，两组患者都给予一定的常规治疗。治疗组患者在常规治疗的基础上，应用雷公藤多甙片联合葛根素注射液治疗。对两组患者的临床疗效及复发率进行观察，经过统计，治疗组患者的总有效率达到了 95.5%，对照组患者的总有效率为 77.3%，差异具有统计学意义（$P<0.05$）。从时间上来分析，治疗组患者的复发概率小于对照组，经统计学分析有显著性差异（$P<0.01$）。之前有相关试验表明葛根素对平滑肌有一定的影响[594]，葛根中的多种总黄酮化合物有舒张平滑肌的作用，而收缩成分则可能为胆碱，乙酰胆碱和卡塞因 R 等物质[595]，从而有效缓解平滑肌痉挛，减轻气道炎症反应。研究结果表明雷公藤多甙联合葛根素注射液治疗支气管哮喘可缩短病程及预防复

发，是一种比较有效的方法，且价格便宜，值得基层医疗机构临床推广。

（十一）慢性鼻窦炎[596]

选取慢性鼻窦炎患者 278 例，其中男 153 例，女 125 例，随机分为观察组和对照组，观察组采用拟定的中药验方麻黄葛根汤加减服用。对照组使用抗生素药物治疗。两组病例通过上述治疗后，停用各种药物，每月定期到门诊复查 1 次，以观察其症状、体征改变情况。治疗后 6 个月复查鼻窦 X 线片或 CT，经至少半年的随访观察进行疗效评定。临床观察结果显示：总有效率（治愈 + 好转）观察组为 85.6%，对照组为 88.3%。经 x^2 检验，两组间疗效差异无显著性意义（$P>0.05$），表明疗效相近。

（十二）矽肺[597]

选取 120 例职业性矽肺患者的临床资料进行回顾性研究，随机分为治疗组和对照组各 60 例。对照组患者使用葛根素进行常规活血治疗，治疗组患者在对照组的基础上，使用自制六节呼吸操进行辅助治疗。在治疗前后比较两组患者肺功能、血氧饱和度值。结果显示进行治疗后，治疗组患者肺功能各项指标的水平均好于对照组患者；治疗组患者血氧饱和度检测明显优于对照组患者，差异均有统计学意义（$P<0.05$）。用葛根素疗法配合呼吸操治疗矽肺的效果明显，可以有效改善患者的肺功能、血氧饱和度。

（十三）贝尔面瘫[598]

在常规治疗基础上加用葛根素对 48 例贝尔面瘫且面神经功能 Ⅲ 级及以上患者按就诊顺序分为两组，均采用糖皮质激素加能量合剂、甲钴胺、抗病毒等常规综合治疗，其中观察组加用葛根素。观察时间为 10 天。结果与治疗前对比，两组患者面神经功能均有不同程度好转，观察组满意率（92%），对照组满意率（67%），两组比较有显著性差异（$P<0.05$）。葛根素具有扩张病变及痉挛血管，增加缺血区供血；抑制血小板聚集，防止血栓形成；使红细胞易于通过毛细血管，有效改善微循环；抑制氧自由基，防止缺血再灌注损伤等药理作用，观察组中使用葛根素注射液，实现了靶向治疗，具有持续、高效性等特点。常规治疗方案加用葛根素治疗贝尔面瘫的疗效是肯定的。

（十四）结石[599]

选取 160 例草酸钙结石患者，随机分为观察组（葛根素 + 枸橼酸氢钾钠组）和对照组

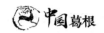

（枸橼酸氢钾钠组），各80例，治疗4周，随访3个月。评估患者治疗前和治疗4周后结石排净率、尿草酸含量、尿钙含量、尿骨桥蛋白表达及复发情况。结果治疗4周后，观察组结石排净率明显高于对照组（$P<0.05$）；治疗4周后，观察组尿草酸含量、尿钙含量显著低于对照组，尿骨桥蛋白的表达明显高于对照组（$P<0.05$）；观察组3个月内复发率明显低于对照组（$P<0.05$）。本研究结果表明葛根素具有清除草酸钙结石，降低草酸结石复发率的功效，其作用机制可能与降低尿草酸、尿钙的含量及提高尿骨桥蛋白的表达有关。药理学研究表明，葛根素能降低血液黏度、降低血管紧张素Ⅱ及肾素活性，扩张微小动脉，同时能调节降钙素基因相关肽，从而调控草酸钙的生成和凝聚。

（十五）过敏性紫癜[600]

选取过敏性紫癜患儿80例，分别为对照组和观察组，每组患儿40例，对照组患儿使用匹多莫德口服液，观察组患儿联合使用匹多莫德和葛根素治疗，治疗时间均为4周。观察两组患儿疗效、血清OPN、PTX3、T细胞亚群、复发情况以及不良反应之间的差异。经过治疗，观察组患儿的总有效率（87.50%）明显高于对照组（67.50%），其差异具有统计学意义；观察组血清OPN、PTX3水平显著低于对照组（$P<0.05$）；观察组患儿CD4+、CD8+、CD4+/CD8+高于对照组（$P<0.05$）；观察组患儿复发1例（2.50%），对照组患儿6例（15.00%），两组患儿复发情况存在统计学差异，两组患儿均未发现明显不良反应。可知匹多莫德口服液联合葛根素治疗儿童过敏性紫癜可有效改善患儿血清OPN、PTX3表达水平，提升患儿的免疫功能，降低复发率，安全性较好，疗效显著，对于患儿的痊愈具有积极的作用，值得在临床工作中进行推广。

十七、不良反应[601-607]

（一）葛根素不良反应临床表现

1. 发热

（1）临床表现：发热、畏寒或不畏寒，或伴有头痛、药疹，个别气短、胸闷，或伴头晕、身疲、全身不适，甚至神志不清、二便失禁。均无鼻塞、流涕、咽痛、咳嗽，体温最低37.8℃，最高41℃，所用剂量均在200～600mg/d。

（2）发热特点

①与用药天数的关系：有较长的潜伏期，发热患者大都在用药10天以上出现发热，

与用药时间少于 10 天的有显著差异。

②与年龄的关系：发热与年龄无关。

③与性别的关系：有报道发热率男性高于女性。

④与用药总量的关系：有报道用药总量达 5000mg 者，开始出现发热，总量超过 6000mg 者，发热率明显升高，但也有报道与总剂量无关。

⑤发热出现的时间：大多在静脉滴注将完毕或滴完数小时内发生。

⑥发热持续的时间：较短，大都在停药后体温骤退。

⑦与不同个体体质的关系：发热患者中有的有药物过敏史，有的无药物过敏史。

⑧发热时血常规、尿常规正常，肝、肾功能正常。

⑨使用葛根素所致的发热与输液反应、并发感染及其他药物所致的发热有区别。

⑩发热的主观症状轻微，大都无中毒症状，极少有皮疹同时出现，且发热对解热药敏感，对抗生素不敏感。

（3）发热机制：葛根素可透过血 – 脑屏障进入脑组织，产生致热反应。葛根素进入脑组织后，作用于下丘脑体温调节中枢，使前列腺素合成释放增多，结果使温感性神经元的敏感性降低，交感性神经元敏感性升高，产热增加、散热减少，造成体温升高。葛根素注射液引起的发热属于变态反应，因为发热出现的时间符合抗体产生时间，且有患者间隔一段时间再次用药立即出现反应，符合抗原抗体反应规律。

疗程过长，药物累积引起的毒性作用；药物透过血 – 脑屏障，直接刺激下丘脑体温调节中枢，影响人体产热和散热过程；迟发性变态反应等。葛根素所致发热与感染有所不同，其引起的发热一般时间间隔较长，各系统不会出现感染的阳性体征，血培养不会显示阳性。血象无白细胞总数增高和中性粒细胞增高等，符合迟发性药物热的特点。

（4）临床病例：10 例患者给予葛根素 200 ～ 400mg 加入 5% 葡萄糖注射液或生理盐水 250 ～ 500mL 静脉滴注，每天 1 次，10 天为 1 个疗程，患者分别于用药 5 ～ 10 天出现发热反应，体温 38 ～ 40℃，最高可达 41℃，经临时降温及停药后体温恢复正常且不再升高。

汪玲等报道：4 例患者使用葛根素注射液（0.4 ～ 0.6g/d）治疗 13 ～ 14 天后在输完液数小时发生寒战高热，血常规正常，疟原虫阴性，给予地塞米松、安痛定等症状缓解，再次使用出现类似情况，停用则未再发生寒战高热反应[608]。

成才荣报道：在应用葛根素时有 11 例引起发热，该 11 例患者使用葛根素时间均超过 11 天，且给予双黄连、柴胡、扑热息痛、抗生素等无效，停药即不再发热，疑为迟发性变态反应[609]。

张强等在进行回顾调查后发现葛根素引起的药物性发热一般在用药超过10天、用药总量超过5g后开始出现，发生率约为20%，与年龄无明显关系，与性别相关，男性多于女性。发热患者临床表现均无明显外感症状，使用抗生素无效，停药或使用解热镇痛药体温可恢复正常。认为可能是由于药物体内蓄积，并透过血－脑屏障作用于下丘脑体温调节中枢，使前列腺素合成与释放增加，从而导致发热，并建议减少药量，缩短疗程以降低不良反应的发生率[610]。

2. 变态反应

（1）临床表现

①药疹、皮炎、过敏反应的临床表现：大多先于双上肢弥漫红色小丘疹，继之发展到双下肢、面部、头部、颈部、躯干，瘙痒，压之退色。有的双眼睑严重肿胀，并有表皮剥脱。有的伴发热，更有甚者肌肉酸痛，面色苍白，四肢发冷，口腔黏膜充血，或心慌、气促、颤抖、口唇发绀，体温40℃，甚至心搏停止。

②过敏性休克的临床表现：患者突感心悸、憋气、面色苍白，头晕、大汗淋漓、恶心、呕吐、剧烈腰痛，口唇及四肢末梢发绀，湿冷，全身皮肤、黏膜出现花斑，神志不清，脉细弱，血压急剧下降，甚至为0。

③喉头水肿的临床表现：在用药过程中先感到注射部位手臂发痒，接着感到口周发麻，口腔黏膜肿胀，语言不利，呼吸困难，全身皮肤可见大小片状荨麻疹，口唇红肿。

（2）变态反应特点：①发生过敏反应的潜伏期从1分钟到23天。②大多在连续使用葛根素过程中出现过敏性休克，与青霉素所致的过敏性休克不同。③过敏反应者中有相当一部分人无药物过敏史。④属于Ⅰ型变态反应。⑤经停药及抗过敏治疗，几天后恢复。

（3）变态反应机制：葛根素为中药提取纯化物制剂，单体分子量不高，应无抗原性，但如果单体聚合制剂中含残留的不纯物质，或与其他载体结合即可具有抗原性。

（4）临床病例

①皮疹：1例患者因冠心病心绞痛应用葛根素注射液600mg/d静脉滴注，2天后双上肢出现弥漫性丘疹，红、无水疱、痒，无畏寒、发热。即停用葛根素，并予对症处理，2天后皮疹逐渐消退。另有报道葛根素引起皮疹的病例。

②皮炎：1例患者因缺血性视神经病变应用葛根素400mg加入5%葡萄糖注射液500mL静脉滴注约5小时后，自觉面部肿胀，出现大片红色斑块，奇痒，继之发展至头，颈部红斑连接成片，压之退色，皮肤科诊为药物性皮炎，予5%葡萄糖注射液500mL，地

塞米松 5mg，维生素 C 2g 静脉滴注，每天 1 次，口服阿司咪唑 10mg，每天 1 次；外用哈西奈德溶液，8 天后患处皮肤恢复正常。

③速发喉头水肿：1 例患者因心肌梗死，高血压病应用葛根素 500mg 加入 5% 葡萄糖注射液中静脉滴注，滴注 200mL 左右，患者口腔内黏膜肿胀，言语不清，呼吸困难，立即停药，予 5% 葡萄糖注射液、维生素 C、葡萄糖酸钙注射液、琥珀酸氢化可的松、氨茶碱等静脉滴注。于当天 5 时全身皮疹消退，口唇水肿减轻，3 天后恢复正常。

④面部血管水肿：1 例患者因高血压病 0 期及糖尿病应用葛根素注射液 500mg 加入生理盐水 250mL，每天 1 次，静脉滴注，用药 5 天后突然出现心慌、面部水肿、局部充血，继续使用，第 2 日，面部水肿面积扩大，立即停用葛根素注射液，10 小时后患者症状消失。

⑤过敏性休克：1 例患者因冠心病应用葛根素注射液 500mg 静脉滴注，每天 1 次，第 8 天在静脉滴注葛根素 30min 后，患者突感心悸、憋气、大汗淋漓、四肢末端湿冷、全身皮肤及黏膜出现花斑，血压 50/30mmHg。立即停药并对症治疗，约 30min 后，血压、心律及呼吸逐渐恢复正常，患者转危为安。

3. 溶血反应

（1）临床表现：头晕、乏力、胸闷，巩膜或皮肤黄染，呕吐，小便浓茶样；实验室检查符合溶血特征。经停药并作对症处理，患者逐渐恢复正常。

（2）溶血反应特点：经血液免疫学体外药物模拟实验研究，首次明确葛根素注射剂导致急性溶血性贫血的发生机制属于 II 型变态反应，即细胞毒型。

葛根素注射剂导致的急性血管内溶血反应有以下特点：①发病急、进展快，病情危重，如不及时发现、治疗，可危及生命；发病时间为初次用药者持续用药 1 ～ 2 周发病，再次用药者，发病时间明显缩短，2 ～ 3 天即可出现典型临床症状。②其预后与是否早期诊断、及时治疗密切相关，早期症状为尿色的改变，呈深黄色或酱油色，密切监测尿潜血、尿胆红素、血网织红细胞、血红蛋白，尤其是尿潜血和网织红细胞计数的动态变化，可做到早期诊断。③初步研究结果确定，葛根素注射剂引起的血管内溶血为 II 型变态反应，但致敏原的确认尚待进一步研究。

（3）溶血反应机制：葛根素在临床应用中发生溶血反应，其作用机制为药物致溶血机制中的三重复合物学说。小分子的葛根素输入体内后，通过和组织细胞膜形成一种异己的新抗原，刺激机体的免疫系统，使敏感型个体产生相应的药物性抗体。当体内再次出现新抗原，抗体就和新抗原形成抗原抗体复合物，同时活化补体，造成细胞损伤，即细胞—药

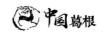

物性抗原—药物性抗体补体的三重复合物。血液免疫学体外药物模拟抗球蛋白（AGT）是目前诊断急性溶血最权威的依据。有研究表明：受试患者的血清中能够检测出抗葛根素药物性抗体，典型病例出现寒战、发热、腰腿及全身关节疼痛等临床表现，严重病例还出现肝、肾功能障碍，实验室检查可见红细胞、血红蛋白降低，网织红细胞升高，尿蛋白、隐血、直接或间接抗人球蛋白阳性。结果提示，葛根素引起的溶血反应为Ⅱ型变态反应，其特异性抗体是引起溶血反应的主要病理基础。

（4）临床病例1：1例患者因心绞痛给予葛根素400mg加入生理盐水250mL静脉滴注，当滴入约150mL时，患者出现发热及全身肌肉酸痛，即停用葛根素并予相应对症处理，第2日患者面色苍白，巩膜黄染，尿呈浓茶色，查血可见有核红细胞，骨髓检查符合溶血性贫血。

临床病例2：女，58岁，糖尿病。予葛根素250mg/d，第8天开始出现严重的恶心呕吐，胸闷，气促，伴茶色尿。查体：巩膜黄染。实验室检查：血红蛋白7.0g/dL（入院时为11.5g/dL），白细胞及血小板计数均正常。网织红细胞计数13.4%，总胆红素58.7μmol/L，间接胆红素54.7μmol/L，转氨酶正常。诊断：药物性溶血性贫血。停用葛根素及给予地塞米松治疗，两天后症状好转，2周后血红蛋白10.5g/dL。出院[611]。

临床病例3：男，71岁，冠心病、糖尿病。静滴葛根素250mg/d，第13天开始出现腰酸腰痛、低热、恶心、无力，第14天患者腰痛难忍，体温为38.1℃，尿呈茶色。查体：皮肤黏膜苍白，巩膜轻度黄染，肝脾未触及，双肾区叩击痛（+）。实验室检查：血红蛋白6.8g/dL，（入院时13.3g/dL），白细胞计数11.3×10⁹/L，血小板计数正常。网织红细胞计数4.8%，尿潜血（+++），血钾4.3mmol/L，间接胆红素111.8μmol/L，转氨酶正常。诊断：药物性溶血性贫血，停用葛根素，予地塞米松5mg/d静注及输液治疗，5小时后腰痛缓解，7天后尿色正常、尿潜血阴性。2周后血红蛋白9.1g/dL，间接胆红素正常，自觉稍有头晕，出院。

临床病例4：刘佩凤等报道，1例不稳定型心绞痛患者在使用普乐林（400mg）静滴过半时出现畏寒、发热、全身酸痛，停药并相应处理，翌日仍感头晕，面色苍白，巩膜黄染，腰背酸痛，尿呈浓茶色，肝脾未触及。血常规检查可见有核红细胞，骨髓检查属溶血性贫血。陈龙英等报道有3例患者在使用葛根素数天后出现头昏、胸闷、乏力，皮肤巩膜黄染，尿呈浓茶样，血常规检查血红蛋白降低，停药并相应治疗，2~3周后症状改善，血象恢复[604]。

4. 泌尿系统不良反应

（1）一过性血红蛋白尿[612]

常景梅报道，1例心绞痛患者在使用普乐林（200mg/d）12天后出现腰部胀痛，头昏乏力，皮肤巩膜未见黄染，尿呈淡酱油色，无尿频、尿急和尿痛现象，尿三杯试验为全程尿，即刻停用该药，其余治疗不变，未作特殊处理，32小时后患者自觉症状消失，尿化验检查正常。

（2）肾绞痛[601]

辛培乾等报道，1例下壁心肌梗死患者在使用葛根素（400mg/d）8天时出现肾区绞痛，面色萎黄，大汗淋漓，停药2小时后疼痛减轻。其后连续2次继续使用该药均出现双肾区绞痛，且疼痛程度逐渐加剧，尿中查有红细胞，停药后未再出现肾绞痛，且尿常规无异常。

5. 其他

（1）肝功能损伤（黄疸）：患者因脑供血不足入院，诊断为脑梗死。予葛根素500mg静脉滴注，每日1次，治疗1周后患者头痛及视物模糊症状减轻，第6周患者出现尿黄，不思饮食，皮肤、巩膜中度黄染，急查肝功能：ALT 994U/L，AST 623U/L，总蛋白77.2g/L，白蛋白40.2g/L，球蛋白37.0g/L，总胆红素136.2μmol/L，乙肝表面抗原阴性，尿胆红素（+），腹部B超未见异常。甲、丙、戊型肝炎病毒抗体阴性。乙肝两对半：抗HBS（+）、HBsAg（−），抗HBeAg（−），抗HBe（−），抗HBc（−）。抗HBS（+）为患者曾患肝炎所致。确认黄疸为葛根素所致，立即停用并予肝太乐、维生素C以保肝治疗，2周后黄疸消失，肝功能恢复正常。

（2）频发抖动：1例患者因2型糖尿病、糖尿病肾病应用葛根素注射液300mg加入含胰岛素3U的5%葡萄糖注射液250mL中静脉滴注，第7天上午，当药液输至180mL时，突然全身频发抖动，伴有抽搐、胸闷。立即停药，予地塞米松7mg，静脉注射，吸氧，硝酸异山梨酯10mg舌下含服，半小时后症状缓解。

（3）震颤：1例患者因颈椎压迫应用葛根素400mg加入5%葡萄糖注射液250mL中静脉滴注，2小时后患者头颈部出现不自觉的震颤，初期程度较轻，3小时后发展为每10min一次的震颤，每次出现持续约2min，上、下颌不自主的张合，无法清晰发音，立即停用葛根素，进行对症治疗，3小时后病情稳定。

（4）心率减慢：2例冠心病、2例心绞痛、1例心肌梗死患者予葛根素治疗后均不同程度心率下降，并出现相应临床症状，经停药后4例患者心率恢复正常，1例患者在停

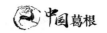

药后肌注阿托品 1mg 并服用心宝，每次 3 粒，每日 3 次，日后心率逐渐恢复正常，症状消失。

（5）水肿：多发于面部、眼睑，个别伴有局部充血、心悸、胸闷，或注射液部位瘙痒，口周麻木，唇舌明显水肿，并发全身荨麻疹，呼吸困难。停药并予抗过敏药物对症治疗，症状可消失。

（6）死亡：患者，男，74 岁，冠心病。静滴葛根素 250mL/d，第 8 日输液后 2 小时出现面部水肿，瘙痒，考虑药物过敏，停用所用药物，给予抗过敏治疗，症状好转。3 日后再次因"胸闷"静滴葛根素（250mL/d），输液约 2 分钟，患者出现全身皮肤瘙痒，胸闷，呼吸困难，考虑葛根素过敏，立刻停止输液，予积极抗过敏治疗，病情无好转，继之出现意识丧失，血压为 0mmHg，心电图示心室纤颤，抢救治疗后血压有回升，后因患者放弃继续治疗而死亡。

（二）葛根素不良反应相关因素

1. 年龄与性别

发生葛根素注射剂不良反应的患者多为老年患者，年龄在 60 岁以上者居多；而男性与女性之间的不良反应发生率无显著性差异。

2. 用药疗程

使用葛根素注射剂治疗心血管疾病时，往往需要几个疗程，每个疗程为 1～2 周。该药对过敏患者的致敏性可持续很久，甚至终身。再次用药可重现原症状或症状更严重，接触该药次数越多，反应往往越重。因此，不良反应有一个发展的过程，首次出现皮疹，随后加重为血液系统、肝和肾损害。故提醒医务人员，使用葛根素注射液应严格掌握适应证，加强临床用药监护，以防止严重不良反应的发生。特别是对年老体弱者，应注意血常规和肝、肾功能等的监测，并注意疗程不宜过长。

3. 药物剂型

有研究者将葛根素大容量注射液与粉针剂做比较，调查发现大容量注射液不良反应发生率为 87%，而粉针剂发生率为 12%，两者有显著性差异。

4. 合并药物使用

葛根素注射剂的老年患者联合用药现象非常普遍，这与患者多为患病种类较多的老年人有关。联用一种药物时葛根素不良反应发生率仅为 18%，联用两种药物时则为 33%，说明联用药物须注意其安全性。葛根素注射液与吡拉西坦（脑复康）、二磷酸果糖、噻氯匹定等药物联用具有一定的安全性。只有在严格按药品说明书规定、密切观察患者病情变化的前提下，联合用药才具有一定的安全性。

（三）葛根素不良反应预防

1. 加强药物制剂质量控制

目前我国中药注射剂质量标准不完善，无法对注射剂所有成分进行定性定量分析。葛根素注射液为中药提取混合物，因药材产地不同，各厂家生产工艺未做标准化要求，造成制剂成分千差万别，决定了药品内在质量的不稳定性。由于制剂成分复杂，尤其是对人体有害的杂质成分处于未知状态，进入体内后，可形成抗原或半抗原，引起速发性或迟发性变态反应，这是导致不良反应的主要因素。因此，建议厂家进一步改进制药工艺，加强内在质量控制，以确保产品质量。医疗单位尽可能规范进货渠道，对药品进行必要的质量检查和质量跟踪，在使用前应注意观察注射液色泽及有无沉淀，避免使用有澄明度问题的药品。

2. 注意询问患者用药过敏史

应用本品致溶血反应的患者，痊愈后复查抗体可全部消失，如果再次接触此药，可能通过记忆细胞快速反应，产生大量葛根素抗体，导致更为强烈的溶血和全身病理损害。故临床应用时要注意询问患者用药过敏史，避免再次使用。

3. 合理用药

掌握适应证，严格按药品说明书规定的剂量、疗程、滴速合理用药。特别是对年老体弱者应注意血常规、肝肾功能等方面的监测，并注意疗程不宜过长。

4. 注意药物相互作用，加强用药监护

在用药过程中须密切观察患者的病情变化，特别注意血、尿常规，肝、肾功能等方面的监测，一旦出现瘙痒、皮疹、呼吸困难、心悸、气促等症状，立即停药并采取相应措施救治，以免延误抢救时机。

（四）总结

葛根素的不良反应都是在正常用法、用量范围内使用，并与经过稳定性考察的几种输液配伍使用，且排除了输液反应、致热药物干扰因素情况下，出现的药物说明书以外的不良反应，说明中药制剂也与普通药品一样，同样存在二重性，随着临床广泛使用，其治疗作用得以证实的同时，新的甚至严重的不良反应逐渐出现。

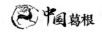

　　临床使用葛根素时，应该合理地安全地用药并加强对葛根素不良反应监测，以便使患者以最小的风险获取最大的利益。另外，葛根素由于临床前研究的局限性和上市前临床研究的局限性，一些发生频率低于1%的不良反应和一些需要较长时间应用才能发生和发现的迟发性的不良反应未能发现，加上药物不良反应的发现存在滞后现象等，所以药物上市后再评价更显其重要性和必要性。

第七章　葛根有效成分药动学研究

一、葛根素的药动学研究

葛根素是葛根和葛根黄酮中的主要有效成分之一，虽然文献显示，葛根素与葛根黄酮的体内动力学过程不完全相同，葛根素不能完全反应葛根黄酮的药代特征，但是在一定程度上两者有所趋同，选择葛根素为标示成分反映葛根和葛根黄酮的药代动力学过程是合理的，可行的。

（一）葛根素在体内的吸收 [613-617]

葛根素治疗心脑血管疾病的疗效已得到充分肯定，但是其水溶性及口服生物利用度低，临床主要以静脉注射为主，静脉注射后体内消除半衰期短，故需频繁或大剂量给药，可能导致严重的不良反应（如溶血、急性肾衰、过敏性休克等），极大地制约了其应用。因此，促进葛根素口服制剂的吸收成为研究热点之一。崔升淼等研究证实葛根素在肠黏膜可以主动转运的方式吸收，其透过性受浓度影响，存在自身浓度抑制作用。陈小新等通过在 Beagle 犬和大鼠体内药动学研究表明，所制备的葛根素自微乳能显著提高葛根素在 Beagle 犬和大鼠体内的生物利用度。以上研究提示，葛根素在胃肠道较难吸收，口服制剂因其溶解性和渗透性差导致生物利用度低下，临床应用受到限制。葛根素注射剂在临床使用过程中疗效明确，但存在不良反应。刘振威等研究了磷脂的乳化作用，表明磷脂可提高葛根素在大鼠离体肠管吸收量的 2 ～ 4 倍，乳剂凭其脂溶性而易于通过生物膜是提高葛根素生物利用度的物理化学基础。磷脂可明显增强葛根素改善家兔血液流变和微循环的指标，除了与提高葛根素的生物利用度有关外，还可能与磷脂有利于葛根素通过生物膜进入靶器官内有关。

对葛根素在肠道吸收研究发现，葛根素在肠上段较下段吸收高，其吸收速率常数与浓度无关，为被动吸收。以葛根素为指标，进行葛根黄酮大鼠在体肠吸收实验，发现葛根黄酮中葛根素的吸收速率常数 Ka 在小肠段按十二指肠、空肠、回肠顺序依次下降，在结肠段也有相对较好的吸收。各回归直线的 r 均大于 0.9，表明在肠道各部位，药物浓度的下降与循环时间有较好的线性关系，故吸收动力学为一级吸收。统计学分析结果表明，与其他肠段相比，十二指肠段的吸收较快，这与文献报道的葛根素在小肠的吸收速率常数较小，吸收较快，药物在小肠上段比小肠下段有较大吸收相符。葛根素的绝对生物利用度为 3.77%。

（二）葛根素在体内的分布 [618-619]

邓新国等发现，腹腔注射葛根素后，其能通过血 – 房水屏障，眼房水和玻璃体均有分布，表明葛根素可经全身给药用于治疗眼部疾病，但进入玻璃体内的葛根素浓度很低。杜力军等制备的葛根黄酮灌胃给药 30min 后，在小鼠各组织中的药物浓度从高到低分别为肾 > 肝 > 脑 > 心；在大鼠各组织中为肾 > 脾 > 心 > 肝 > 肺 > 脑。大鼠、家兔、比格犬及人的药动学实验均表明，葛根素在体内多脏器均有分布且分布较快。静脉注射后，葛根素较多分布于血浆、肾脏及肝脏，其次在睾丸、脾脏、心脏和肌肉亦有分布。在脑中也可测到葛根素，但含量较低，表明葛根素可透过血 – 脑屏障。蛋白结合实验表明，葛根素的血浆蛋白结合率依次为：肝（32.5%）> 肾（27.1%）> 血浆（24.6%）> 肺（15.8%）。在生理状态下，静注金森脑泰注射液 15min 后，葛根素在肝脏及肾脏组织中浓度分别占总给药量的 0.3% 和 31.7%。随着时间的延长，组织中药物浓度下降很快，30min 后肝中药物浓度仅为总剂量的 0.09%，1 小时后肾脏内药量占总剂量的 3%，说明葛根素主要在肾脏中分布。

葛根素体内分布广，临床应用广泛，但其分布半衰期短，体内消除快，可以通过结构改造、制剂技术及方药配伍等改变其药代动力学行为，延长葛根素在体内的药效发挥时间，减少用药次数，改善患者的顺应性。

（三）葛根素在体内的代谢与排泄 [616,620-623]

葛根素在动物体内的排泄与给药途径密切相关。研究表明，葛根素经大鼠肝微粒体代谢，为细胞色素 P450 酶（CYP 450）的底物，当葛根素浓度 >10mg/L 时，葛根素的代谢表现出明显的饱和性，并不随浓度的增加而呈线性增加；葛根素的消除速率随 CYP 浓度增加而增加，呈线性相关。如果葛根素和 CYP 诱导剂合用后，这些药物将诱导 CYP 的活性，进而导致葛根素的代谢增强，最终使葛根素血药浓度降低，疗效减弱。从以上结果可看出，大鼠肝 CYP 参与了葛根素代谢，对葛根素与 CYP 相关药物相互作用机理的研究，有助于预防和减轻葛根素与其他药物间的不良反应，最大限度地提高药物安全性和有效性，对临床合理用药具有重要意义。

口服给药时葛根素以粪便排泄为主，为总剂量的 35.7%，尿液中排出量为总剂量的 1.85%；静脉给药时正好相反，以尿液排出为主，占总剂量的 34%，粪中排泄量仅为给药量的 8.9%。由此说明葛根素自大鼠体内的排泄与给药途径有关，同时也表明口服给药葛根素吸收较少，生物利用度较低。

健康人体静注射葛根素后，主要由肾脏清除，且在体内分布和消除均较快，无蓄积。在糖尿病肾病（DN）早期，葛根素体内代谢无显著改变，但随着肾损伤加重，葛根素体内分布及清除均明显减慢，导致体内药动学过程发生变化。推荐 DN 进入临床中期，葛根素用量宜小。以上信息提示葛根素制剂开发的剂型选择、临床给药方法或给药间隔时间的确定都应该考虑半衰期（$t_{1/2}$）。

（四）葛根素的药代动力学参数

给大鼠静脉注射葛根素，其药动学过程符合开放二室模型，属一级动力学过程，体内分布快，消除迅速。给家兔静脉注射葛根素，其药动学也属于一级动力学过程，体内分步和消除都较大鼠稍慢。给犬静脉注射葛根素，其药动学过程属线性一级动力学过程，体内分布和消除都快，但比大鼠和家兔慢。给人静脉注射葛根素，其药动学过程符合开放二室模型，分布半衰期（$t_{1/2\alpha}$）、消除半衰期（$t_{1/2\beta}$）分别为 10.3min、74.0min，属于分布和消除均较快的药物，体内半衰期的变化无明显的剂量依赖性。李煦颖等研究发现葛根素在低剂量组与中剂量组（250～500mg/kg）剂量区间内，其药动学行为基本呈线性关系，中剂量组与高剂量组之间（500～750mg/kg）的药动学行为呈非线性关系。在临床应用时，单靠增加剂量来提高生物利用度，不仅不能达到预期目的，反而会增加药物的毒副作用，通过剂型改造等手段提高葛根素在体内吸收的程度与速度是十分必要的。葛根素单独及在复方中使用，或者合并用药时，其体内动力学也不完全相同。

葛根提取物经 3 种途径给药的主要药动学参数具有显著性差异，鼻腔给药吸收迅速，生物利用度较口服高。葛根素在大鼠、家兔和犬的药动学存在明显的种属差异，动物的不同状态影响其体内药动学行为。

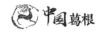

二、葛根单方制剂动力学

（一）葛根单方制剂

1. 愈风宁心片 [624–625]

为了测定口服愈风宁心片在小鼠体内葛根素的药－时曲线，并与葛根素静注相比较，计算其体内药动学参数和生物利用度。吴燕红等将 NIH 小鼠随机分成不同的时间组，采用 6% 高氯酸水溶液沉淀血浆蛋白，HPLC 法测定小鼠血浆中的葛根素含量，用 PK solutions 2.0（非房室模型）程序计算药动学参数和生物利用度。结果显示，小鼠静脉注射葛根素注射液（0.01g/kg）主要药动学参数分别是 $t_{1/2}$=98.359min，CL=35.548mL/min，$AUC_{0-\infty}$=281.3μg·min/mL；小鼠灌胃愈风宁心片（相当于葛根素 0.2g/kg）主要药动学参数分别是 $t_{1/2}$=35.562min，CL=898.685mL/min，C_{max}=9.3μg/mL，t_{max}=30min，$AUC_{0-\infty}$=222.5μg·min/mL，与静脉注射相比较，生物利用度为 3.95%。小鼠口服愈风宁心片，葛根素在小鼠体内吸收极少。

吴燕红等研究了愈风宁心片（葛根总黄酮）中主要有效成分葛根素在狗体内的药－时曲线，计算其在狗体内的药动学参数，并与静注葛根素注射液比较。应用 PK solutions 2.0 程序计算药动学参数和生物利用度。结果显示，静脉注射葛根素注射液（9mg/kg）的药动学参数分别为：$t_{1/2}E$=（72.11±3.69）min，CL=（4.19±0.25）mL/min，$AUC_{0-\infty}$=（2172.42±123.02）μg·min/mL；口服愈风宁心片（相当于葛根素 10.49mg/kg）的药动学参数分别为：$t_{1/2}E$=（271.80±7.94）min，CL=（48.52±2.20）mL/min，C_{max}=（0.43±0.06）μg/mL，t_{max}=150min，$AUC_{0-\infty}$=（185.77±8.20）μg·min/mL，绝对生物利用度为 7.03%。口服愈风宁心片，葛根素在狗体内的吸收较少，生物利用度较低。

2. 愈风宁心胶囊 [626]

测定愈风宁心胶囊中主要有效成分葛根素在家兔体内的药－时曲线，据此测算其体内代谢动力学参数；并与葛根素注射剂比较。用高效液相色谱法测定兔血浆中葛根素，以体积分数为 6% 的高氯酸沉淀血浆蛋白质，用 3P87 程序计算药动学参数和生物利用度。结果显示，愈风宁心胶囊在兔体内的过程为二室开放模型，主要动力学参数是：$t_{1/2\beta}$=78.03min，CL=10.283L/min，AUC=97mg·min/L，C_{max}=0.675mg/L，达峰时间为 44.5min。绝对生物利用度为 5.45%。

（二）葛根总黄酮制剂

1. 葛根黄酮滴丸 [627]

当口服葛根黄酮滴丸后，药物迅速溶出入血，形成一峰浓度（t_{max}=0.81h；C_{max}=0.73μg/mL）；葛根黄酮滴丸 AUC_{0-24} 为愈风宁心片的 2 倍，达峰时间愈风宁心片则是葛根黄酮滴丸的 2 倍，C_{max} 说明葛根黄酮滴丸显效快，生物利用度高，为速释型制剂，滴丸剂优于片剂。12 只实验兔随机分为两组，分别服用葛根黄酮滴丸和愈风宁心片，均含葛根黄酮 100mg，观察葛根黄酮滴丸在家兔体内的释放过程，同时进行药动学研究。结果滴丸和片剂主要药动学参数分别为：AUC_{0-24}=599.7μg·min/mL，294.6μg·min/mL；t_{max}=0.81h，1.70h；$t_{1/2}$=0.62h，0.43h；C_{max}=0.56μg/mL，0.19μg/mL。葛根黄酮滴丸和愈风宁心片在家兔体内的药–时过程为二室模型，绝对生物利用度 F=203.5%。AUC_{0-24}，C_{max}，t_{max} 经配对 t 检验均有显著性差异，提示葛根黄酮滴丸可提高生物利用度，具有快速释药的特点。

2. 葛根总黄酮缓释片 [628]

葛根总黄酮缓释片与葛根总黄酮普通片和愈风宁心片比较，峰浓度（C_{max}）明显降低，达峰时（t_{max}）明显延长，平均滞留时间（MRT）显著延长，相对生物利用度（AUC 比值）明显提高 [186%（2.824/1.520）；166%（2.824/1.685）]，具有明显的缓释效果。证明了缓释片在动物体内具有较好的缓释效果，能降低峰浓度、延长药物在体内的滞留时间，减少血药浓度的峰谷波动，达到了缓释片的设计要求。

3. 葛根黄酮缓释胶囊 [629]

两种自制葛根黄酮缓释胶囊和愈风宁心片在家兔体内的吸收呈二房室模型，主要动力学参数参比制剂与样品制剂分别是 $t_{1/2}$=75.51min，503.84min，499.48min，AUC=93.27μg·min/mL，312.40μg·min/mL，318.66μg·min/mL，T_p=27.68min，48.28min，55.90min。样品制剂的消除半衰期 $t_{1/2\beta}$ 比愈风宁心片明显延长，且生物利用度 AUC 比愈风宁心片明显提高。三种制剂的血药浓度半衰期–时间曲线表明，愈风宁心片有明显的血药峰值，消除相斜率的绝对值较大，而样品制剂的血药峰值相对不明显，且消除相缓慢下降，说明样品制剂的最大血药浓度与最小血药浓度的比值与参比制剂相比较小，进一步说明样品制剂在家兔体内呈现一定的缓释效果。其中样品制剂 2（加有磷脂）的生物利用度略大于样品制剂 1（未加有磷脂），说明磷脂在促进黄酮的吸收方面可能有一定的作用。

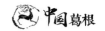

4. 葛根总黄酮生物黏附性缓释片 [630]

单剂量分别给予葛根总黄酮生物黏附性缓释片和普通片 600mg。葛根素血药浓度经时数据以 3P87 药动学程序处理，以对两种片剂在家犬体内的动态过程进行拟合。以非房室模型的统计矩方法，计算药时曲线下面积（AUC_{0-12}），并由血药浓度数据读取 C_{max} 和 t_{max}，经统计分析比较普通片与缓释片的生物利用度。结果单剂量给予家犬 TPF 片及生物黏附片后，葛根素血药浓度变化符合一级吸收一室模型，Ke 分别为（0.461±0.115）h^{-1}，（0.238±0.042）h^{-1}；Ka 分别为（0.844±0.404）h^{-1}，（0.446±0.100）h^{-1}；$t_{1/2}ka$ 分别为（0.954±0.352）h，（1.609±0.292）h，$t_{1/2}ke$ 分别为（1.570±0.333）h，（2.995±0.617）h。普通片的 AUC_{0-12}，C_{max} 和 t_{max} 分别为（4430±998）ng·h/mL，（1241±247）ng/mL 和（2.2±0.6）h。缓释片的 AUC_{0-12}，C_{max} 和 t_{max} 分别为（6459±738）ng·h/mL，（1040±134）ng/mL 和（4.0±0.7）h。以普通片为参比制剂，缓释片的生物利用度为（151.4±37.6）%。两种制剂的主要药动学参数均有较大差异，说明生物黏附材料改变了总黄酮在体内的吸收、分布与代谢行为，葛根总黄酮缓释片在家犬体内表现出较好的缓释特性，生物利用度也明显高于普通片。

5. 葛根总黄酮分散片 [631]

考察葛根总黄酮分散片在大鼠体内的药代动力学特征及生物利用度，并与市售愈风宁心片进行比较。大鼠分别灌胃给予葛根总黄酮分散片和愈风宁心片，葛根素的药动学特征比较显示，其药 – 时曲线均可知，t_{max} 有较大差异，葛根素的 C_{max} 为市售片的 2.28 倍，$AUC_{0-\infty}$ 为 1.59 倍。这种差异表明，葛根总黄酮分散片中的葛根素在体内过程有较大的吸收，提高了葛根素口服吸收的生物利用度。在预实验中，对葛根总黄酮原料药、葛根总黄酮分散片以及愈风宁心片进行的药学实验比较，三者的 $t_{1/2\alpha}$ 相差较小，前二者的 $t_{1/2\beta}$ 相差也较小，但前二者与愈风宁心片的 $t_{1/2\beta}$ 相差较大，由此推断愈风宁心片中葛根素释放缓慢，在消除的同时可能还有部分吸收，导致其表观消除半衰期延长。

6. 葛根黄酮滴鼻剂 [632]

考察葛根黄酮滴鼻剂经鼻腔给药后在兔体内的药代动力学过程，并与口服给药途径进行对比研究。经鼻给药和口服给药的主要药动学参数分别为 $AUC_{0-\infty1}$=（30.55±4.93）mg·h/L，（6.90±2.76）mg·h/L；t_{max1}=（0.90±0.14）h，（0.63±0.34）h；C_{max1}=（11.27±1.66）mg/L，（1.68±0.84）mg/L。相对生物利用度 F=442.8%。说明葛根总黄酮滴鼻剂在兔体内的吸收好，生物利用度较高。

（三）葛根素类制剂

1. 葛根素滴眼液 [633]

测定了房水浓度中葛根素浓度，实验数据按 CAPP 房室模型程度计算，结果表明葛根素滴眼液在家兔眼内的药物动力学过程符合二房室模型，其拟合动力学方程为：$C(t)=2.13e^{-1.00t}+0.23e^{-0.083t}-2.36e^{-5.06t}$。其主要药动学参数分别为：$A=2.13\mu g/mL$；$B=0.33\mu g/mL$；$\alpha=1.00h^{-1}$；$\beta=0.83h^{-1}$；$t_{1/2\alpha}=0.69h$；$t_{1/2\beta}=8.32h$；$K_a=5.06h^{-1}$；$K_{21}=0.19h^{-1}$；$K_{10}=0.43h^{-1}$；$K_{12}=0.46h^{-1}$；$C_{max}=0.963\mu g/mL$；$t_{max}=2.00h$；$AUC=5.16\mu g\cdot h/mL$。房水中药物的峰浓度为 2h，而从药效学实验可见降眼内压的最低点为 4h，维持有较低眼药的时间达 24h，说明药效的产生对房水药物浓度有滞后现象，且药效维持时间较长，这对治疗是有利的。

2. 葛根素固体分散体 [634]

用溶出度法，确定葛根素固体分散体的最佳制备处方；采用 HPLC 法，测定家兔血浆中葛根素的含量，药动学参数经 3P97 药动学软件处理。结果表明葛根素固体分散体的最佳制备处方为葛根素：PEG 6000：pluronic F-68=1：4：1（m/m/m）；葛根素及葛根素固体分散体的血药浓度 – 时间过程均符合二室模型，主要药动学参数：α 分别为（2.040±0.327）h^{-1}、（0.870±0.191）h^{-1}，β 分别为（0.212±0.021）h^{-1}、（0.351±0.022）h^{-1}，$AUC_{0-\infty}$ 分别为（11.966±1.370）$mg\cdot h/L$、（91.419±3.531）$mg\cdot h/L$，t_{max} 分别为（0.491±0.026）h、（1.423±0.035）h，ρ_{max} 分别为（3.917±0.066）mg/L、（20.416±1.870）mg/L。葛根素固体分散体对葛根素的相对生物利用度为 763.99%。葛根素固体分散体可提高葛根素口服给药在家兔体内的生物利用度。

3. 葛根素注射液

大鼠静脉注射葛根素注射液后，葛根素在各组织中的分布顺序为肝 > 肾 > 肺 > 心 > 脾 > 脑（肺与心 AUC 接近）；葛根素在心、脑组织中的浓度都不高，葛根素包裹在固体脂质纳米粒中增加了葛根素在脑组织和心脏组织中的分布，特别是脑组织。

大鼠经尾静脉注射葛根素注射液 24 小时内，葛根素由尿中排泄的累积排泄率为 36.15%，其中的 97.43% 是在前 4 小时内排泄的；由粪便中排泄的葛根素占给药量的 9.18%，其中的 99.19% 是在给药后的 8 ～ 12 小时排出的；24 小时内经尿中排泄的葛根素占排泄总量的 79.64%。

小鼠尾静脉注射葛根素 80mg/kg 后，采用乙腈沉淀蛋白，高效液相色谱法测定血浆中葛根素的含量。采用 3P97 处理数据，葛根素的血药浓度，时间曲线符合二室开放模型

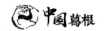

（权重 1/c2），其主要药动学参数分别为 k=0.794，$t_{1/2}$=0.87h，血药浓度 – 时间曲线下面积（AUC）=64.88（mg·h）/L，消除率 [CL（s）]=1.23L/（kg·h）。

4. 葛根素纳米粒 [635]

通过伪三元相图确定处方，研究葛根素纳米粒的黏度、折光率、粒径等进行质量评价；将小鼠随机分成不同的时间组，灌胃葛根素纳米粒和混悬液以及葛根素注射液，高效液相法测定不同时间小鼠血浆中药物浓度，通过 3P97 程序计算药动学参数。结果表明纳米粒载药量为 70g/L，粒径（82.3±19.1）nm；纳米粒、混悬液与注射液的 $t_{1/2\beta}$ 分别为 11.65h，0.52h 和 0.44h，纳米粒是混悬液的 22.4 倍，是注射液的 26.5 倍；纳米粒的 AUC 是混悬液的 21.6 倍，是注射液的 10.1 倍。达峰时间推后，持续时间长，绝对生物利用度为 50.64%。说明葛根素纳米粒体系比葛根素混悬液、市售注射制剂消除缓慢，具有一定的长效作用，并且很大程度上提高了葛根素的生物利用度，解决了葛根素口服利用度低的问题。

5. 葛根素前体脂质体 [636]

以愈风宁心片为对照品，3P37 药动学软件处理数据，进行了药动学和生物利用度实验，研究葛根素前体脂质体的药动学和生物利用度。结果表明葛根素前体脂质体口服 t_{max}，C_{max}，CL（s），AUC 分别为（2.18±0.27）h，（1.12±0.21）mg/L，（10.1±2.2）L/h，（7.8±1.7）mg·h/L，愈风宁心片口服 t_{max}，C_{max}，CL（s），AUC 分别为（1.52±0.35）h，（0.98±0.17）mg/L，（16.5±4.6）L/h，（4.8±1.4）mg·h/L。葛根素前体脂质体的相对生物利用度为 145.6%。葛根素前体脂质体血药浓度达峰时间相对滞后，达峰浓度提高，清除速率降低，葛根素前体脂质体生物利用度显著高于对照品。

6. 葛根素固体脂质纳米粒 [637]

（1）药动参数：灌胃葛根素固体脂质纳米粒后葛根素在大鼠体内的药动学参数：$AUC_{0\to t}$=（2.48±0.30）mg·h/L，$AUC_{0-\infty}$=（2.64±0.39）mg·h/L，C_{max}=（0.33±0.05）μg/mL，t_{max}=40min；$t_{1/2}$（5.60±1.00）h，MRT=（9.34±1.40）h，C_1=（1.49±0.24）L/h，Vz=（11.83±1.02）L，Vss=（13.71±1.29）L。葛根素固体脂质纳米粒对葛根素混悬液的相对生物利用度为 310%，其绝对生物利用度为 5.8%，葛根素固体脂质纳米粒与葛根素混悬液生物不等效；与灌胃葛根素混悬液比较，灌胃葛根素固体脂质纳米粒后葛根素达峰时间明显提前（40min vs 1.5～2h），消除半衰期明显延长（5.6h vs 3.27h）。

（2）分布：大鼠灌胃葛根素混悬液后，葛根素在所取组织中的浓度于 2.5h 最高，葛根素在各组织中的分布顺序为肾＞肝＞肺＞脾＞心＞脑（肝与肺、心与脑 AUC 接近）；

大鼠静脉注射葛根素注射液后，葛根素在各组织中的分布顺序为肝＞肾＞肺＞心＞脾＞脑（肺与心 AUC 接近）；大鼠灌胃葛根素固体脂质纳米粒后，葛根素在各组织中浓度均较灌胃葛根素混悬液为高，在肝、肾、肺、脾中葛根素浓度于给药后 1h 最高，心、脑中最高的葛根素浓度有所延迟，分别出现在 2.5h 和 6h，葛根素在各组织中的分布为肝＞肾＞脾＞肺＞脑＞心（脾与肺、脑与心 AUC 接近）；葛根素在心、脑组织中的浓度都不高，葛根素包裹在固体脂质纳米粒中增加了葛根素在脑组织和心脏组织中的分布，特别是脑组织。

（3）排泄：给大鼠灌胃葛根素固体脂质纳米粒后，葛根素由粪便中排泄的累积排泄率为 34.17%，其中的 74.76% 是在灌胃给药后的 4～8h 期间排泄的；24h 内由尿中排泄的葛根素占给药量的 1.79%，0～4h、4～8h 期间的排泄量分别占由尿排泄总量的 30.11% 和 59.79%；24h 内经粪便中排泄的葛根素约占排泄总量的 95.11%。给大鼠灌胃葛根素混悬液后，葛根素由粪便中排泄的累积排泄率为 41.56%，其中的 75.26% 是在灌胃给药后的 4～8h 期间排泄的，23.99% 是在给药后 8～12h 期间排出的；12h 内由尿中排泄的葛根素占给药量的 0.64%，0～4h、4～8h 期间的排泄量分别占由尿排泄总量的 27.91% 和 66.28%；24h 内经粪便中排泄的葛根素约占排泄总量的 98.40%。对大鼠灌胃葛根素固体脂质纳米粒或葛根素混悬液后葛根素经尿和粪排泄进行比较，发现大鼠灌胃葛根素固体脂质纳米粒后葛根素经尿排泄率是灌胃相同剂量葛根素混悬液后的 2.8 倍（1.79%vs0.64%），主要是 0～8h 间葛根素的排泄率增加，8～12h 的排泄率虽然仍较高，但无统计学意义（P=0.052）；而灌胃葛根素固体脂质纳米粒后，葛根素经粪排泄率虽然低于灌胃葛根素混悬液者，但无统计学意义（P=0.058），12～24h 经粪的排泄率较高（P=0.002）；大鼠经尾静脉注射葛根素注射液 24h 内，葛根素由尿中排泄的累积排泄率为 36.15%，其中的 97.43% 是在前 4h 内排泄的；由粪便中排泄的葛根素占给药量的 9.18%，其中的 99.19% 是在给药后的 8～12h 之间排出的；24h 内经尿中排泄的葛根素占排泄总量的 79.64%。

（4）代谢：在静脉注射葛根素注射液后，对大鼠血浆样品进行 AutoMS 扫描，给药后血浆样品的总离子色谱图较空白血浆样品多出两个色谱峰 M1、M2，正离子模式下，二者的准分子离子均为 m/z593，在负离子模式方式下，其准分子离子峰均为 m/z591。代谢产物可被 β- 葡萄糖醛酸水解酶水解，而 β- 葡萄糖醛酸水解酶抑制剂 D- 葡萄糖二酸 1,4-内酯可抑制这一作用。说明葛根素在大鼠血浆中的代谢产物 M1、M2 是葡萄糖醛酸结合产物，核磁共振确定 M2 为葛根素 –7–O– 葡萄糖醛酸苷，推测 M1 为葛根素 –4′ –O– 葡萄糖醛酸苷。大鼠静脉注射葛根素注射液后，对大鼠尿样进行 AutoMS 扫描，并与空白尿样

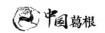

比较，结果在给药后的尿样总离子色谱图新增 3 个色谱峰，经过 MSn 分析，前两个峰与血浆中两个代谢产物相同，即为葛根素 –4′ –O– 葡萄糖醛酸苷、葛根素 –7–O– 葡萄糖醛酸苷。在正离子模式下，第 3 个色谱峰（M3）的准分子离子峰为 m/z433，对 m/z433 进行轰击，其裂解碎片 415、397、379、367、351、337、313、283，推测 M3 可能是葛根素的羟化产物——羟基葛根素。大鼠灌胃葛根素固体脂质纳米粒或灌胃葛根素混悬液后，血浆和尿中亦有代谢产物葛根素 –4′ –O– 葡萄糖醛酸苷、葛根素 –7–O– 葡萄糖醛酸苷，但灌胃给药后血浆、尿中葛根素代谢产物水平明显低于静脉注射相同剂量的葛根素后血浆、尿中的代谢产物水平；大鼠的粪样中均未发现有葛根素的代谢产物。

7. 葛根素脂质体滴眼液 [638]

制备葛根素脂质体滴眼液，研究其在兔泪液中的消除情况。结果表明葛根素脂质体形态圆整，平均粒径为 195.7nm，药物包封率为 48.3%，单次滴眼给药后，由于泪液的稀释排空作用，浓度下降均呈现明显的先快后慢的二项模式。60min 后，葛根素脂质体制剂在各兔泪液组织中的药物浓度均高于葛根素滴眼液，均具有显著性意义（$P<0.05$）；120min 后，普通滴眼液所含药物浓度迅速下降，接近于零，而脂质体制剂 500min 后仍然能平稳维持一定药物浓度。泪液中药物主要消除途径为鼻泪管的引流，药物从泪液中的消除速率与泪容的体积等因素有关。葛根素滴眼液给药后，泪容明显增加，平均滞留时间（MRT）为 51.62min，药物消除快。脂质体制剂给药后，由于脂质体的磷脂结构，药物可以从磷脂双分子层中缓慢释放，MRT 为 201.05min，泪液中药物浓度衰减较慢，在 8h 之后泪液中仍可检测出葛根素。通过比较葛根素脂质体滴眼液与葛根素滴眼液的药物消除 AUC 和 MRT，发现葛根素脂质体制剂 MRT，AUC 分别为葛根素滴眼液的 3.89 和 3.06 倍。与普通滴眼液相比，显著提高了药物在泪液中的浓度，延长了平均滞留时间，提高了药物在眼部的吸收。

8. 葛根素 β – 环糊精包合物 [639]

研究葛根素 β– 环糊精包合物与葛根素原料药口服灌胃后小鼠体内的生物利用度。发现葛根素在小鼠体内药动学过程符合二室模型，葛根素原料药的 AUC、C_{max} 和 t_{max} 分别为 1657.28mg·min/L、26.34mg/L 和 30min，而葛根素 β– 环糊精包合物的 AUC、C_{max} 和 t_{max} 分别为 3504.30mg·min/L、77.34mg/L 和 30min，原料药及其 β– 环糊精包合物中葛根素的 AUC 和 C_{max} 之间有显著性差异，包合物的 AUC 为原料药的 2.11 倍，C_{max} 为原料药的 2.94 倍，表明葛根素经 β– 环糊精包合后可改善葛根素在小鼠体内的吸收，能有效提高葛根素口服的生物利用度。

9. 葛根素固体自微乳胶囊 [640]

研究表明葛根素在大鼠体内代谢符合一室模型；葛根素固体自微乳胶囊和愈风宁心片给药后的药动学参数分别为 C_{max}=（1.0320±0.0206）μg/mL、（0.5873±0.0117）μg/mL，$t_{1/2}ke$=（116.4314±2.1660）min、（88.2226±1.7524）min，AUC_{0-t}=（261.5322±1.4640）μg·min/mL、（102.8355±1.9574）μg·min/mL；相对生物利用度为238.77%。与市售愈风宁心片比较，葛根素固体自微乳胶囊在大鼠体内吸收更完全，消除更快。葛根素固体自微乳胶囊相对于市售愈风宁心片的相对生物利用度为238.77%，表明相对于市售愈风宁心片，葛根素固体自微乳胶囊的生物利用度提高了2倍多。

10. 葛根素自微乳给药系统 [641]

采用交叉试验设计，分别单剂量给予 Beagle 犬葛根素自微乳和葛根素混悬液，测定其在犬体内的血药浓度经时过程，评价葛根素自微乳的药动学及相对生物利用度。结果葛根素自微乳和混悬液的药动学参数分别为 t_{max} 为 3.0h 和 2.0h，C_{max} 为 2.14mg/L 和 1.061mg/L，AUC_{0-24} 为 10.642mg·h/L 和 3mg·h/L，葛根素自微乳相对于混悬液的生物利用度为354.73%。表明葛根素自微乳相对于葛根素混悬液，能显著提高葛根素在 Beagle 犬体内的生物利用度。

11. 葛根素亚微乳 [642]

家兔体内的药动学研究表明，与葛根素注射液相比，葛根素亚微乳静注后药－时曲线符合双室模型特征，消除半衰期延长，清除率减小，体内平均滞留时间延长，生物利用度 $AUC_{1-\infty}$ 提高，75.6% 的葛根素分布在磷脂膜中。葛根素制成亚微乳注射液后大部分被网状内皮细胞先摄取进入肝、脾，再释出葛根素进入血液，可延长药物在动物体内的循环和作用时间，提高生物利用度；而葛根素注射液注射后，迅速在肾大量分布，消除半衰期很短，且主要经肾快速消除。

第八章　葛根的开发利用

一、葛根的应用与开发情况

通过检索"药智数据库"（https://db.yaozh.com/）发现，目前，国内以葛根为原料的中成药有320种，并且国家食品药品监督管理总局（CFDA）批准葛根的提取物可作为化妆品原料药及食品。根据中医中药治疗疾病分类，将320种中成药分为14类，其中治疗消化系统疾病共有87种，占27.19%；其次是呼吸系统（86种）、血液及造血器官（66种）、心血管系统（56种）、肌肉－骨骼系统（24种）、神经系统（23种）、生殖泌尿系统（7种）、皮肤病（3种）、抗感染药物（2种）及其他类（6种）。

根据药智网"保健食品处方数据库"，以葛根为主要原料的保健食品共544种，其保健功能包括：对化学性肝损伤有辅助保护作用（171种）、辅助降血糖（87种）、增强免疫力（70种）、抗疲劳（38种）、辅助降血压（31种）、增加骨密度（30种）、调节血脂（27种）、改善睡眠（10种）、调节血糖（17种）、美容（11种）、改善视力（2种）等保健功能。

因此葛根在中成药、食品保健等方面的开发利用相对成熟，且应用领域广阔。

二、葛根现代制剂

现代中药剂型由传统的汤剂、丸剂、丹药、散剂、膏药等发展而来，是在中医药理论的指导下，经现代药理研究和临床验证，用最新的药剂学技术、方法和手段，将中药传统剂型经过改进或创制新剂型，使之成为安全、有效、稳定、可控的新一代药物制剂。葛根在现代制剂中，被广泛用于消渴、感冒、止咳、退烧、止泻的中药制剂中。葛根与众多中药配伍，有养心、活络、抗脑衰、壮骨伸筋等功效。随着临床上对于药物质量和使用要求的不断提高，药物制剂新技术及现代制药设备的不断发展，涌现出不少高效、速效、长效的中药新剂型，如口服剂型片剂、胶囊剂、颗粒剂、滴丸等，中药注射用剂，经皮给药剂型等。

（一）葛根制剂

1. 注射用葛根素　《中国药典》2015 年版二部

【主要成分】本品为葛根素加适宜赋形剂制成的无菌冻干品。按平均装量计算，含葛根素应为标示量的 93.0% ～ 107.0%。

【性状】本品为白色至微黄色的块状物或粉末。

【类别】同葛根素。

【规格】（1）50mg。（2）0.1g。（3）0.2g。（4）0.4g。

【贮藏】遮光，密闭保存。

2. 葛根素注射液　《中国药典》2015 年版二部

【主要成分】本品为葛根素加适量助溶剂制成的灭菌水溶液。含葛根素应为标示量的 93.0% ～ 97.0%。

【性状】本品为无色至微黄色的澄明液体。

【类别】同葛根素。

【规格】（1）2mL：50mg。（2）2mL：100mg。

【贮藏】遮光，密闭保存。

3. 葛根芩连微丸　《中国药典》2005 年版一部

【处方】葛根 1000g，黄芩 375g，黄连 375g，炙甘草 250g。

【制法】以上四味，取黄芩、黄连，渗漉法，分别用 50% 乙醇作溶剂，浸渍 24h 后进行渗漉，收集漉液，回收乙醇，并适当浓缩；葛根加水先煎 30min，再加入黄芩、黄连药渣及甘草，继续煎煮二次，每次 1.5h，合并煎液，滤过，滤液适当浓缩，加入上述浓缩液，继续浓缩成稠膏，减压低温干燥，粉碎成最细粉，以乙醇为湿润剂，泛丸，得 300g，过筛，于 60℃以下干燥，即得。

【性状】本品为暗棕褐色至类黑色微丸；气微，味苦。

【功能与主治】解肌清热，止泻止痢。用于泄泻痢疾，身热烦渴，下痢臭秽；菌痢、肠炎。

【用法与用量】口服，一次 3g；小儿一次 1g，一日 3 次；或遵医嘱。

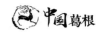

4. 葛根芩连胶囊 新药转正标准 38

【处方】葛根、黄芩、黄连、炙甘草。

【性状】本品为胶囊剂，内容物为棕黄色至棕褐色的粉末；气微，味苦。

【功能与主治】解肌清热，止泻止痢。用于泄泻痢疾，身热烦渴，下痢臭秽。

【用法与用量】口服，一次 3～4 粒，一日 3 次。

5. 葛根素滴眼液 国监局单页标准（化学药 2000）

【活性成分】本品含葛根素。

【含量】应为标示量的 90.0%～110.0%。

【性状】本品为无色或微黄绿色澄明液体。

【类别】抗青光眼类药。

【规格】5mL：50mg。

【贮藏】遮光，密闭于阴凉处保存。

6. 葛根芩连口服液 新药转正标准 35

【处方】葛根、黄芩、黄连、炙甘草。

【性状】本品为棕黄色至棕褐色的澄清液体，久置有少量沉淀；味微苦、甜。

【功能与主治】解肌清热，止泻止痢。用于泄泻痢疾，身热烦渴，下利臭秽。

【用法与用量】口服，一次 10mL，一日 2 次。

7. 复方葛根氢氯噻嗪片 化学药品地标升国标 7 册

【主要成分】本品每片含葛根素应不低于 10.0mg；含氢氯噻嗪应为标示量的 90.0%～110.0%。

【处方】氢氯噻嗪 5g，葛根总黄酮 50g，葛根浸膏 15g，盐酸可乐定 33mg，辅料适量制成 1000 片。

【性状】本品为薄膜衣片或糖衣片，除去包衣后显棕褐色。

【功能主治】用于高血压。

【用法用量】口服。一次 1 片，一日 3 次，或遵医嘱增至每次 2 片。

8. 复方葛根格列本脲胶囊 化学药品地标升国标 12 册

【主要成分】本品含葛根素 1 粒应为 18.0～22.0mg。

【处方】葛根提取物（以葛根素计）6g，格列本脲 0.833g，天花粉 167g 制成 1000 粒。

【性状】本品为胶囊剂，内容物为浅褐色颗粒，味甘、微苦。

【类别】降血糖药。

9. 葛根汤合剂　国家药监局标准颁布件（2011）

【成分】葛根、麻黄、桂枝、白芍、炙甘草、生姜、大枣。

【性状】本品为棕色至棕红色液体；有特异香气，味甘。

【功能主治】发汗解表，解肌止痛。用于风寒感冒，恶寒发热，无汗，项背强痛，鼻塞流涕，咳嗽，头痛，肢节酸痛，苔薄白，脉浮紧。

【用法用量】口服，一次 20mL，一日 3 次。

10. 葛根总黄酮　SFDA 标准颁布件（2009）

【主要成分】本品为豆科植物野葛的干燥根，经提取精制成的提取物。

【性状】本品为黄色至棕黄色的粉末；味苦、微甘；易溶于水、甲醇和乙醇，不溶于三氯甲烷、二氯甲烷和正己烷。

【功能主治】活血化瘀。用于缺血性中风中经络恢复期瘀血痹阻脉络证。症见半身不遂，口舌歪斜，偏身麻木，语言不利，头晕目眩，颈项强痛等。动脉粥样硬化性血栓性脑梗死和腔隙性脑梗死见上述证候者。

【规格】每袋装 15g。

【制剂】葛酮通络胶囊。

11. 葛根素氯化钠注射液　《中国药典》2005 年版第二部

【成分】本品为葛根素与氯化钠的灭菌水溶液。含葛根素为标示量的 93.0% ~ 107.0%，氯化钠（NaCl）应为标示量的 95.0% ~ 105.0%。

【性状】本品为无色或几乎无色的澄明液体。

【类别】同葛根素。

【规格】（1）100mL：葛根素 0.2g 与氯化钠 0.9g。（2）250mL：葛根素 0.6g 与氯化钠 2.25g。

12. 葛根素葡萄糖注射液　《中国药典》2005 年版二部

【主要成分】本品为葛根素与葡萄糖的灭菌水溶液。含葛根素应为标示量的 93.0% ~ 107.0%；含葡萄糖（$C_6H_{12}O_6 \cdot H_2O$）应为标示量的 95.0% ~ 105.0%。

【性状】本品为无色或几乎无色的澄明液体。

【类别】同葛根素。

【规格】（1）100mL：葛根素 0.2g 与葡萄糖 5.0g。（2）150mL：葛根素 0.3g 与葡萄糖 7.5g。（3）250mL：葛根素 0.3g 与葡萄糖 12.5g。（4）250mL：葛根素 0.5g 与葡萄糖 12.5g。

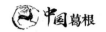

13. 葛根汤片 《中国药典》2015 年版一部

【处方】葛根 667g，麻黄 500g，白芍 334g，桂枝 334g，甘草 334g，大枣 1222g，生姜 500g。

【制法】以上七味，取葛根、麻黄加水温浸 30 分钟，与其余白芍等五味，加水煎煮二次，煎煮 30 分钟，滤过，合并滤液于 70℃减压浓缩至相对密度为 1.25～1.30（70℃），于 70℃下减压干燥成干浸膏。取干浸膏粉碎成细粉，过筛，加入乳糖、微粉硅胶、硬脂酸镁适量，压制成 1000 片，包薄膜衣，即得。

【性状】本品为薄膜衣片，除去包衣后显棕色；味甜、微苦。

【功能与主治】发汗解表，升津舒经。用于风寒感冒，症见发热恶寒，鼻塞流涕，咳嗽咽痛，咳痰稀白，无汗，头痛身疼，项背强急不舒，苔薄白或薄白润，脉浮或浮紧。

【用法与用量】口服。一次 6 片，一日 3 次。

14. 葛根汤颗粒 《中国药典》2015 年版一部

【处方】葛根 667g，麻黄 500g，白芍 334g，桂枝 334g，甘草 334g，大枣 1222g，生姜 500g。

【制法】以上七味，取葛根、麻黄加水温浸 30 分钟，与其余白芍等五味，加水煎煮二次，每次 30 分钟，合并煎液滤过，滤液于 70℃减压浓缩至相对密度 1.48～1.53（70℃），取浸膏，加糊精 514g，搅拌均匀，制颗粒，干燥，粉碎成细粉，加甜菊素 6.7g，混匀，加 90% 乙醇适量，制成颗粒，干燥，制成 1000g，即得。

【性状】本品为棕色的颗粒；味甜、微苦。

15. 葛根芩连丸 《中国药典》2015 年版一部

【处方】葛根 1000g，黄芩 375g，黄连 375g，炙甘草 250g。

【制法】以上四味，取黄芩、黄连，分别用 50% 乙醇作溶剂，浸渍 24 小时后进行渗漉，收集漉液，回收乙醇，并适当浓缩；葛根加水先煎 30 分钟，再加入黄芩、黄连药渣及炙甘草，继续煎煮二次，每次 1.5 小时，合并煎液，滤过，滤液浓缩至适量，加入上述浓缩液，继续浓缩成稠膏，减压低温干燥，粉碎成最细粉，用乙醇为湿润剂，泛丸，制成 300g，过筛，于 60℃以下干燥，即得。

【性状】本品为深棕褐色至类黑色的浓缩水丸；气微，味苦。

【功能与主治】解肌透表，清热解毒，利湿止泻。用于湿热蕴结所致的泄泻腹痛、便黄而黏、肛门灼热；及风热感冒所致的发热恶风、头痛身痛。

【用法与用量】口服。一次 3 袋；小儿一次 1 袋，一日 3 次；或遵医嘱。

16. 葛根芩连片 《中国药典》2015 年版一部

【处方】葛根 1000g，黄连 375g，黄芩 375g，炙甘草 250g。

【制法】以上四味，取葛根 225g，粉碎成细粉，剩余的葛根与炙甘草加水煎煮二次，每次 2 小时，合并煎液，滤过，滤液浓缩至适量；黄芩、黄连分别用 50% 乙醇作溶剂，浸渍 24 小时后进行渗漉，收集渗漉液，回收乙醇，与上述浓缩液合并，浓缩成稠膏，加入葛根细粉和辅料适量，混匀，干燥，制成颗粒，压制成 1000 片，或包糖衣或薄膜衣，即得。

【性状】本品为黄棕色至棕色的片；或为糖衣片、薄膜衣片，除去包衣后显黄棕色至棕色；气微，味苦。

【功能与主治】解肌清热，止泻止痢。用于湿热蕴结所致的泄泻、痢疾，症见身热烦渴、下痢臭秽、腹痛不适。

【用法与用量】口服。一次 3 ～ 4 片，一日 3 次。

（二）葛根素新型给药系统的研究

葛根素是中药葛根的主要药效成分，由于其具有阻止血栓形成的功效，临床上用来治疗心绞痛、偏头痛、高血压及冠心病等，葛根素溶解度差、口服生物利用度低，近几年为了拓展其应用，提高生物利用度，研究关于葛根素与新型给药系统结合的文献越来越多，并采用多种先进的检测手段检测形成新载体的形成原理，初步探讨了形成机制并在急性心肌缺血模型、大鼠肠吸收特性、体外透皮特性等方面进行了初步研究。

1. 磷脂复合物 [643-645]

张立等采用正交实验设计法，以葛根素与磷脂的复合率为评价指标，反应投料比、反应时间和药物反应物的质量浓度为考察因素，筛选最佳制备葛根素磷脂复合物的工艺，并采用 TLC、IR 和 UR 对葛根素磷脂复合物进行结构分析，在试验的过程中发现，葛根素磷脂复合物新载体的形成受葛根素的投料比与质量浓度影响较大，反应时间也有影响，但影响较小，且在葛根素复合物形成过程中并没有化学变化，但是葛根素和磷脂间有一定的作用力，这种作用力与单纯的物理混合不同，综合分析可能为范德华力结合。

吴勇军等采用乳糜微粒阻断法考察葛根素磷脂复合物对葛根素微乳经淋巴转运的影响，HPLC 法测定大鼠血浆中的葛根素含量，比较未阻断组和阻断组生物利用度并计算淋巴转运的比例。经淋巴转运分析，葛根素磷脂复合物微乳的淋巴转运比例为 51.3%，常规微乳组的转运比例为 40.6%，说明葛根素磷脂复合物有利于淋巴转运。查阅文献分析，可能有两个原因：①卵磷脂能促进药物淋巴转运；②葛根素磷脂复合物增大了葛根素的脂溶性，脂溶性大的药物可以促进淋巴转运。

邓向涛等采用 HPLC 法测定 SD 大鼠分别口服葛根素、葛根素磷脂复合物和磷脂复合物固体分散体后的血药浓度，绘制药－时曲线，葛根素磷脂复合物固体分散体的 $AUC_{0\to\infty}$ 分别是葛根素原料药、葛根素磷脂复合物的 1.68、1.17 倍，达峰浓度也较其他两者高。实验证明，磷脂复合物新型载体与分散体结合，制备工艺简单，由于固体分散体制备过程中不需要水相，降低了磷脂复合物解离的概率。而且固体分散体可以延缓磷脂复合物在胃肠道中的解离，起到保护作用，因此提高葛根素的口服吸收生物利用度。

2. 纳米晶及纳米晶自稳定 Pickering 乳液 [646]

杜俊锋等人通过高压均质法制备葛根素纳米晶，以粒径为指标，考察药辅比、投料量、稳定剂和制备温度等对纳米晶制备的影响，并考察干燥工艺对纳米晶固化的影响，采用透射电镜和扫描电镜对葛根素纳米晶进行形态学考察。最终得出的最佳制备工艺：稳定剂为聚维酮 K30，药辅比为 1∶2，制备温度为 43℃以上，制得纳米晶的粒径为 20 ～ 50nm，在制备的过程中发现聚维酮 K30 作为稳定剂，制备的纳米晶粒径小于 50nm 分布范围窄，说明制剂稳定性良好。

张焦等人采用高压均质法制备葛根素纳米晶自稳定 Pickering 乳液，以外观、粒径为指标，考察油相组成、葛根素加入顺序、葛根素加入量、油水比、均质压力及水相 pH 值等对葛根素纳米晶自稳定 Pickering 乳液成型与稳定的影响，并用荧光倒置显微镜进行微观结构表征。最终优化得到葛根素纳米晶自稳定 Pickering 乳液的粒径为（13.86±1.56）μm，载药量为 4.28mg/mL，Zeta 电位为（−41.60±2.45）mV，形成的乳液稳定性好，为葛根素口服剂型提供参考。

王帅等采用大鼠在体肠灌流模型，HPLC 法测定灌流液中葛根素的浓度，考察药物纳米晶自稳定 Pickering 乳液在十二指肠、空肠、结肠、回肠的吸收速率和表观渗透系数，比较葛根素原料药、纳米晶、纳米晶自稳定 Pickering 乳液、普通乳的肠吸收。结果表明，纳米晶自稳定 Pickering 乳液在十二指肠、空肠、回肠和结肠的吸收明显高于原料药与普通乳，但与纳米晶相比，仅在空肠、结肠及十二指肠的吸收有显著优势。通过比较各肠段对葛根素纳米晶自稳定 Pickering 乳液的吸收，吸收的顺序依次为十二指肠＞空肠＞回肠＞结肠，可能与各肠段的 pH 有关。

3. 介孔二氧化硅纳米粒 [647]

万小敏等应用缩合反应制备聚乙二醇修饰的介孔二氧化硅纳米粒，采用高效液相色谱法测定包封率和载药量，通过结扎冠状动脉制备大鼠急性心肌缺血模型，比较假手术组、模型组、葛根素注射液组和负载葛根素 PEG-MSNs 的高、中、低剂量组的定血清乳酸脱氢酶（LDH）、肌酸激酶（CK）、丙二醛（MDA）和天冬氨酸转氨酶（AST）水平，并测量心肌梗死面积。实验制得的纳米粒呈粒径均一的规则圆球形，粒径为 300nm，电位为 –30mV，载药量为 14.7%，包封率为 67.8%，葛根素注射液与葛根素 PEG-MSNs 均能降低升高的心电图 ST 段，可降低血清中的 LDH、CK、MDA、AST 水平，减少心肌梗死面积，实验说明葛根素 PEG-MSNs 能保护急性心肌缺血大鼠。

4. 胶束聚合物 [648-651]

马晓星等制备葛根素聚合物胶束采用薄膜分散法，分离胶束和游离药物采用离心 – 微孔滤膜法，采用 HPLC 法测定葛根素聚合物胶束包封率，实验所制得形态规则的球形胶束，平均粒径 54.12nm，PDI 为 0.122，电位为 –13.60mV，平均包封率为 35.5%，载药量为 0.3%。

吴卫等以有效成分葛根素为模型药物，采用聚甘油脂肪酸脂（PGFE）作为新型药物载体，制备 PGFE 胶束聚合物，并采用星点设计效应面法优化制备工艺和处方。实验证明，这种以新型材料 PGFE 为载体材料的胶束聚合物，能自发形成胶束微粒，吸附或者包裹葛根素良好，包封率可达 80%，为改善中药有效但难溶的药物溶解度提供新方法。

冯玉兰等采用薄膜水化法制备葛根素聚乙二醇衍生化磷脂酰乙醇胺纳米胶束，并对其在急性心肌缺血小鼠模型体内组织分布进行研究。制备的胶束平均粒径为 25nm，Zeta 电位为 –3mV，平均载药量为 5.8%，包封率为 78.6%，在模型小鼠的体内 AUC 分布为肝≈心 > 肾 > 肺 > 脾 > 脑。

谭钦铎将提取的葛根异黄酮作为芯材，壁材用海藻酸钠和壳聚糖以一定比例混合，制成微胶囊以达到提高葛根异黄酮的贮藏稳定性及体内缓释的效果，结果表明制备的微胶囊成型效果很好且具有良好的贮藏稳定性。

5. 其他新型给药载体 [652-654]

薛瑞等采用纳米沉淀法制备透明质酸修饰的 PEG-PLGA 为载体，并通过正交设计优化处方，并对其体外释药行为进行评价。制得的纳米粒呈球形，粒径 88.9nm，Zeta 电位 –21.9mV，载药量 6.75%，包封率 78.51%，25h 累计释药率 65.8%，且具有一定的缓释性。

刘诗雨等人采用乳化交联法以戊二醛为交联剂，羧甲基壳聚糖为载体，制备葛根素羧甲基壳聚糖微球，并以包封率、载药量和平均粒径为评价指标，采用星点设计响应面法优化微球处方，优化制得的微球呈球形，载药量为 25.73%，平均粒径为 78.8μm，包封率为 51.47%，24h 累计释药率 68%。

莫建民采用注入法制备葛根素立方液晶，采用 Franz 扩散池比较葛根素乙醇溶液和立方液晶体外透皮特性。实验制得的葛根素立方液晶内部为螺旋形晶格，透皮率为 78.15μg/（cm^2·h），20h 累计透皮量为 1450μg/cm^2，对比葛根素的乙醇溶液，得出该葛根素立方液晶有很好的透皮性能。

近几年，科研工作者对磷脂复合物、纳米晶及纳米晶自稳定 Pickering 乳液、介孔二氧化硅纳米粒、胶束聚合物、PEG-PLGA 纳米粒、微球及立方液晶等新载体新型给药系统进行了研究，对改善葛根素天然活性的理化性质方面有着非常重大的意义。磷脂复合物增大了葛根素的脂溶性，促进淋巴转运；纳米晶自稳定 Pickering 乳液在十二指肠、空肠、回肠和结肠的吸收明显高于原料药与普通乳；介孔二氧化硅纳米粒通过急性心肌缺血模型初步证明葛根素 PEG-MSNs 能保护急性心肌缺血大鼠；葛根素立方液晶有很好的透皮性能。

三、基于专利文献葛根产业的发展态势分析

本书统计的数据源于中华人民共和国国家知识产权局专利检索与服务系统。以"葛根"为发明名称为搜索关键词，检索日期为 2019 年 8 月 24 日，检索 1987 年到 2019 年相关专利，得到有效专利件数 2754 项，其中发明专利 2094 项，实用新型专利 392 项，外观设计专利 268 项。（专利检索及分析 http：//pss-system.cnipa.gov.cn/）

（一）葛根发明专利的技术领域分布分析

葛根在我国技术领域分布情况见图 8-1，从葛根申请专利相关所属 ICP 分类的分布情况来看，技术领域主要集中在 A23 和 A61，分别占总数的 32.53% 和 18.58%，包括 1080 件和 617 件。再对 ICP 号进行详细分类，因葛根为药食两用品，共在食品和药物制剂和组方的相关技术领域较为集中；其次为 C12 领域 183 件，A01 153 件，C07 152 件，C05 141 件，均分别占专利总申请量的 5% 左右。提示葛根食品、食料或非酒精饮料的栽培、制备或处理，例如烹调、营养品质的改进、物理处理方面研究较多。

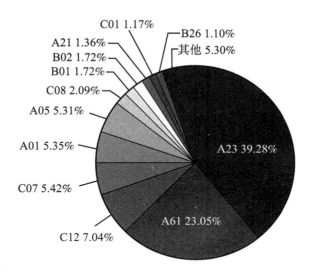

图 8-1　葛根在我国技术领域分布情况

注：A23 其他类不包含的食品或食料；及其处理。

A61 医学或兽医学；卫生学。

C12 生物化学；啤酒；烈性酒；果汁酒；醋；微生物学；酶学；突变或遗传工程。

C07 有机化学。

A01 农业；林业；畜牧业；狩猎；诱捕；捕鱼。

C05 肥料；肥料制造。

C08 有机高分子化合物；其制备或化学加工；以其为基料的组合物。

B01 一般的物理或化学的方法或装置。

B02 破碎、磨粉或粉碎；谷物碾磨的预处理。

A21 焙烤；制作或处理面团的设备；焙烤用面团。

G01 测量；测试。

B26 手动切割工具；切割；切断。

（二）葛根的专利时间维度分析

葛根专利在我国申请时间维度见图 8-2，葛根专利申请最早出现于 1987 年，该年只申请了一件专利。从 1987 年至今，葛根专利申请可分为三个阶段。①萌芽阶段：1987 ～ 2002 年，专利申请总数整体呈现极缓慢上升趋势，且该阶段专利申请主要以医学或兽医学、卫生学为主，葛根开始进入医药领域行业的视线。②技术发展阶段：

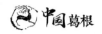

2003～2010年，专利申请总数呈现快速上升的趋势。其主要出现于医学、卫生学等领域。从侧面体现了葛根的医用药用价值被人们所接受。③高速推进阶段：2011年至今，葛根专利申请数迅速上升。该阶段最明显的特点是葛根在食品、食料及其处理方向上有了极大长度的发展，也可分为萌芽、低速、迅速发展三个阶段。2012年至今，葛根在医药卫生学领域的发展趋势趋于平缓，但是基数仍较大，2015年至2018年期间，年均申请量仍有400余篇。

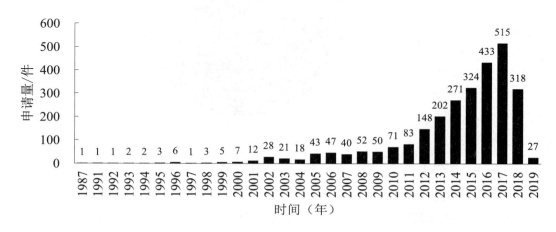

图8-2　葛根的专利申请时间维度分析

（三）各省市专利申请量分析

对葛根专利申请人所在区域进行分析，见表8-1。申请区域涉及国内44个省市，研究范围广，说明葛根产业价值受到了国内各企业和科研单位普遍重视。从表中可以看出，葛根的专利技术研究和产业集群以安徽居于首位，申请量为392件，占总数16.90%，其次为广西和湖南，申请量分别为266件和239件，占总数的11.47%和10.30%。

表8-1　葛根专利申请人区域分布分析

No.	地区	专利申请数量/件	占比	No.	地区	专利申请数量/件	占比
1	安徽	392	16.90%	6	江苏	162	6.98%
2	广西	266	11.47%	7	重庆	143	6.16%
3	湖南	239	10.30%	8	贵州	95	4.09%
4	江西	200	8.62%	9	云南	89	3.84%
5	湖北	176	7.59%	10	广东	82	3.53%

续表

No.	地区	专利申请数量/件	占比	No.	地区	专利申请数量/件	占比
11	河南	82	3.53%	19	河北	15	0.65%
12	北京	62	2.67%	20	甘肃	8	0.34%
13	浙江	59	2.54%	21	黑龙江	8	0.34%
14	山东	58	2.50%	22	山西	6	0.26%
15	陕西	54	2.33%	23	吉林	5	0.22%
16	天津	48	2.07%	24	内蒙古	3	0.13%
17	四川	42	1.81%	25	宁夏	3	0.13%
18	福建	20	0.86%	26	辽宁	3	0.13%

（四）专利申请机构属性分析

我国对葛根研究的技术领域较为广泛，研究机构较为分散，机构类型不唯一。其中，企业的专利申请量最多，共1562篇占55.67%，由图8-3可见，企业对相关技术的研究和知识产权保护意识较为重视，而高校和科研单位的专利申请较少，原因分析在于葛根为药食两用品，因此企业生产的相关的食品、保健品等产品较多，故申请的专利占了绝大多数，提示高校和科研单位应加大对葛根的研究和知识产权的保护。

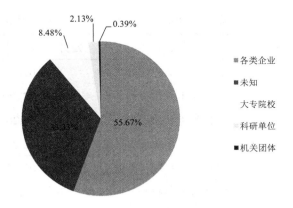

图8-3　葛根专利申请机构属性分析

（五）葛根的专利申请人分析

对国内葛根专利申请人进行分析，在全国排名靠前的专利申请机构见图8-4，德兴市宋氏葛业有限公司是目前葛根有效专利权最多的一家公司。该公司的经营范围包括葛根的

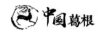

加工、销售、育种、推广、种植以及葛根饮食文化推广等。目前有 75 项葛根有效专利，其中外观设计专利有 39 条，包括葛根粉、根根片、葛根面、葛根丝的多款包装盒以及包装箱；发明专利 17 项，包括"一种用于保肝解酒的葛粉冲剂及其制备方法""一种速溶改性葛粉的制备方法""一种超微型葛粉的制备方法""一种葛根保健品及其制备方法"等，申请者均为宋剑春。湖北黄仙洞葛业食品有限公司居第二位，共有 21 项专利。江西健春农业科技有限公司居第三位，共有 12 项专利。大姚御春农食品有限公司居第四位，共有 10 项专利。在表 8-2 中列举了前 11 位申请人申请的葛根方面的专利详情。

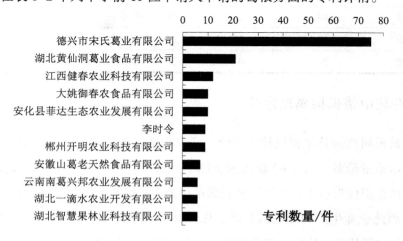

图 8-4　葛根有效专利申请人统计

表 8-2　拥有专利数排名前十一的申请人及其专利信息

申请（专利权）人	专利名称	公开（公告）日	公开（公告）号
德兴市宋氏葛业有限公司	包装盒（葛根面 1）	2019.02.26	CN305048731S
德兴市宋氏葛业有限公司	包装盒（葛根茶 1）	2019.02.26	CN305048724S
德兴市宋氏葛业有限公司	包装盒（葛根茶 3）	2019.02.26	CN305048729S
德兴市宋氏葛业有限公司	包装盒（葛根粉 2）	2019.02.26	CN305048723S
德兴市宋氏葛业有限公司	包装盒（葛根面 3）	2019.02.26	CN305048730S
德兴市宋氏葛业有限公司	包装盒（葛根粉 3）	2019.02.26	CN305048727S
德兴市宋氏葛业有限公司	包装盒（葛根粉 1）	2019.02.26	CN305048728S
德兴市宋氏葛业有限公司	包装盒（葛根面 2）	2019.02.26	CN305048726S
德兴市宋氏葛业有限公司	包装盒（葛根茶 2）	2019.02.26	CN305048732S
德兴市宋氏葛业有限公司	葛根片包装（1）	2018.01.05	CN304442685S
德兴市宋氏葛业有限公司	葛根片包装（10）	2018.01.05	CN304442686S

申请（专利权）人	专利名称	公开（公告）日	公开（公告）号
德兴市宋氏葛业有限公司	葛根粉丝包装盒（6）	2018.01.05	CN304442682S
德兴市宋氏葛业有限公司	包装盒（葛根片5）	2018.02.09	CN304497905S
德兴市宋氏葛业有限公司	包装盒（葛根片9）	2018.02.09	CN304497902S
德兴市宋氏葛业有限公司	葛根片包装盒（8）	2018.04.03	CN304564696S
德兴市宋氏葛业有限公司	葛根片包装盒（5）	2018.02.09	CN304497880S
德兴市宋氏葛业有限公司	葛根片包装盒（6）	2018.02.09	CN304497879S
德兴市宋氏葛业有限公司	包装盒（葛根片3）	2018.01.05	CN304442661S
德兴市宋氏葛业有限公司	葛根片包装盒（10）	2018.01.05	CN304442659S
德兴市宋氏葛业有限公司	葛根片包装盒（9）	2018.01.05	CN304442657S
德兴市宋氏葛业有限公司	葛根片包装盒（7）	2018.01.05	CN304442656S
德兴市宋氏葛业有限公司	葛根片包装（2）	2018.01.05	CN304442660S
德兴市宋氏葛业有限公司	包装盒（葛根片4）	2018.01.05	CN304442662S
德兴市宋氏葛业有限公司	葛根片包装盒（6）	2018.01.05	CN304442655S
德兴市宋氏葛业有限公司	葛根片包装盒（8）	2018.02.09	CN304497871S
德兴市宋氏葛业有限公司	葛根片包装盒（4）	2018.01.05	CN304442654S
德兴市宋氏葛业有限公司	葛根片包装盒（3）	2018.01.05	CN304442653S
德兴市宋氏葛业有限公司	葛根粉丝包装盒（9）	2018.01.05	CN304442652S
德兴市宋氏葛业有限公司	葛根粉丝包装盒（4）	2018.01.05	CN304442647S
德兴市宋氏葛业有限公司	葛根粉丝包装盒（7）	2018.01.05	CN304442649S
德兴市宋氏葛业有限公司	葛根粉丝包装盒（5）	2018.01.05	CN304442648S
德兴市宋氏葛业有限公司	葛根粉丝包装盒（10）	2018.02.09	CN304497866S
德兴市宋氏葛业有限公司	葛根片包装盒（2）	2018.02.09	CN304497867S
德兴市宋氏葛业有限公司	包装箱（葛根）	2018.09.07	CN304805192S
德兴市宋氏葛业有限公司	葛根片包装盒（1）	2018.03.13	CN304540662S
德兴市宋氏葛业有限公司	葛根粉丝包装盒（8）	2018.07.03	CN304709685S
德兴市宋氏葛业有限公司	葛根粉丝包装盒（3）	2018.01.05	CN304442637S
德兴市宋氏葛业有限公司	葛根粉丝包装盒（2）	2018.01.05	CN304442636S
德兴市宋氏葛业有限公司	葛根粉丝包装盒（1）	2018.01.05	CN304442635S
德兴市宋氏葛业有限公司	一种葛根的全自动加工设备的切割机构	2019.05.03	CN208812164U

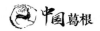

申请（专利权）人	专利名称	公开（公告）日	公开（公告）号
德兴市宋氏葛业有限公司	一种葛根的全自动加工设备	2019.05.28	CN208906520U
德兴市宋氏葛业有限公司	一种葛根种植机的施肥机构	2019.05.28	CN208905292U
德兴市宋氏葛业有限公司	一种葛根种植机	2019.05.28	CN208905289U
德兴市宋氏葛业有限公司	一种葛根的全自动加工设备的清洗机构	2019.05.28	CN208906176U
德兴市宋氏葛业有限公司	一种葛根粉的生产设备	2019.06.07	CN208944325U
德兴市宋氏葛业有限公司	一种葛根粉的生产设备的碾压装置	2019.06.07	CN208944200U
德兴市宋氏葛业有限公司	一种葛根粉生产设备	2019.06.07	CN208944324U
德兴市宋氏葛业有限公司	一种葛根粉生产设备的破碎装置	2019.06.07	CN208944286U
德兴市宋氏葛业有限公司	一种葛根粉的生产设备的切割装置	2019.07.30	CN209172979U
德兴市宋氏葛业有限公司	葛根烘干装置	2018.04.13	CN207231112U
德兴市宋氏葛业有限公司	一种葛根粉碎装置	2018.04.13	CN207222080U
德兴市宋氏葛业有限公司	葛粉回收装置	2018.04.13	CN207221584U
德兴市宋氏葛业有限公司	葛根压榨装置	2018.04.13	CN207224658U
德兴市宋氏葛业有限公司	葛根清洗装置	2018.04.13	CN207222458U
德兴市宋氏葛业有限公司	葛根切片装置	2018.04.13	CN207224044U
德兴市宋氏葛业有限公司	葛粉回收装置	2018.05.11	CN207342558U
德兴市宋氏葛业有限公司	一种葛根清洗机	2018.05.11	CN207343340U
德兴市宋氏葛业有限公司	一种葛粉制作设备	2018.09.07	CN207821015U
德兴市宋氏葛业有限公司	葛根清洗装置	2018.09.07	CN207821036U
德兴市宋氏葛业有限公司	葛根清洗装置	2018.09.07	CN207821035U
德兴市宋氏葛业有限公司	一种葛根脱皮机	2018.09.07	CN207821029U
德兴市宋氏葛业有限公司	一种用于葛根淀粉浆液中的植物蛋白去除装置	2018.03.06	CN207071581U
德兴市宋氏葛业有限公司	一种用于葛根扦插苗床的带有犁式挖掘部的移苗装置	2018.04.10	CN207201297U

续表

申请（专利权）人	专利名称	公开（公告）日	公开（公告）号
德兴市宋氏葛业有限公司	一种用于颗粒状葛根淀粉的多层烘干冷却机	2018.04.17	CN207247823U
德兴市宋氏葛业有限公司	一种三足式葛根蛋白分离装置	2018.05.08	CN207330803U
德兴市宋氏葛业有限公司	一种颗粒状葛根粉自动定量分装设备	2018.07.03	CN207565874U
德兴市宋氏葛业有限公司	一种葛根淀粉生产过程中的原浆浓度监测装置	2018.07.03	CN207571115U
德兴市宋氏葛业有限公司	一种颗粒状葛根粉的液压一体成型机	2018.07.03	CN207563045U
德兴市宋氏葛业有限公司	一种葛根培育保温箱	2018.02.02	CN206949042U
德兴市宋氏葛业有限公司	一种葛根清洗机	2018.02.02	CN206951633U
德兴市宋氏葛业有限公司	一种葛根粉滤粉装置	2018.02.02	CN206955924U
德兴市宋氏葛业有限公司	一种葛根片烘干装置	2018.02.02	CN206959492U
德兴市宋氏葛业有限公司	一种速溶葛粉生产装置	2018.02.02	CN206953090U
德兴市宋氏葛业有限公司	一种葛根刮皮装置	2018.04.13	CN207220091U
德兴市宋氏葛业有限公司	一种葛根切片装置	2018.04.13	CN207224088U
德兴市宋氏葛业有限公司	一种葛根粉碎制浆机	2018.04.13	CN207222073U
德兴市宋氏葛业有限公司	一种葛根汁过滤装置	2018.04.13	CN207221486U
德兴市宋氏葛业有限公司	一种葛根粉离心脱水装置	2018.04.13	CN207222162U
德兴市宋氏葛业有限公司	带粒径选择和定时功能的葛根片智能化粉碎筛分装置	2015.01.14	CN204093549U
德兴市宋氏葛业有限公司	一种韧性葛粉丝的制备方法	2014.06.11	CN103844162A
德兴市宋氏葛业有限公司	一种韧性葛粉丝的制备方法	2016.04.06	CN103844162B
湖北黄仙洞葛业食品有限公司	一种葛根清洗装置	2018.04.10	CN207201984U
湖北黄仙洞葛业食品有限公司	一种葛根粉过滤装置	2018.03.16	CN207102091U
湖北黄仙洞葛业食品有限公司	一种葛根粉碎分离一体装置	2018.03.16	CN207102723U

申请（专利权）人	专利名称	公开（公告）日	公开（公告）号
湖北黄仙洞葛业食品有限公司	一种葛根饮料过滤装置	2018.03.16	CN207102079U
湖北黄仙洞葛业食品有限公司	一种葛根刺钉粉碎装置	2018.03.16	CN207102865U
湖北黄仙洞葛业食品有限公司	一种用于葛根粉的除杂装置	2018.03.16	CN207103120U
湖北黄仙洞葛业食品有限公司	一种葛根粉碎制浆装置	2018.03.16	CN207102724U
湖北黄仙洞葛业食品有限公司	一种葛根饮料生产系统	2017.10.24	CN107279630A
湖北黄仙洞葛业食品有限公司	一种葛根粉碎制浆装置	2017.10.24	CN107282183A
湖北黄仙洞葛业食品有限公司	一种葛根去皮装置	2017.10.17	CN107252124A
湖北黄仙洞葛业食品有限公司	一种葛根切断机	2017.10.03	CN107225614A
湖北黄仙洞葛业食品有限公司	一种葛根削片装置	2017.09.29	CN107214756A
湖北黄仙洞葛业食品有限公司	一种葛根素花色挂面及其制作方法	2018.05.15	CN108029959A
湖北黄仙洞葛业食品有限公司	一种葛根种植方法	2018.05.11	CN108012794A
湖北黄仙洞葛业食品有限公司	一种葛根茶及其生产方法	2018.05.08	CN107996776A
湖北黄仙洞葛业食品有限公司	一种葛根酒及其生产方法	2018.03.02	CN107746783A
湖北黄仙洞葛业食品有限公司	一种葛根素酥饼及其制备方法	2018.02.23	CN107711982A
湖北黄仙洞葛业食品有限公司	一种葛根滚筒式搅拌清洗装置	2017.09.22	CN107183752A
湖北黄仙洞葛业食品有限公司	一种葛根刺钉粉碎装置	2017.09.22	CN107185699A
湖北黄仙洞葛业食品有限公司	一种葛根粉过滤装置	2017.09.19	CN107174864A
湖北黄仙洞葛业食品有限公司	一种葛根清洗装置	2017.09.19	CN107173831A
湖北黄仙洞葛业食品有限公司	一种葛根切条装置	2017.09.15	CN107160476A
湖北黄仙洞葛业食品有限公司	一种用于葛根粉的除杂装置	2017.09.15	CN107159561A
湖北黄仙洞葛业食品有限公司	一种葛根粉碎分离一体装置	2017.09.15	CN107159377A
湖北黄仙洞葛业食品有限公司	一种葛根的榨汁装置	2018.08.14	CN207721648U
湖北黄仙洞葛业食品有限公司	一种葛根饮料灌装装置	2018.05.15	CN207360625U

续表

申请（专利权）人	专利名称	公开（公告）日	公开（公告）号
湖北黄仙洞葛业食品有限公司	一种葛根切条装置	2018.05.15	CN207359210U
湖北黄仙洞葛业食品有限公司	一种葛根粉装袋装置	2018.04.10	CN207208517U
湖北黄仙洞葛业食品有限公司	一种葛根削片装置	2018.04.10	CN207206542U
湖北黄仙洞葛业食品有限公司	一种葛根滚筒式搅拌清洗装置	2018.04.10	CN207201986U
湖北黄仙洞葛业食品有限公司	一种葛根粉制粒装置	2018.04.10	CN207202013U
湖北黄仙洞葛业食品有限公司	一种葛根饮料生产系统	2018.04.10	CN207201940U
湖北黄仙洞葛业食品有限公司	一种葛根去皮装置	2018.04.10	CN207201978U
湖北黄仙洞葛业食品有限公司	一种葛根切丁装置	2018.03.16	CN207105050U
湖北黄仙洞葛业食品有限公司	一种葛根制粉装置	2018.03.16	CN207102843U
湖北黄仙洞葛业食品有限公司	一种葛根粉离心脱水装置	2018.03.16	CN207102932U
湖北黄仙洞葛业食品有限公司	一种葛根粉碎装置	2018.03.16	CN207102779U
湖北黄仙洞葛业食品有限公司	一种葛根切丁装置	2017.08.29	CN107097275A
湖北黄仙洞葛业食品有限公司	一种葛根制粉装置	2017.08.29	CN107096635A
湖北黄仙洞葛业食品有限公司	一种葛根粉制粒装置	2017.08.22	CN107080276A
湖北黄仙洞葛业食品有限公司	一种葛根粉碎装置	2017.08.15	CN107042144A
湖北黄仙洞葛业食品有限公司	一种葛根粉离心脱水装置	2017.08.11	CN107029902A
湖北黄仙洞葛业食品有限公司	一种葛根的榨汁装置	2017.08.04	CN107007126A
湖北黄仙洞葛业食品有限公司	一种葛根黄酮功能饮料及其制备方法	2015.03.11	CN103462166B
湖北黄仙洞葛业食品有限公司	一种葛根黄酮功能饮料及其制备方法	2013.12.25	CN103462166A
江西健春农业科技有限公司	一种葛根浆液的冷却装置	2018.04.03	CN207180420U
江西健春农业科技有限公司	一种葛根浆液用的硅藻土过滤装置	2018.03.27	CN207137446U
江西健春农业科技有限公司	一种葛根汁饮料定量灌装装置	2018.02.23	CN207030918U

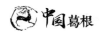

续表

申请（专利权）人	专利名称	公开（公告）日	公开（公告）号
江西健春农业科技有限公司	一种葛根浆液糖化澄清用的罐体	2018.02.23	CN207024723U
江西健春农业科技有限公司	一种葛根浆料精过滤装置	2018.02.23	CN207024822U
江西健春农业科技有限公司	一种葛根清洗去杂装置	2018.02.23	CN207025924U
江西健春农业科技有限公司	一种经灭酶葛根浆料的冷却装置	2018.02.23	CN207035903U
江西健春农业科技有限公司	一种用于葛根产品的原料清洗筛选装置	2018.02.02	CN206951636U
江西健春农业科技有限公司	一种葛根汁饮料装箱码垛装置	2018.01.12	CN206872040U
江西健春农业科技有限公司	一种葛根汁饮料原料配置装置	2017.12.19	CN206760663U
江西健春农业科技有限公司	一种葛根浆液用的灭酶装置	2017.12.19	CN206760676U
江西健春农业科技有限公司	一种葛根粉碎打浆装置	2017.12.19	CN206763033U
江西健春农业科技有限公司	一种葛根汁饮料的原料溶糖装置	2017.12.19	CN206760665U
江西健春农业科技有限公司	一种葛根汁饮料高温灭菌装置	2017.12.19	CN206760664U
江西健春农业科技有限公司	一种葛根浆料粗过滤装置	2017.12.19	CN206762439U
江西健春农业科技有限公司	一种葛根浆液的液化装置	2017.12.19	CN206760662U
江西健春农业科技有限公司	一种葛根浆液糖化澄清装置	2017.12.19	CN206762749U
江西健春农业科技有限公司	一种葛根浆液离心过滤装置	2017.12.19	CN206762402U
大姚御春农食品有限公司	一种葛根粉生产装置的筛网机构	2019.03.26	CN208643207U
大姚御春农食品有限公司	葛根浆渣分离装置	2019.02.22	CN208526946U
大姚御春农食品有限公司	葛根粉分离装置	2019.02.22	CN208526029U
大姚御春农食品有限公司	葛根破碎装置	2019.02.22	CN208526868U

申请（专利权）人	专利名称	公开（公告）日	公开（公告）号
大姚御春农食品有限公司	一种简单式葛根分块研磨装置	2019.02.22	CN208526842U
大姚御春农食品有限公司	葛根清洗装置	2019.01.22	CN208407824U
大姚御春农食品有限公司	一种葛根粉打磨机	2019.01.22	CN208407219U
大姚御春农食品有限公司	一种葛根粉烘干自动装袋装置	2018.10.16	CN207972884U
大姚御春农食品有限公司	一种葛根打粉装置中的切块机构	2018.10.16	CN207972028U
大姚御春农食品有限公司	葛根粉干燥装置	2018.09.11	CN207849924U
安化县菲达生态农业发展有限公司	包装盒（葛根粉4）	2018.09.11	CN304810278S
安化县菲达生态农业发展有限公司	包装盒（葛根粉9）	2018.09.11	CN304810271S
安化县菲达生态农业发展有限公司	包装盒（葛根粉3）	2018.09.11	CN304810274S
安化县菲达生态农业发展有限公司	包装盒（葛根粉2）	2018.09.11	CN304810279S
安化县菲达生态农业发展有限公司	包装盒（葛根粉7）	2018.09.11	CN304810277S
安化县菲达生态农业发展有限公司	包装盒（葛根粉8）	2018.09.11	CN304810276S
安化县菲达生态农业发展有限公司	包装盒（葛根粉11）	2018.09.11	CN304810270S
安化县菲达生态农业发展有限公司	包装盒（葛根粉1）	2018.09.11	CN304810275S
安化县菲达生态农业发展有限公司	包装盒（葛根粉10）	2018.09.11	CN304810273S
安化县菲达生态农业发展有限公司	包装盒（葛根粉5）	2018.09.11	CN304810272S
李时令	一种葛根破碎机	2016.04.20	CN105498920A
李时令	一种葛根破碎机	2016.07.20	CN205386479U
李时令	一种葛根破碎机	2018.01.23	CN105498920B

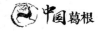
申请（专利权）人	专利名称	公开（公告）日	公开（公告）号
李时令	一种冰冻葛根磨浆机	2014.12.03	CN203972084U
李时令	一种葛根片葛根粒一体机	2014.07.23	CN103934856A
李时令	一种葛根片葛根粒一体机	2014.08.06	CN203752240U
李时令	一种葛根片葛根粒一体机	2015.07.08	CN103934856B
李时令	一种多花籽原质长寿油及其生产方法	2014.03.26	CN103651971A
李时令	一种多花籽原质长寿油及其生产方法	2015.08.26	CN103651971B
李时令	一种原质葛根豆腐生产方法及其产品	2013.12.25	CN103461522A
李时令	一种原质葛根豆腐生产方法及其产品	2016.04.27	CN103461522B
李时令	一种原质葛根冲剂的生产方法及其产品	2013.12.11	CN103431492A
李时令	一种原质葛根冲剂的生产方法及其产品	2015.01.07	CN103431492B
李时令	葛根米及其生产方法	2013.08.07	CN103229966A
李时令	葛根米及其生产方法	2014.06.11	CN103229966B
李时令	一种原质葛根面的生产方法及其产品	2013.05.22	CN103110059A
李时令	一种原质葛根面的生产方法及其产品	2014.11.05	CN103110059B
李时令	一种醒酒明目养身饼干及其生产方法	2013.02.13	CN102919755A
李时令	一种醒酒明目养身饼干及其生产方法	2014.04.09	CN102919755B
李时令	一种葛酒的生产方法及其产品	2012.07.04	CN102533505A
李时令	一种葛酒的生产方法及其产品	2013.08.21	CN102533505B

申请（专利权）人	专利名称	公开（公告）日	公开（公告）号
郴州开明农业科技有限公司	一种用于葛根产品的原料筛选装置	2019.06.14	CN208976237U
郴州开明农业科技有限公司	一种葛根除杂清洗装置	2019.06.14	CN208976315U
郴州开明农业科技有限公司	一种葛根采挖装置	2019.06.14	CN208971990U
郴州开明农业科技有限公司	一种葛根种植用自动式洒水装置	2019.05.24	CN208891371U
郴州开明农业科技有限公司	一种葛根培育保温箱	2019.05.24	CN208891331U
郴州开明农业科技有限公司	一种葛根破碎机保护装置	2019.05.24	CN208894361U
郴州开明农业科技有限公司	一种葛根收存装置	2019.05.24	CN208894679U
郴州开明农业科技有限公司	一种葛根烘干装置	2019.05.24	CN208901823U
郴州开明农业科技有限公司	一种葛根粉碎装置	2019.05.24	CN208894313U
郴州开明农业科技有限公司	一种葛根的种植方法	2018.12.25	CN109076912A
安徽山葛老天然食品有限公司	一种精制葛根粉加工方法	2019.06.07	CN109846924A
安徽山葛老天然食品有限公司	一种葛根红茶的制备方法	2019.05.14	CN109744343A
安徽山葛老天然食品有限公司	一种葛根奶茶制备方法	2018.01.16	CN107581304A
安徽山葛老天然食品有限公司	一种葛根奶茶	2018.01.16	CN107581305A
安徽山葛老天然食品有限公司	一种速溶葛根奶茶	2016.04.06	CN105454529A
安徽山葛老天然食品有限公司	一种百合葛根奶茶	2015.12.09	CN105123941A
安徽山葛老天然食品有限公司	一种葛根黄奶茶	2015.12.09	CN105123947A
云南南葛兴邦农业发展有限公司	葛根种植用采收工具	2018.09.21	CN207885194U
云南南葛兴邦农业发展有限公司	一种抗病性强高产量的葛根种植方法	2018.07.20	CN108293756A
云南南葛兴邦农业发展有限公司	一种高产量耐虫害的葛根种植方法	2018.07.20	CN108293757A
云南南葛兴邦农业发展有限公司	一种葛根种植用土地检测取土器	2017.05.17	CN206177616U
云南南葛兴邦农业发展有限公司	一种葛根培育保温箱	2017.05.17	CN206165318U

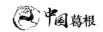

续表

申请（专利权）人	专利名称	公开（公告）日	公开（公告）号
云南南葛兴邦农业发展有限公司	一种葛根种植用自动式洒水装置	2017.05.17	CN206165371U
湖北一滴水农业开发有限公司	一种葛根专用破碎机	2019.03.19	CN208612657U
湖北一滴水农业开发有限公司	一种葛根浸提液酶解设备	2019.03.19	CN208617819U
湖北一滴水农业开发有限公司	一种葛根粉浓缩旋流器	2019.03.19	CN208612789U
湖北一滴水农业开发有限公司	一种葛根自动给料、脱水、清洗一体化装置	2019.03.19	CN208613119U
湖北一滴水农业开发有限公司	一种葛根粉过滤装置	2018.12.28	CN208287651U
湖北一滴水农业开发有限公司	一种葛根浸提罐	2018.12.28	CN208287541U
湖北智慧果林业科技有限公司	一种速溶葛根粉生产装置	2015.09.23	CN204653656U
湖北智慧果林业科技有限公司	一种葛根片护色装置	2015.09.16	CN204634996U
湖北智慧果林业科技有限公司	一种葛根纤维压榨脱水装置	2015.02.11	CN204149557U
湖北智慧果林业科技有限公司	一种葛根纤维面膜纸及其制造的面膜	2014.07.02	CN102824300B
湖北智慧果林业科技有限公司	一种葛根清洗装置	2014.04.16	CN103721964A
湖北智慧果林业科技有限公司	一种葛根纤维发酵茶及其生产工艺	2012.12.05	CN102805175A

（六）CNKI 收录的专利论文检索

文献总数为 24662 篇；检索条件是全文＝葛根、模糊匹配；数据库为专利数据总库、跨库检索。2000～2019 年，葛根相关论文发表数总体呈现上升趋势，热度逐年增加，见图 8-5。1988 年至 2000 年间，每年专利发表数量均不足 200 篇。2000 年以后，专利年发表量有了明显的递增，但在 2011 年之前，专利年发表量仍未超过 1000 篇。2011 年至 2016 年间，增长最为迅速，且在 2017 年，达到了年发文量的最大值，有 4000 余篇论文。2018 年专利发表数稍有下滑，但基数较大，仍有 3000 多篇。葛根资源研究与开发热度仍有上升的趋势，说明葛根在中药资源领域备受关注。

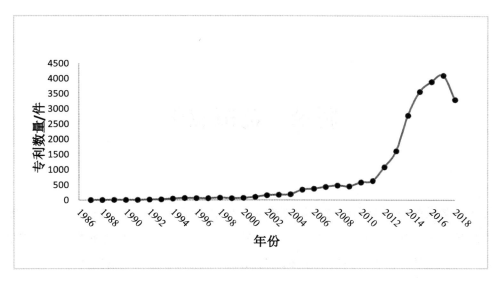

图 8-5　CNKI 按年份统计的葛根相关专利文献的发表数量

葛根不仅营养丰富，还富含异黄酮、葛根素等药用物质，药用价值和食用价值都比较高，在中药学领域的研究也十分火热。近年来共计 10403 篇葛根在中药学领域的专利文献，包括多种茶饮、制剂、组合物的制备方法。葛根还具有资源丰富、用途广泛、产量高、经济价值高等特点，葛根专利在轻工业领域的文献数量为 8789 篇，仅次于中药学，远超其他领域，其深加工产业的发展潜力巨大，结果见图 8-6。

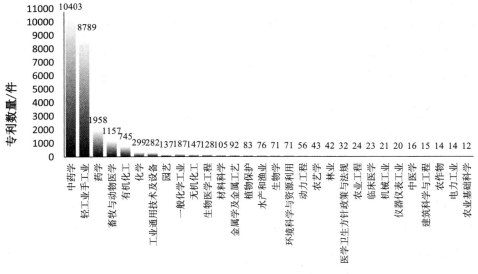

图 8-6　葛根相关专利文献涉及的领域分布

附录　葛根文化

人类对葛根的应用范围广泛、历史悠久，葛根不仅是目前公认的药食两用的珍贵植物，早在秦、汉时期，古代劳动人民就已经用葛藤纺线织布。人们在长期的应用实践中，对葛根产生了深厚的感情，积累了很多传说和诗词，形成了独特的葛根文化。

一、葛根的传说

（一）彭祖与葛根

彭祖，先秦道家先驱之一。《列子·力命篇》写道："彭祖之智不出尧舜之上而寿八百"（折合今天算法约 130 岁）。《庄子·刻意》曾把他作为导引养形的代表人物。屈原的《楚辞·天问》中还记载："彭铿斟雉，帝何飨？受寿永多，夫何求长？"意思是他善于食疗，所以寿元悠长。传说彭祖不食人间烟火，但却不能不吃葛根，以葛根为生命之根本。葛根作为药食两用植物，当前研究表明，由于它含有丰富的异黄酮等活性成分，长期食用对人体有着抗衰老等广泛作用，这与彭祖每日吃葛根和长寿的传说不谋而合。

（二）葛氏根脉传说之葛根来源 [655]

相传葛员外本在朝廷当官，可因为官清正，看不惯那些奸臣的恶劣行径，便告老还乡。谁知那些奸臣竟诬其私自招兵，密谋造反。昏君不加调查，便信以为真，于是下诏书，派兵捉拿员外及其全家。葛员外闻信，便把最小的儿子叫到面前，嘱咐说："我们家世代忠良，今遭奸臣陷害，要除我们全家，你赶快逃吧，留得性命，好为葛家传宗接代。"说罢，泪流满面，父子俩痛苦离别。官兵抓了葛员外全家，发现少了小儿子，便下令四处搜索，终未找到，只好向皇上谎报，说孩子被山上的老虎吃了，就此交了差。原来葛员外的小儿子被山上的一位老药农藏在一个秘密的山洞里。老药农等官兵走了数天后，便问孩子："你打算到哪里投亲奔友？"孩子说："现在我哪里也不去，希望老爷爷能收留我，让我跟您一起采药，我愿终生侍奉您老人家。"老人听了小孩一番话，顿生怜悯之心，且想自己也没有儿女，就答应了孩子的请求。从此以后，老药农每天带着葛家小儿子一同采药，并教他辨认的方法。通过老人讲解，时间长了，孩子认识了很多草药，尤其对一种色白肥大而坚实的草根印象最深，这草根能治发热、口渴、腹泻等病。后来，老人过世，孩子也长大了。他用那种草根治好了不少患者。当人们问起草根的名字时，他不由想起老人的恩赐和自己的身世，随口说"葛根"，因为老人为葛家保住了一条"根"。

（三）葛洪炼丹传说之葛根来源

葛洪（公元284—364年）为东晋道教学者、著名炼丹家，是著名的医药学家，是预防医学的介导者。著有《肘后备急方》，书中最早记载一些传染病如天花、恙虫病证候及诊治。"天行发斑疮"是全世界最早有关天花的记载。其在炼丹方面也颇有心得，丹书《抱朴子·内篇》具体地描写了炼制金银丹药等多方面有关化学的知识，也介绍了许多物质性质和物质变化。他曾受封为关内侯，后隐居罗浮山炼丹。

相传葛洪在炼丹过程中，有弟子不慎感染丹毒，出现毒火攻心、躯体红疹等症状。葛洪试用多种草药均不见效，令他十分痛苦。一天夜里，他梦见三清教祖为他指点迷津："此山深处长有一青藤，根如白茹，渣似丝麻，榨出的白液，清秀中略带甘甜。可解丹毒。"次日，葛洪独自前往大山深处寻找青藤，在费尽一番周折后，终于找到一大片青藤，选取一颗钵盘粗的大藤根掏了出来。回家后用锤敲碎，挤出白浆，煮熟了让弟子服下，不几日弟子的病就痊愈了。从此以后，青藤汁能解毒治病的消息被传播开来。人们按照葛洪的指点，纷纷上山采挖青藤清凉解毒，食用充饥，织布遮衣，同时还大量采种繁殖，一时间青藤名声大噪，传遍大江南北。此时，大家还不知道这种青藤叫什么名字，只知是葛洪发现了它，并把它用以治病救人，于是就将这青藤取名为"葛"。至此，这个原本没有名字的植物有了一个名字"葛"，而葛的根部则被称之为"葛根"。

（四）畲族与葛根

相传盛唐年间，某山脚下住着一对夫妻，男称付郎，女叫畲女，男读女耕。十年寒窗，付郎高中进士，本是喜从天降，付郎却烦恼满怀，只因长安城里富家女子个个艳若牡丹，丰盈美丽，想妻子长年劳作，瘦弱不堪，于是有心休掉畲女。他托乡人带信回家，畲女打开只见两句诗，"缘似落花如流水，驿道春风是牡丹"，畲女明白付郎要将自己抛弃，终日茶饭不思，以泪洗面，更是容颜憔悴。山神得知后，怜爱善良苦命的畲女，梦中指引畲女每日到山上挖食葛根，不久畲女竟脱胎换骨，变得丰盈美丽，光彩照人。付郎托走乡人后，思来想去："患难之妻，怎能抛弃？"于是快马加鞭，赶回故里，发现妻子变得异常美丽，更加大喜过望，夫妻团圆，共享荣华。从此畲族女子便有了吃食葛根的习俗，而且个个胸臀丰满，体态苗条，肤色白皙。

二、泰国葛根应用历史[656]

泰国葛根（*P.mirifica*），当地老百姓称之为白高颗（White Kwao Krua），是泰国的珍稀保护植物，主要生长在泰国北部的原始森林中。白高颗在泰国和缅甸的民间医药中有着悠久的使用历史。20 世纪 20 年代，藏在缅甸蒲甘（Bagan）一座佛教寺庙的墙壁里的一份贝叶经被意外发现，记录了泰国葛根的使用方法及功效，时间可以追溯到 13 世纪以前，这是使用泰国葛根进行治疗的最早证据。这份贝叶经被翻译成英文并于 1931 年出版，主要说明了使用该植物的方法和功效。

方法：用大叶子包裹葛根，敲击后与牛奶混合食用。

功效：① To enhance memory，so one can remember three books of the astrology（译：增强记忆，可以记住三本占星术的书）；② Make the skin smooth like six year old's（译：可以使皮肤光滑如六岁的孩子）；③ Live more than 1000 years and be immune to parasite diseases（译：可使寿命超过 1000 岁，并对寄生虫病有免疫力）。

我们现在都知道，关于泰国葛根的描述似乎是极其夸张的文学故事，但我们也可以从描述中发现一些重要的信息，充分说明了当地人非常钟爱葛根，当为"神药"一样应用。暹罗社会杂志植物学分册的主编 A.F.G.Kerr 博士将白高颗描述为"青春源泉"[657]。

三、葛布历史[658]

早在 6000 多年前的新石器时代，唯亭境内草鞋山一带就有原始居民从事葛布纺织物生产。1973 年，从草鞋山新石器时代遗址出土的葛布残片，是国内最早的纺织品实物，其织造技术相当先进。据《越绝书》载，春秋末期，越王勾践"使越女织治葛布，献于吴王夫差"。周朝时，朝廷在中央设立"掌葛"官职，负责征收和掌管葛麻类纺织原材料，并有了"山农"之葛（织葛布）和"泽农"之葛（供食用）的区分。明清至民国时期，农村家庭皆纺织葛布、土布，部分家庭有木制纺纱机、织布机。以木织布机织布，手工缝衣服和被、帐。至今，布朗族的服装纺织原料仍然有苎麻和葛线麻等。

四、葛根会[659]

葛根会是云南省大理古城北崇圣寺旁白族的一个特殊节日。每年农历正月初五，来自四面八方的白族群众汇集于苍山脚下，赶一年一度的葛根会。

此会相传始于唐代，民国《大理县志稿》载："初五日，城西北三里三塔寺游人如蚁，留连胜境、倘佯、登眺，襟抱豁然，有卖春酒、烧猪肉、生螺黄、生螺狮、凉米线，供人瞰啖醉饱与薄片葛根者，故俗称葛根会。"此会以交易葛根和游览三塔寺风光为主，是日，从文笔通向三塔寺的街道两侧都是卖葛根的摊子，凡赶会的各族群众都要购买葛根。人们吃过葛根后成群结队地游览三塔寺，直到下午才各自散去。

葛根会时间是农历正月初五日，地点在大理古城北门外的三文笔村。会期这一天，方圆百里，成千上万的白、彝、汉等各族群众身着五颜六色的盛装，汇集到崇圣寺以北的三文笔村，买卖葛根，品尝葛根，交易农资，演戏对歌，逛庙拜佛，热闹非凡。人们品尝葛根的方法也很特别，将葛根切成薄片，去皮，蘸一点土碱粉或土碱水，然后放到口中慢慢咀嚼，甘甜中伴有一丝丝的苦意，回味悠长。

葛根会也是大理三塔下三文笔村的本主节。据村里人说，很久以前，因每逢过年大家大鱼大肉吃了不易消化，发现吃葛根可以消食解腻，降火清凉，认为是本主用葛根治好了村民的病。因此，村民就在每年正月初五吃葛根，进一步演化为葛根会，并把这一天作为三文笔村的本主节。张卫平在《根的节日——三塔下的"葛根会"》一文中，生动地描绘了葛根会的人间圣宴：春节刚过的正月初五，为感谢众多的植物对生活的赐予，为了迎接即将吹来的春风，为了祈愿在新的一年里能祛病消灾，万事亨通，这里的人们要为一种根举行一个节日，并从中享受到别样的慰藉和乐趣。千百年来放任地生长在苍山十九峰间的葛根，便被赋予了特殊的神圣意味，成为一幅色彩艳丽的民俗风情画的主角。像一幅不断打开的卷轴年画，数百年衍传下来，便形成了这年年相袭别具一格的民族盛会、根的节日、大理的"葛根会"。根的节日充满了粗朴的自然气息。卖葛根的摊子席地而设，再简单不过了，一块砧板、一把菜刀、一把锯、一杆秤、一小碗土碱而已，但摊上一箩箩一堆堆的葛根，仍将赶会的人吸引着，他们一家家地观看、探寻。卖葛根的也不大言语，麻利轻巧地在砧板上将葛根薄薄地切下几片，随意地沾上点土碱后，递与观望者品尝。于是那苦中有甜、甜苦难辨的滋味便会在观者舌唇间久久缭绕难去，使你欲罢不能。赶快称上几斤回家吧，用水泡着，三日也不改其味。

关于葛根会的由来，有各种说法，有春游说，有观音说等。春游说认为，葛根会源于

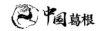

南诏国王公贵族的春游活动；观音说则认为，葛根会源于南诏国的佛教活动。其实，葛根会究竟源于什么，对今天的大理老百姓来说并不重要。重要的是，有着千年历史和丰富内涵的白族传统年会得以传承至今，并将世世代代传承下去，一年更胜一年。

葛根会于 2010 年 6 月被大理市人民政府列入第二批市级非物质文化遗产名录。

五、与葛根有关的文学[660][661][662][663]

从古代一直到现代，文人墨客或大德高僧常借葛根、葛藤来抒发感情。大都是借葛根的旺盛生命力和不断攀爬的特性来形容人与人之间的思念、纠葛、闲话等，同时也反映了葛根自古以来就是家喻户晓、应用广泛的植物。

钱钟书在给黄裳的一封信中则谓周作人文章有"骨董葛藤酸馅诸病"。"葛藤"本是一种植物，也许是因为其外形，钱钟书常用它表达牵扯、纠结、缠绕，不直接、不爽利之意。钱钟书的"葛藤"一语也可以从侧面说明周氏作品并非是那么容易被人一眼看穿的。钱钟书在小说《围城》第三章中写方鸿渐拒绝了苏文纨的爱情准备向唐晓芙求爱，又得到三闾大学的聘书时有句云"绝了旧葛藤，添了新机会"。在《谈艺录（补订本）》中论诗禅异趣分途时，他则曾引宋人刘克庄《题何秀才诗禅方丈》中"能将铅椠事，止作葛藤看"一句，谓元遗山《答俊书记学诗》中"禅是诗家切玉刀"与之相类，都说明诗对于禅客（佛家子弟）来说是葛藤一样应该一刀斩断的东西。在 1985 年 6 月 4 日写给郑朝宗的信中，他谈及为中华书局准备出版的自己的专著作索引时又说，无论中外，只作人名索引，不作书名索引，外国人的名字另成一项，"径书原文（依字母排次），省去葛藤"。

葛覃

先秦：佚名

葛之覃兮，施于中谷，维叶萋萋。黄鸟于飞，集于灌木，其鸣喈喈。
葛之覃兮，施于中谷，维叶莫莫。是刈是濩，为絺为绤，服之无斁。
言告师氏，言告言归。薄污我私，薄浣我衣。害浣害否？归宁父母。

译文：

葛草长得长又长，漫山遍谷都有它，藤叶茂密又繁盛。黄鹂上下在飞翔，飞落栖息灌木上，鸣叫婉转声清丽。

葛草长得长又长，漫山遍谷都有它，藤叶茂密又繁盛。割藤蒸煮织麻忙，织细布啊织粗布，做衣穿着不厌弃。

告诉管家心里话，说我心想回娘家。快把内衣洗干净。洗和不洗分清楚，回娘家去看父母。

采葛[664]

> 彼采葛兮，一日不见，如三月兮！
> 彼采萧兮，一日不见，如三秋兮！
> 彼采艾兮！一日不见，如三岁兮！

译文：

那个采葛的姑娘，一天没有见到她，好像隔了三月啊！

那个采萧的姑娘，一天没有见到她，好像隔了三秋啊！

那个采艾的姑娘，一天没有见到她，好像隔了三年啊！

葛生[664]

先秦：佚名

> 葛生蒙楚，蔹蔓于野。予美亡此，谁与？独处？
> 葛生蒙棘，蔹蔓于域。予美亡此，谁与？独息？
> 角枕粲兮，锦衾烂兮。予美亡此，谁与？独旦？
> 夏之日，冬之夜。百岁之后，归于其居。
> 冬之夜，夏之日。百岁之后，归于其室。

译文：

葛藤覆盖了一丛丛的黄荆，野葡萄蔓延在荒凉的坟茔。我的亲密爱人长眠在这里，谁和他在一起？独守安宁！

葛藤覆盖了丛生的酸枣枝，野葡萄蔓延在荒凉的坟地。我的亲密爱人埋葬在这里，谁和他在一起？独自安息！

他头下的角枕是那样光鲜，身上的锦被多么光华灿烂！我的亲密爱人安眠在这里，谁和他在一起？独枕待旦！

没有你的日子里夏天煎熬，冬夜是那样漫长难耐孤寒。终有一天我也要化作清风，随你而来相会在碧落黄泉！

没有你的日子里冬夜漫漫，夏天是那样漫长尤感孤寂。终有一天我也要化为泥土，随你而来相聚在这块宝地！

葛藟[663]

先秦：佚名

绵绵葛藟，在河之浒。终远兄弟，谓他人父。谓他人父，亦莫我顾。

绵绵葛藟，在河之涘。终远兄弟，谓他人母。谓他人母，亦莫我有。

绵绵葛藟，在河之漘。终远兄弟，谓他人昆。谓他人昆，亦莫我闻。

译文：

葛藤缠绕绵绵长，在那大河河湾旁。兄弟骨肉已离散，叫人爹爹心悲凉。叫人爹爹心悲凉，他也哪里会赏光。

葛藤缠绕绵绵长，在那大河河岸旁。兄弟骨肉已离散，叫人妈妈心悲凉。叫人妈妈心悲凉，她也哪里会帮忙。

葛藤缠绕绵绵长，在那大河河滩旁。兄弟骨肉已离散，叫人哥哥心悲凉。叫人哥哥心悲凉，他也只把聋哑装。

黄葛篇[665]

唐代：李白

黄葛生洛溪，黄花自绵幂。

青烟万条长，缭绕几百尺。

闺人费素手，采缉作絺绤。

缝为绝国衣，远寄日南客。

苍梧大火落，暑服莫轻掷。

此物虽过时，是妾手中迹。

译文：

洛溪边生满了黄葛，黄色的葛花开得密密绵绵。

长长的蔓条蒙着清晨的烟雾，足足有几百尺长。

闺中的少妇，以其纤纤之素手，采来葛藤，制成丝锦，织成葛布。

为远在绝国的征夫缝制暑衣，做好征衣远寄给在日南守边的丈夫。

等到征衣寄到后，恐怕苍梧地区傍晚的火星西落，时已至秋了。

虽然时节已过、但是此暑衣且莫轻掷，因为它是为妻亲手所制，上面寄有妾的一片真情和爱意啊。

前溪歌七首　其四[666]

黄葛生烂熳，谁能断葛根。宁断娇儿乳，不断郎殷勤。

赏析：

诗的开篇二句，是采用比兴手法，来隐喻他们夫妻的爱情生活正红红火火、光彩夺目，是任何人都破坏不了的。他们情深意笃，仿佛那烂漫的黄葛一般，繁花似锦，光彩夺目，根深叶茂，谁又能断得了它的根呢？后二句是用夸张、对比、衬托的手法，剖肝沥胆，直抒胸臆。表明她宁可断掉对娇儿的哺乳，也不愿断掉丈夫的深情厚意。这"宁断"与"不断"的一取一舍之间的对比与衬托，极为夸张，突出表现了这位女子对夫妻爱情的珍视、执着与忠贞，亦表现了她大胆、泼辣、真诚和刚烈的性格特点，以及敢于冲破一切封建礼教和世俗偏见的精神。全诗格调高亢、热烈、奔放；语言质朴、明快、酣畅、掷地有声；语气坚决、果断。读之使人感到女主人公志坚如钢，令人起敬。

参考文献

1. 中华本草编委会. 中华本草精选本：下［M］. 上海：上海科学技术出版社，1998.

2. 楼之岑，秦波. 常用中药材品种整理和质量研究（北方编）第 1 册［M］. 北京：北京医科大学、中国协和医科大学联合出版社，1995.

3. 罗琼，郝近大，杨华，等. 葛根的本草考证［J］. 中国中药杂志，2007，32（12）：1141-1144.

4. Latiporn U, Kanokwan J, Hiroyuki T, et al. Production of isoflavonoids in callus cultures of Pueraria candollei var. mirifica.［J］. Z. Naturforsch C J Biosci, 2009, 64（3-4）：239-243.

5. 曾颖，肖波，姚敦秋，等. 葛根产量与气象条件分析［J］. 安徽农业科学，2016，44（3）：221-224.

6. 陈铭毅. 浅谈药用葛根的栽培技术［J］. 农家参谋，2018（7）：64.

7. 崔传锋，刘安浩，余轶楠. 山阳县葛根高产栽培技术［J］. 陕西林业科技，2016（6）：109-111.

8. 郭芬. 葛根的生长习性及加工方法［J］. 热带农业工程，2003（1）：14-15.

9. 洪森荣，尹明华. 野葛叶片愈伤组织的诱导及其可溶性糖含量的变化［J］. 安徽农业科学，2007，35（5）：1272-1407.

10. 洪森荣，尹明华. 野葛的茎尖组织培养与植株再生［J］. 安徽农业科学，2007，35（11）：3172-3174.

11. 胡万群. 细叶粉葛的组织培养和快速繁殖技术的研究［J］. 安徽农学通报，2006，12（10）：57-67.

12. 李成芳，范祖兴. 葛根人工栽培技术和病虫防治［J］. 中国农村小康科技，2007（9）：75-76.

13. 李玲，刘慧丽，史永忠. 三裂叶葛愈伤组织形成和异黄酮类的产生［J］. 高技术通讯，2001（5）：25-27.

14. 罗成洪. 葛根的种植方法［J］. 农民致富之友，2019（3）：40.

15. 毛霞. 粉葛组织培养及植株再生研究［J］. 辽宁农业职业技术学院学报，2015，17（4）：12-13.

16. 钱秀英. 葛根栽培技术要点［J］. 农业技术与装备，2017，328（4）：60-62.

17. 宋建予. 卢氏县葛根生产的气候适应性分析［J］. 宁夏农林科技，2013，54（4）：115-116.

18. 覃丽玲. 葛根高产栽培技术之我见［J］. 农民致富之友，2018（16）：50.

19. 王胜利，杨玉珍，胡如善，等. 葛根的组织培养研究［J］. 江苏农业科学，2007（4）：182-183.

20. 王修明. 葛根采收贮藏及加工方法［J］. 农村新技术，2017（3）：52.

21. 魏世清，张磊，张琴，等. 野葛（Pueraria lobata）愈伤组织诱导及组织培养［J］. 西南农业大学学报，2006, 28（3）：422-424.

22.余智奎，南博，刘春生，等.晋陕豫三省葛根资源调查［J］.中药材，2009, 32（4）：491-492.

23.张春荣，李玲.野葛幼叶细胞悬浮培养生产葛根素等异黄酮类化合物的研究［J］.中草药，2003, 34（7）：653-657.

24.张双.基于葛根等鲜药材的产地初加工工艺研究［D］.长沙：湖南农业大学，2014.

25.周雨晴，梁迪，李鹏，等.葛根产地、品种、采收、加工及其与药材品质关系研究进展［J］.山东化工，2017, 46（15）：77-79.

26.国家药典委员会.中华人民共和国药典2015年版一部［M］.北京：中国医药科技出版社，2015.

27.中华人民共和国卫生部国家医药管理总局.七十六种药材商品规格标准［S］.北京：中华人民共和国卫生部国家医药管理总局，1984：43.

28.李云霞.薄层扫描法测定葛根药材中葛根素含量［J］.中成药，2001, 23（6）：56-57.

29.周国海，于华忠，李国章，等.葛根中总黄酮及葛根素的含量测定［J］.湖南林业科技，2004, 31（5）：71-72.

30.唐昌云，肖柑媛，褚志文，等.B2C模式下葛根药材的显微及TLC特征鉴别［J］.华西药学杂志，2015, 30（4）：447-449.

31.熊恩庸，白雪峰.湘西产野葛不同部位中总黄酮及葛根素的含量测定［J］.生物技术世界，2014（4）：181-183.

32.马家骅，杨明，曹世栋，等.葛根素的提取和含量测定［J］.华西药学杂志，2006, 21（2）：206-207.

33.张蕾，朱蓉贞，潘扬，等.不同品种及产地的葛根中葛根素含量的比较［J］.中国中药杂志，1995, 20（7）：399-400.

34.库尔班江，塞丽曼.高效薄层色谱双波长扫描法测定葛根中葛根素的含量［J］.伊犁师范学院学报，2000（1）：88-90.

35.程庚金生，彭金年，张付远，等.薄层扫描法测定消渴丸中葛根素的含量［J］.光谱实验室，2013, 30（6）：2915-2917.

36.孙淑琴，张爱岑.薄层荧光扫描法测定感冒清热冲剂中葛根素的含量［J］.济宁医学院学报，2000, 23（3）：79.

37. Chen S, Liu H, Tian R, et al. High-performance thin-layer chromatographic fingerprints of isoflavonoids for distinguishing between Radix Pderariae lobate and Radix Puerariae thomsonii［J］. J Chromatogr A, 2006, 1121（1）：114-119.

38.罗承锋，袁牧，陈敏生，等.高效液相色谱-荧光光谱法测定大鼠血浆中葛根素及其药动学研究［J］.现代中西医结合杂志，2009, 18（24）：2895-2898.

39.金丽，蔡培培，杭娟，等.铁必复颗粒质量标准研究［J］.中国药业，2018, 27（1）：31-34.

40.汤丹丹，张焦，王帆，等.HPLC-MS/MS法同时测定小鼠生物样品中葛根素和梓醇的浓度［J］.药物分析杂志，2016, 36（9）：1596-1604.

41.裘维瀚，戴辉，胡泓，等.葛根煨制前后成分的比较研究［J］.中成药，2013, 35（10）：2213-2217.

42.石峰，司成桃，陈卫，等.葛根药材及其提取物HPLC指纹图谱研究［J］.中国药学杂志，2006,

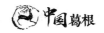

41（11）：820-823.

43.仲英，丁杏苞，左春旭，等．高效液相色谱测定葛根不同生长季节葛根素的含量与质量［J］．中草药，1992,23（6）：294-295.

44.谭生建，邱夏，李光慧，等．RP-HPLC测定葛根芩连片中葛根素的含量［J］．药学实践杂志，1996,21（5）：295-297.

45. Ching-Che L, Chuan-I W, Shuenn-Jyi S. Determination of 12 pueraria components by high-performance liquid chromatography-mass spectrometry［J］. J Sep Sci, 2005, 28（14）：1785-1795.

46.楚纪明，马树运，李海峰，等．HPLC同时测定不同种葛根中3种异黄酮成分的含量［J］．食品与药品，2015,17（1）：50-53.

47.徐立，赵媛，栾玉泉，等．葛根不同部位中葛根素含量研究［J］.大理学院学报，2009,8（10）：3-6.

48.赵振霞，刘永利，王敏，等．HPLC、UPLC法同时测定心可舒胶囊中4种成分的含量［J］．中国药科大学学报，2014,45（5）：563-566.

49.张晨宁，陈林，杨久云，等．UPLC-MS/MS法同时测定降脂活血片中5种成分［J］．中成药，2017,39（4）：741-744.

50. Du G, Zhao HY, Zhang QW, et al. A rapid method for simultaneous determination of 14 phenolic compounds in Radix Puerariae using microwave-assisted extraction and ultra high performance liquid chromatography coupled with diode array detection and time-of-flight mass spectrometry［J］. J Chromatogr A, 2010, 1217（5）：705-714.

51.贾贞．荧光法测定注射液中葛根素的含量［J］.安徽农业科学，2009,37（10）：4365-4366.

52.梁文法，闭业范，简毓琴，等．薄层-紫外分光光度法测定葛根中葛根素含量［J］．中成药，1991,12（12）：33-34.

53.赵慧春，冯瑞琴，方昕．荧光光度法测定愈风宁心片中葛根素含量的研究［J］．分析测试学报，1997,16（2）：38-41.

54.石猛，尹震，孙幸，等．近红外光谱法快速测定消渴丸干模丸中葛根素含量［J］．中国实验方剂学杂志，2012,18（22）：88-90.

55.王宁，魏红，蔡绍松，等．一种快速测定心通口服液中葛根素含量的新方法［J］．中成药，2009,31（2）：228-231.

56.陈斌，赵龙莲．近红外光谱法快速分析葛根中的有效成分［J］．光谱学与光谱分析，2002,22（6）：976-979.

57.李春燕．近红外光谱法在葛根活性成分含量快速测定中的应用研究［D］．新乡：新乡医学院，2018.

58.王烜．毛细管电泳法测定感冒清热颗粒中葛根素的含量［J］．化工时刊，2013,27（1）：14-16.

59.黄丽涵，曾永芳，徐远金．毛细管胶束电动色谱-质谱联用法同时测定心脑康胶囊中3种成分含量［J］．广西科学院学报，2010,26（3）：264-267.

60. Chen G, Zhang J, Ye J. Determination of puerarin, daidzein and rutin in Pueraria lobata（Wild.）Ohwi by capillary electrophoresis with electrochemical detection［J］. J Chromatogr A, 2001, 923（1）：255-262.

61.单文超，冯会宾，赵琰，等．间接竞争酶联免疫分析法测定葛根中葛根素的含量［J］．环球中医药，2015,8（9）：1089-1092.

62.万凤.酶联免疫吸附方法测定人唾液中葛根素、栀子苷浓度及其药代动力学［D］.北京：北京中医药大学，2014.

63.宋兴兴，杜微波，赵琰，等.一种快速评价葛根药材质量的胶体金免疫层析试纸的研制［J］.成都中医药大学学报，2018, 41（1）：20–24.

64.杨小刚，杜昕，姚亮.ICP–AES 技术应用的研究进展［J］.现代科学仪器，2012（3）：139–144.

65.冯先进，屈太原.电感耦合等离子体质谱法（ICP–MS）最新应用进展［J］.中国无机分析化学，2011, 1（1）：46–52.

66.戴向东，许杨彪，刘庄蔚，等.电感耦合等离子体质谱在中药及其制剂元素分析中的应用［J］.中国中医药信息杂志，2013, 20（1）：106–109.

67.叶杰胜.HPLC–ICP–MS 技术在中药重金属分析中的研究概况［J］.北方药学，2012, 9（2）：7.

68.阴琨，吕怡兵，加那尔别克·西里甫汉，等.重金属环境污染事故现场检测方法的优化与准确性研究［J］.三峡环境与生态，2012, 34（1）：18–22.

69.高志刚，刘国文，王宇，等.重金属免疫掣检测研究进展［J］.内蒙古民族大学学报：自然科学版，2010, 25（3）：311–316.

70.罗艳，黄文琦，龙智翔，等.ICP–MS 测定中药煎制前后 8 种重金属元素的含量及溶出率［J］.光谱实验室，2012, 29（2）：925–928.

71.舒抒.重庆产粉葛的质量评价研究［D］.成都：成都中医药大学，2007.

72.钟凌云，潘亮亮，马冰洁，等.ICP–MS 法测定 10 个产地葛根中 6 种重金属［J］.中成药，2014, 36（6）：1264–1267.

73.张凌艳.葛根与 4 种常用中药材中重金属元素含量的比较研究［J］.中医药信息，2011, 28（3）：54–55.

74.崔蕴慧，利奕成.ICP–AES 法测定三七葛根胶囊中重金属的含量［J］.中国卫生检验杂志，2012, 22（11）：2560–2561.

75.何佩雯，杜钢，赵海誉，等.微波消解–原子吸收光谱法测定 9 种中药材中重金属含量［J］.药物分析杂志，2010, 30（9）：1707–1712.

76.刘自林，王艳，许伏新.安徽省中药材种植存在的问题及对策［J］.安徽医药，2004, 8（3）：161–162.

77.祝贺，宋爱华，田杨，等.GC–MS 法同时测定中药材中 29 种农药残留量［J］.沈阳药科大学学报，2007, 24（6）：342–347.

78.杨雪梅，钟怀宁，严佚琛，等.气相色谱法检测 9 种药材中有机氯农药的残留量［J］.南方医科大学学报，2006, 26（1）：109–110.

79.何佩雯，赵海誉，杜钢，等.气相色谱技术在中药农药残留检测中的应用［J］.中国实验方剂学杂志，2010, 16（2）：126–134.

80.伊雄海，陆贻通.川芎等 8 种中药材中农药及重金属残留状况研究［J］.现代中药研究与实践，2004, 18（3）：7–9.

81.王均.进出口中药材中多种农药残留的分析与测定［D］.重庆：重庆医科大学，2013.

82.郭丽丽，赵悠悠，花锦，等.SinChERS– 液质联用分析远志与葛根药材中的农药残留［J］.中药材，2019, 42（4）：747–753.

83.宋玮，李艳姣，乔雪，等.中药葛根的化学成分研究进展（英文）.Journal of Chinese Pharmaceutical Sciences［J］.2014, 23（6）：347–360.

84.张东华，董强波，彭曙光.葛根的化学成分、药理作用和临床应用研究［J］.首都医药，2007（12）：44–45.

85.董英，徐斌，林琳，等.葛根的化学成分研究［J］.食品与机械，2005, 21（6）：85–88.

86.蔡琳.葛根的化学成分、药理及临床作用的研究进展［J］.山东化工，2014, 43（8）：40–41.

87.尹丽红，李艳枫，孟繁琳.葛根的化学成分、药理作用和临床应用［J］.黑龙江医药，2010, 23（3）：371–373.

88.孙华，李春燕，薛金涛.葛根的化学成分及药理作用研究进展［J］.新乡医学院学报，2019, 36（11）：1097–1101.

89.赖建有，李兴波.葛根的化学成分和药理作用和用途［J］.农业与技术，2018, 38（20）：36.

90.梁洁，李琳，唐汉军.葛的功能营养特性与开发应用现状［J］.食品与机械，2016, 32（11）：217–224.

91. Zeng F, Li T, Zhao H, et al. Effect of debranching and temperature–cycled crystallization on the physicochemical properties of kudzu（Pueraria lobata）resistant starch［J］. Int J Biol Macromol, 2019, 129：1148–1154.

92. Li Y, Wu Z, Wan N, et al. Extraction of high–amylose starch from Radix Puerariae using high–intensity low–frequency ultrasound［J］. Ultrason Sonochem, 2019, 59：104710.

93.上官佳，吴卫国，傅冬和，等.不同加工工艺制备葛根全粉的成分和特性研究［J］.食品科学，2013, 34（5）：36–41.

94.邵兰兰，赵燕，杨有仙，等.葛根异黄酮、淀粉的提取及葛产品开发研究进展［J］.食品工业科技，2012, 33（6）：452–455.

95.张晓娟，周海纯.葛根化学成分，现代药理及临床应用研究进展［J］.中医药信息，2017, 34（1）：124–126.

96.李绍顺.天然产物全合成［M］.北京：化学工业出版社，2005.

97.叶三多.葛根成分的化学研究［J］.南药译丛，1960（2）：4.

98.张妤琳，梁敬钰.葛根素的研究进展［J］.海峡药学，2005, 17（1）：2–5.

99.袁华，陈建真.葛根素结构修饰的研究概况［J］.牡丹江医学院学报，2009, 30（3）：77–79.

100.邵国贤，莫若莹，王存英，等.葛根有效成分黄豆甙元及其衍生物的合成及结构与抗缺氧作用关系［J］.药学学报，1980, 15（9）：538–547.

101.奚绍祁，廉军.葛根甙元的合成研究［J］.沈阳药学院学报，1978（9）：88–95.

102.吴纯鑫.异黄酮类化合物合成新方法及 3, 4– 二氢 –2（1H）– 喹啉酮衍生物合成新方法研究［D］.杭州：浙江大学，2004.

103. Balasubramanian S, Nair MG. ChemInform abstract: an efficient "One–Pot" synthesis of isoflavones［J］. Cheminform, 2010, 31（24）：469–484.

104. Eade RA, Mcdonald FJ, Pham H. C–Glycosylflavonoids. II. The synthesis of 7, 4'–Di–O–methylpuerarin（8–C–β–D–Glucopyranosyl–7, 4'–dimethoxyisoflavone）［J］. Aust J Chem, 1978, 31（12）：2699–2706.

105. Lee DYW, Zhang W, Karnati VVR. Total synthesis of puerarin, an isoflavone C-glycoside〔J〕. Tetrahedron Lett, 2003, 44（36）: 6857-6859.

106. 邹云彭，彭涛，温晓雪，等.异黄酮碳苷类化合物（葛根素）的全合成〔J〕.合成化学，2018, 26（8）: 557-561.

107. 纪庆娥，韦耀良.心血管系统药物异黄酮化合物的合成〔J〕.药学学报，1989, 24（12）: 906-912.

108. 李永福，纪庆娥. 2-氨基异黄酮化合物的合成〔J〕.药学学报，1987, 22（9）: 655-661.

109. 石朝周，汪春山，王央贡.葛根黄豆甙元衍生物的合成及其定量构效关系研究〔J〕.同济医科大学学报，1990, 19（3）: 188-193.

110. 薛东.大豆甙元衍生物的合成与药理作用研究〔D〕.西安：陕西师范大学，2000.

111. 刘小红.异黄酮衍生物的合成及其结构表征〔D〕.西安：陕西师范大学，2002.

112. 王淑君.葛根黄豆苷元衍生物的合成及 DZ5 的药代动力学研究〔D〕.沈阳：沈阳药科大学，2006.

113. Shimoda K, Sato N, Kobayashi T, et al. Glycosylation of daidzein by the Eucalyptus cell cultures〔J〕. Phytochemistry, 2008, 69（12）: 2303-2306.

114. 杨若林，李娜，闵知大.葛根素衍生物的制备及其活性〔J〕.中国药科大学学报，1999（02）: 3-7.

115. 王靖.葛根素的结构改造和药理活性研究〔D〕.南京：中国药科大学，2003.

116. 刘丽娟.葛根素衍生物的合成及药效学研究〔D〕.济南：山东大学，2004.

117. 雷军，李养学，刘竹兰，等.葛根素的结构修饰〔C〕.第三届全国有机化学学术会议.兰州：2004.

118. 张首国.葛根素及其衍生物的合成与初步活性研究〔D〕.北京：中国人民解放军军事医学科学院，2005.

119. 彭俊文，李宁，朱晓伟.葛根素衍生物的合成〔J〕.内蒙古石油化工，2014, 40（4）: 3-5.

120. 郝燕.葛根素琥珀酸酯的制备及相关理化特性研究〔D〕.重庆：重庆大学，2007.

121. 邹奥男，彭涛，王刚，等.葛根素 4'-位和 7-位衍生物的合成及其抗缺氧活性〔J〕.合成化学，2019, 27（3）: 168-172.

122. 郭延生.葛根有效成分葛根素的提取、分离及结构改造〔D〕.兰州：甘肃农业大学，2004.

123. 朱盼，张彬，向纪明.水溶性葛根素衍生物的合成〔J〕.化学研究与应用，2019, 31（4）: 732-735.

124. 陈庆德，魏俊发，石先莹，等.葛根素磺酸盐的合成〔C〕.中国化学会第二十五届学术年会.长春：2006.

125. 侯殿杰，王建武，孙建龙. 7,4'-二氧-（β-羟乙基）葛根素的制备研究〔J〕.中国药物化学杂志，2002（2）: 43-44.

126. 韩瑞敏，田玉玺，Leif HS，等.类胡萝卜素自由基阳离子的产生机制及其与葛根素在脂/水界面的协同作用机制〔C〕.第十五届全国分子光谱学术报告会.北京：2008. p. 2.

127. 许庆兵，盛超，刘媛媛，等. 7-羟基-4'-（β-D-吡喃葡萄糖苷基）葛根素的合成〔J〕.精细化工，2010, 27（12）: 1197-1200.

128. 张平平.磺酸钠葛根素的合成及其相关理化性质的研究〔D〕.重庆：重庆大学，2007.

129.李新宇，支钦，张健存，等.葛根素单磷酸酯盐衍生物的合成及其药效学的研究［J］.中国处方药，2017，15（2）：30-33.

130.王钰宁，张扩，姜琦，等.葛根素-锗配合物的合成及其抗炎活性研究［J］.哈尔滨商业大学学报（自然科学版），2015，31（2）：149-152.

131.刘志军，李美英，何新华，等.具有 NO 释放作用的葛根素衍生物的设计与合成［J］.中国药物化学杂志，2008，18（5）：335-339.

132.徐凌锋，陈强，袁勃，等.一种葛根素大分子前药的合成与表征［J］.材料导报，2008，22（10）：150-152.

133. Dan L, Sung-Hoon P, Jae-Hoon S, et al. In vitro enzymatic modification of puerarin to puerarin glycosides by maltogenic amylase［J］. Carbohyd Res, 2004, 339（17）.

134. Huang W, Ochiai H, Zhang X, et al. Introducing N-glycans into natural products through a chemoenzymatic approach［J］. Carbohydr Res, 2008, 343（17）: 2903-2913.

135. Jiang J, Yuan S, Ding J, et al. Conversion of puerarin into its 7-O-glycoside derivatives by Microbacterium oxydans（CGMCC 1788）to improve its water solubility and pharmacokinetic properties［J］. Appl Microbiol Biot, 2008, 81（4）: 647-657.

136.侯筱婷.葛根素对心脑血管疾病影响的研究进展［J］.中西医结合心脑血管病杂志，2018，16（14）：2002-2004.

137. Ng CF, Koon CM, Cheung DWS, et al. The anti-hypertensive effect of Danshen（Salvia miltiorrhiza）and Gegen（Pueraria lobata）formula in rats and its underlying mechanisms of vasorelaxation［J］. J Ethnopharmacol, 2011, 137（3）: 1366-1372.

138.陈彦辉.葛根素抑制血管紧张素转换酶2（ACE2）的促血管生成作用［D］.成都：四川大学，2007.

139.罗超，程德森，彭吉霞，等.侧脑室内注射葛根素对大鼠血压和心率的影响［J］.大同医学专科学校学报，2004，24（2）：18-19.

140.张树明.葛根木葡聚糖的分离纯化及功能研究［D］.北京：中国农业大学，2007.

141.施伟丽.葛根素对自发性高血压大鼠血压的干预作用及机制研究［D］.北京：中国中医科学院，2017.

142.程斯倩，陈雪，于馨洋，等.葛根异黄酮药理作用的研究进展［J］.吉林医药学院学报，2013，34（1）：46-49.

143.孟卓然.稳心颗粒联合葛根素注射液对大鼠心肌缺血再灌注后心律失常的影响［D］.长春：吉林大学，2013.

144.陈沪生，王培仁，邵建华.葛根素的降压效果及机理的研究［J］.山东医科大学学报，1987（3）：28-33.

145. Song XP, Chen PP, Chai XS. Effects of puerarin on blood pressure and plasma renin activity in spontaneously hypertensive rats［J］. Acta Pharmacol Sin, 1988, 9（1）: 55.

146.冯倩，程嵩奕，陈道海，等.葛根素注射液改善心律失常临床疗效的 Meta 分析［J］.中西医结合心脑血管病杂志，2019，17（15）：2259-2263.

147. Liu X, Zhao J, Gu X. The effects of genistein and puerarin on the activation of nuclear factor-kappa B

and the production of tumor necrosis factor–alpha in asthma patients［J］. Die Pharmazie, 2010, 65（2）: 127–131.

148.陈悦，黄霞，卫琼玲.葛根素对豚鼠乳头肌动作电位及延迟整流钾电流的影响［J］.中国药学杂志，2006, 41（10）: 747–749.

149. Cao C, Chen M, Wong T. The K（Ca）channel as a trigger for the cardioprotection induced by kappa–opioid receptor stimulation –– its relationship with protein kinase C［J］. Brit J Pharmacol, 2005, 145（7）: 984–991.

150.郭晓纲，陈君柱，张雄，等.葛根素对大鼠心肌细胞L型钙离子通道的影响［J］.中国中药杂志，2004, 29（3）: 60–63.

151.柴象枢，王志新.葛根素的抗心律失常作用［J］.中国药理学报，1985, 2（6）: 166.

152.范礼理 DDOW.葛根素对急性心肌缺血狗区域性心肌血流与心脏血流动力学的作用［J］.药学学报，1984, 19（11）: 801–807.

153.张华，周筠，张力，等.葛根素对大鼠心肌细胞 $I_{(to)}$、$I_{(Ca-L)}$、$I_{(Na)}$ 离子通道的影响［J］.心脏杂志，2007, 19（5）: 524–527.

154.王超权.葛根素注射液对急性冠脉综合症非再灌注治疗患者血液流变学的影响［J］.中草药，2011, 42（3）: 563–565.

155.刘晟，陈旭林，蔡晨，等.葛根素对烫伤大鼠早期心肌组织丙二醛、髓过氧化物酶的影响［J］.中华急诊医学杂志，2006, 15（8）: 700–702.

156.许林海，周永列，周冰，等.葛根素对大白鼠离体心肌保护的实验研究［J］.浙江医学，2001, 23（2）: 16–17.

157.李军，石博，黄可欣，等.葛根素对心肌缺血再灌注大鼠心肌组织 Bcl–2、Bax 和 Caspase–3 表达水平的影响［J］.中国实验诊断学，2013, 17（4）: 631–633.

158.陈江斌，黄从新，李庚山，等.葛根素对再灌注损伤心肌细胞内 K^+/Na^+ 及 Ca^{2+} 浓度的影响［J］.中国危重病急救医学，1999, 11（1）: 49–50.

159.刘北.葛根素通过 AMPK/mTOR 信号通路调控自噬发挥对心肌肥厚的保护作用［D］.广州：南方医科大学，2016.

160.汤蕾，胥甜甜，易小清，等.PKCε 信号通路介导的葛根素抗心肌细胞缺氧 / 复氧损伤作用［J］.中国药理学通报，2014, 30（1）: 77–81.

161.耿宝玉，华守明，管耘园，等.葛根素对压力超负荷兔心力衰竭及神经内分泌激素的影响［J］.中国交通医学杂志，2004, 18（3）: 245–248.

162.刘伟国.葛根素治疗高血压病合并冠心病心绞痛疗效观察［J］.内科急危重症杂志，2000, 6（3）: 132–133.

163.张伟.以葛根异黄酮为君药治疗冠心病的复方配伍初步研究［D］.重庆：重庆大学，2003.

164.刘诗英，邢卫平，吴志勇，等.葛根素对心肌纤维化模型大鼠左室心肌组织中转化生长因子 β_1 和结缔组织生长因子表达的影响［J］.临床心血管病杂志，2010, 26（12）: 942–946.

165.鄗清，顾燕.葛根注射液抗心肌缺血的药理作用研究［J］.安徽医药，2017, 21（1）: 19–23.

166.卢金萍，任江华，姚述远.葛根素对心肌缺血再灌注损伤的保护作用［J］.中国现代应用药学，2004, 21（4）: 268–271.

167.路广秀，包立道，张芳.葛根素对高脂血症患者靶器官功能的保护作用［J］.中国临床研究，2017, 30（2）: 165-167.

168.王兰，蓝璟，龚频，等.葛根异黄酮降血糖活性及作用机制的研究［J］.食品科技, 2017, 42（3）: 223-226.

169.王萌萌，梅振东，张淼，等.葛根提取物对高脂血症大鼠血脂及抗氧化能力的影响［J］.食品工业科技，2015, 36（11）: 369-372.

170. Prasain JK, Peng N, Rajbhandari R, et al. The Chinese Pueraria root extract（Pueraria lobata）ameliorates impaired glucose and lipid metabolism in obese mice［J］. Phytomedicine, 2012, 20（1）: 17-23.

171.周晶华，周辉，刘先荣，等.普乐林注射液对血脂和血液流变学的影响［J］.医学理论与实践，2000, 13（1）: 40-41.

172. Zheng P, Ji G, Ma Z, et al. Therapeutic effect of Puerarin on Non-Alcoholic rat fatty liver by improving leptin signal transduction through JAK2/STAT3 pathways［J］. American J Chinese Med, 2009, 37（1）: 69-83.

173.高尔，王金红，李洪军，等.乳化葛根素对高脂血症家兔血清 NO 及 PGI_2 的影响［J］.潍坊医学院学报，2001, 23（1）: 1-3.

174.施伟丽，袁蓉，徐浩，等.葛根素防治高血压病的临床与基础研究进展［J］.中医药导报，2017, 23（12）: 105-108.

175.岳红文，胡小琴.葛根及葛根素对心血管系统的药用价值［J］.中国中西医结合杂志，1996, 16（6）: 382-384.

176.董侃，陶谦民，夏强，等.葛根素的非内皮依赖性血管舒张作用机制［J］.中国中药杂志，2004, 29（10）: 56-59.

177. Rembold, M. C. Regulation of contraction and relaxation in arterial smooth muscle［J］. Hypertension, 20（2）: 129-137.

178. Nelson M, Quayle J. Nelson MT & Quayle JM.Physiological roles and properties of potassium channels in arterial muscle. Am J Physiol 268: C799-C822［J］. American J Physiology, 1995, 268: C799-C822.

179.马佳佳，马恒，王跃民，等.葛根素对大鼠腹主动脉的舒张作用及其机制［J］.第四军医大学学报，2003（24）: 2231-2234.

180.李菊香，罗伟，汪进益，等.葛根素对 oxLDL 培养血管内皮细胞内源性一氧化氮合酶抑制物代谢的研究［J］.中国药科大学学报，2004, 35（4）: 63-66.

181. Zhen YP, Zhao SB, Zhong MW, et al. The myocardial protective effects of puerarin on STZ-induced diabetic rats［J］. J Mol Cell Biol, 2009, 42（2）: 137-144.

182.张蕊，韩慧蓉，高尔，等.葛根素对脑缺血损伤家兔皮质血管超微结构和血液流变学的影响［J］.潍坊医学院学报，2005, 27（6）: 421-423.

183.张令刚，王元业.葛根素注射液对急性冠状动脉综合征患者冠状血管综合影响的研究［J］.中医临床研究，2011, 3（20）: 8-12.

184.侯晓敏，秦小江.葛根素对大鼠离体冠状动脉血管环的舒张作用及其机制研究［J］.中国药物与临床，2014, 14（1）: 36-37.

185.刘强，詹丽芬，李智，等.葛根素对大鼠豚鼠主动脉肺动脉血管平滑肌的作用［J］.中国医科大学学报，2002, 31（6）: 4-6.

186. Yeung DKY, Leung SWS, Xu YC, et al. Puerarin, an isoflavonoid derived from Radix puerariae, potentiates endothelium-independent relaxation via the cyclic AMP pathway in porcine coronary artery［J］. Eur J Pharmacol, 2006, 552（1）: 105-111.

187.茅彩萍，顾振纶.葛根素对糖尿病大鼠主动脉糖基化终产物的形成及其受体表达的影响［J］.中国药理学通报，2004, 20（4）: 393-397.

188.王福文，朱燕，胡志力，等.葛根素对体内血栓形成及血液流变学的影响［J］.山东医药工业，2003, 22（2）: 52-53.

189.谭爱美，刘振威，高尔，等.乳化葛根素对家兔血液流变性和微循环的作用［J］.中国微循环，2004, 8（5）: 291-292.

190.张昌林，倪小佳，古江勇，等.基于网络药理学探讨葛根治疗缺血性脑卒中的效应机制［J］.中药新药与临床药理，2019, 30（4）: 443-451.

191.刘启功，王琳，陆再英.实验性心肌梗塞犬血液流变性变化及葛根素对其的影响［J］.中国血液流变学杂志，1998, 8（3）: 9-11.

192.杨林静，何可月.葛根的药理学研究及其临床应用进展［J］.武警医学院学报，2002, 11（2）: 138-140.

193. Xuan B, Zhou Y, Yang R, et al. Improvement of ocular blood flow and retinal functions with Puerarin analogs［J］. J Ocul Pharmacol Ther, 1999, 15（3）: 207-216.

194.黄兆宏，何耕兴，张子久，等.葛根素对牛动脉内皮细胞的作用［J］.老年学杂志，1992（6）: 350-351.

195.李晓伟，王跃，韩硕，等.葛根素对脑缺血再灌注大鼠神经功能与大脑皮质突触形态结构及参数的影响［J］.中国病理生理杂志，2018, 34（11）: 2043-2047.

196.马鹍鹏，韩硕，赵淑敏，等.葛根素预处理对脑缺血再灌注大脑皮质微血管和血脑屏障的预防性保护作用［J］.解剖学杂志，2015, 38（6）: 694-697.

197.吴海琴，常明则，张桂莲，等.葛根素对大鼠全脑缺血再灌注后学习记忆障碍保护作用及其机制的研究［J］.中风与神经疾病杂志，2004, 21（4）: 62-65.

198.李落彩，田少英，王英霞，等.葛根素注射液联合丁苯肽治疗脑梗塞90例［J］.陕西中医，2013, 34（3）: 297-298.

199.封菲，洪鸣鸣，高越.葛根素对脑缺血大鼠脑组织 MMP-9 表达和脑水肿的影响［J］.浙江中西医结合杂志，2013, 23（6）: 440-442.

200.禹志领，张广钦，赵红旗.葛根总黄酮对脑缺血的保护作用［J］.中国药科大学学报，1997（5）: 58-60.

201.段重高，徐理纳.葛根素对金黄地鼠脑微环境的影响［J］.中华医学杂志，1991, 71（9）: 516-517.

202.李定格，王世军，李以菊，等.葛根素对小鼠脑微循环血流量的影响［J］.微循环学杂志，1998, 8（2）: 8-9.

203. Gao L, Ji X, Song J, et al. Puerarin protects against ischemic brain injury in a rat model of transient focal ischemia［J］. Neurol Res, 2009, 31（4）: 402-406.

204.潘平康，张超，吴海琴，等．葛根素对大鼠脑缺血后海马中 EPO 和 STAT-5 表达的影响［J］．卒中与神经疾病，2013, 20（3）：137-140.

205.闫福岭，鲁国，王雅琼，等．葛根素对 AD 大鼠脑内 Aβ1-40 和 Bax 表达的影响［J］．中国处方药，2006, 5（2）：158-161.

206.徐晓虹，陈瑜，郑筱祥．葛根素对脑缺血诱导神经细胞凋亡的保护作用［J］．中国药学杂志，2006, 41（21）：1628-1631.

207.吕俊华，张世平，沈飞海，等．葛根素对 D- 半乳糖诱导糖基化大鼠脑损害的干预作用［J］．中国中药杂志，2006, 31（14）：1184-1187.

208. Fiordaliso F, Li B, Latini R, et al. Myocyte Death in Streptozotocin-Induced Diabetes in Rats Is Angiotensin II- Dependent［J］. Lab Invest, 2000, 80（4）：513-527.

209.毛庆军，夏瑞，张传汉．葛根素对脑缺血再灌注家兔脑组织及内皮细胞的保护［J］．中国临床康复，2006, 10（03）：40-41.

210.李冬，田寅，宫宇，等．阿尔茨海默病大鼠模型建立及葛根素对大鼠空间学习记忆的影响［J］．重庆医学，2016, 45（16）：2180-2181.

211.梅峥嵘，谭湘萍，黄汉辉，等．葛根素对阿尔茨海默病细胞模型 Aβ 蛋白的抑制作用［J］．中国现代应用药学，2015, 32（1）：5-9.

212.梅峥嵘，谭湘萍，刘少志，等．葛根素减轻 APP/PS1 双转基因小鼠的认知障碍和 tau 蛋白过磷酸化［J］．中国中药杂志，2016, 41（17）：3285-3289.

213.万东，王静欢，邹利，等．葛根素对东莨菪碱诱导的学习记忆障碍的影响及机制研究（摘要）［C］．中华中医药学会 2014 第七次临床中药学术研讨会．重庆：2014.

214.洪小平，陈涛，周珍，等．葛根素对老年大鼠学习记忆功能及海马内 Tau 蛋白磷酸化水平的影响［J］．中国老年学杂志，2015, 35（14）：3802-3805.

215.李志伟，穆英，郭荷娜，等．葛根素对短暂性前脑缺血大鼠学习能力及神经干细胞增殖的影响［J］．陕西医学杂志，2012, 41（11）：1454-1519.

216.郭海明，朱梦媛，申会涛，等．葛根素通过抗氧化应激对亚慢性乙醇脑损伤大鼠的神经保护作用［J］．中国临床药理学杂志，2018, 34（14）：1612-1615.

217.王爱梅，李弋，陈亚奇．葛根异黄酮对衰老大鼠卵巢形态和功能的影响［J］．中国妇幼保健，2011, 26（36）：5786-5788.

218.李长天，王雅莉，陈雁飞，等．葛根素对去卵巢大鼠体重及大脑海马 CA_1 区、CA_3 区神经元形态的影响［J］．中国老年学杂志，2012, 32（20）：4426-4428.

219.王文胜，王英杰，宋纯彦，等．葛根素抑制痴呆大鼠模型海马神经元凋亡的研究［J］．河北医科大学学报，2013, 34（7）：753-756.

220.刘丽微，曹幸馀．自制复方葛根口服液治疗精神分裂症临床观察［J］．实用中医内科杂志，2011, 25（7）：84-85.

221.陈传奇．葛根素对臂丛根性撕脱后脊髓前角运动神经元 NGF、GAP-43mRNA 及蛋白表达的影响［D］．恩施：湖北民族学院，2017.

222.徐昌水．葛根素对初级感觉神经元 P2X_3 受体介导的痛觉传递的影响和机制研究［D］．南昌：南昌大学，2010.

223.罗敬华，曾晓艳，范桂香，等．葛根素对神经病理性痛模型小鼠的镇痛作用［J］.西北药学杂志，2013, 28（1）：48-50.

224.胡卫芬．葛根素治疗糖尿病周围神经病变40例分析［J］.中国中医药科技，2000, 7（5）：329.

225.林甲宜，戴伦，徐结桂．葛根素注射液治疗糖尿病周围神经病变的疗效观察［J］.中国糖尿病杂志，2000, 8（5）：14-16.

226.林静瑜．黄芪甲苷—葛根素成分配伍保护胃粘膜作用和机制研究［D］.广州：广州中医药大学，2016.

227.夏白娟，崔淑芹．葛根素对慢性乙醇中毒小鼠胃窦黏膜胃泌素、生长抑素表达的影响［J］.山东医药，2013, 53（29）：36-38.

228.李维辛，周芸，孙晓玮，等．葛根素对2型糖尿病大鼠胃血管病变影响及与胃动力的关系［J］.中国中医基础医学杂志，2015, 21（11）：1392-1395.

229.王福文，李杰，胡志力，等．葛根素对大鼠应激性胃黏膜损伤的保护作用［J］.中国中药杂志，2006, 31（6）：504-506.

230.张昆茹．葛根对小鼠胃粘膜中 SOD 与 MDA 的影响［J］.中国运动医学杂志，2003, 22（6）：614-615.

231.吕映华，黄小燕，杨娟，等．葛根芩连汤对小鼠肠运动的影响及其配伍分析［J］.中国临床药理学与治疗学，2016, 21（4）：399-403.

232.刁汇玲，高金祥，孙晖，等．葛根素对小鼠的通便作用及其机制研究［J］.现代生物医学进展，2010, 10（3）：481-483.

233.柳家贤，陈金和．葛根素对大鼠肠缺血再灌注的肠黏膜 iNOS 基因表达的影响［J］.华西药学杂志，2009, 24（3）：247-250.

234.柳家贤，陈金和．葛根素对肠缺血再灌注大鼠肠粘膜细胞凋亡的影响［J］.中药药理与临床，2009, 25（2）：50-52.

235.韦斯军，黄干荣，曾海生，等．维生素 D 联合葛根素对四氯化碳致大鼠肝纤维化的作用及机制［J］.重庆医学，2018, 47（2）：161-163.

236.莫晓晖，梁韬．葛根素对四氯化碳所诱导肝纤维化大鼠的干预作用及对 TLR-4、NF-κB、AP-1 的影响［J］.中国医院药学杂志，2017, 37（14）：1348-1351.

237.雷凯雄，周清平，唐武成，等．葛根素对大鼠肝星状细胞生长及 NF-κB p65 和 TGF-β1 表达的影响［J］.中国老年学杂志，2018, 38（8）：1942-1944.

238.周步高，邹勇，王馨，等．葛根素对损伤后肝细胞再生障碍大鼠的肝保护作用评价［J］.中华中医药杂志，2017, 32（5）：2046-2049.

239. Liu C, Ma J, Liu S, et al. Puerarin protects mouse liver against nickel-induced oxidative stress and inflammation associated with the TLR4/p38/CREB pathway［J］. Chem-Biol Interact, 2016, 243：29-34.

240.宋小莉．葛根对化学性肝损伤小鼠的保护作用［J］.山东中医杂志，2010, 29（02）：121-122.

241.徐茂红，王菲菲，高燕，等．大别山区产葛根黄酮对 CCl_4 诱导的小鼠化学性肝损伤保护作用［J］.皖西学院学报，2012, 28（5）：92-94.

242.韩迪．葛根素注射液对大鼠缺血再灌注损伤肝脏的保护作用及其机制［J］.中医临床研究，2016, 8（19）：17-19.

243.赵月蓉，侯碧玉，张莉，等.葛根素对实验性肝损伤的治疗作用研究进展［J］.中国新药杂志，2017，26（9）：1005-1010.

244. Xu L, Zheng N, He Q, et al. Puerarin, isolated from Pueraria lobata（Willd.），protects against hepatotoxicity via specific inhibition of the TGF-β1/Smad signaling pathway, thereby leading to anti-fibrotic effect［J］. Phytomedicine, 2013, 20（13）: 1172-1179.

245. ZHANG S, JI G, LIU J. Reversal of chemical-induced liver fibrosis in Wistar rats by puerarin［J］. J Nutritional Biochem, 2006, 17（7）: 485-491.

246.苏勇，李忠海，钟海雁，等.葛根膳食纤维对小白鼠免疫功能的影响［J］.中南林学院学报，2006，26（4）：110-112.

247.金乐红，刘传飞，曾宇.葛根素对实验性大鼠电离辐射损伤的保护效应［J］.中西医结合学报，2005，3（1）：43-45.

248.曾靖，黄志华，邱峰，等.大豆苷元耐缺氧的实验研究［J］.中国现代应用药学，2004，21（6）：454-456.

249.王春风，罗琼，金玲，等.葛根素对轻型复发性口腔溃疡三种中医证型T淋巴细胞亚群的影响［J］.中国中医基础医学杂志，2019，25（2）：191-194.

250.李凤菊，张建英.葛根素对T淋巴细胞核仁区嗜银蛋白的影响［J］.中国现代医药杂志，2004（6）：41-42.

251.张金慧，王慧丽，陈蓓蓓，等.葛根素-安宫黄体酮序贯疗法治疗卵巢早衰的临床研究［J］.中国初级卫生保健，2012，26（11）：52-54.

252.宋淑珍，董振南，谷峰，等.葛根中不同提取物对外周血免疫细胞R调节机理研究［J］.中国中药杂志，2002，27（9）：47-50.

253.胡建军，张丹丹，陈俊杰，等.葛根素预处理对LPS诱导RAW264.7细胞活化的影响［J］.中国中药杂志，2012，37（20）：3112-3116.

254.刘素云，李拥军，齐华阁，等.葛根素注射液对急性心肌梗死患者梗死面积及心功能的影响［J］.中华心血管病杂志，2001，29（7）：13-15.

255.俞建，胡文志，季玲，等.葛根素抑制脂多糖诱导RAW264.7巨噬细胞表达诱导型一氧化氮合酶［J］.中国康复理论与实践，2010，16（9）：835-836.

256.孙烈，胡文志，杨季明，等.葛根素对巨噬细胞表达C-反应蛋白的影响［J］.心肺血管病杂志，2008，27（3）：172-174.

257.董丽萍.葛根对免疫机制的作用［J］.中国药理学报，1998，4（19）：339-341.

258.柴欣楼，张永生，王谦，等.葛根素对人脐静脉内皮细胞ICAM-1、VCAM-1、MCP-1、IL-6及NO含量的影响［J］.北京中医药大学学报，2010，33（08）：546-549.

259. Xiao C, Li J, Dong X, et al. Antioxidative and TNF-α suppressive activities of puerarin derivative（4AC）in RAW264.7 cells and collagen-induced arthritic rats［J］. Eur J Pharmacol, 2011, 666（1-3）: 242-250.

260.朱新英，李梓民，朱传龙，等.葛根异黄酮对去卵巢大鼠三种免疫细胞活性的影响［J］.南华大学学报（医学版），2008，36（3）：296-298.

261.汤岚，汪望红.葛根素注射液治疗糖尿病肾病疗效评价及其对血清IL-6和TNF-α水平的影响

［J］．湖北科技学院学报（医学版），2015，29（5）：386-387.

262. Ge B, Zhang Z, Zuo Z. Radix Puerariae lobatae（Gegen）suppresses the anticoagulation effect of warfarin: a pharmacokinetic and pharmacodynamics study［J］. Chin Med-UK, 2016, 11（7）：7.

263.邵邻相.葛根素对游泳训练小鼠红细胞和血红蛋白升高的消退作用［J］.体育科学，2005，25（2）：70-72.

264.周昊楠，陈远明.葛根素防治绝经后骨质疏松症的研究进展［J］.广西医学，2019，41（7）：878-883.

265.罗琳.葛根素联合阿仑膦酸钠治疗绝经后骨质疏松症的效果观察［J］.中国骨质疏松杂志，2018，24（7）：930-933.

266.徐晓虹.葛根素抗D-半乳糖致衰老小鼠的脂质过氧化作用［J］.中国中药杂志，2003，28（1）：66.

267.周艳，李梓民，扶晓明，等.葛根异黄酮对去卵巢大鼠骨密度及骨钙含量的影响［J］.南华大学学报（医学版），2008，36（3）：293-295.

268.黄彤，金邦荃，孙桂菊，等.葛根素对去卵巢大鼠机体骨代谢影响的观察［J］.中国老年学杂志，2009，29（19）：2482-2484.

269.邹泽良.甲状旁腺激素联合葛根素对老年骨质疏松性股骨粗隆骨折术后影响的临床观察［J］.中国骨质疏松杂志，2017，23（8）：1081-1085.

270.王新祥，张允岭，吴坚，等.葛根对骨质疏松模型小鼠骨密度和骨组织构造的作用［J］.中国骨质疏松杂志，2008，14（5）：349-354.

271.冯倩，俞鹏，程嵩奕，等.葛根素对MC3T3-E1成骨前体细胞增殖能力的影响及其机制［J］.山东医药，2018，58（16）：9-12.

272.袁斯远，何芳，孔蓓蓓，等.葛根素对破骨细胞形成以及成骨细胞OPG/RANKL mRNA表达的影响［J］.中华中医药杂志，2015，30（11）：3889-3892.

273.罗智，史可测，田锋.葛根素对成骨细胞体外增殖及Wnt/β-catenin信号通路表达的影响［J］.海南医学院学报，2017，23（10）：1319-1321.

274.胡洪生，黄伟，孙杰.葛根素调节成骨细胞体外增殖及相关信号通路表达改变的实验研究［J］.海南医学院学报，2017，23（7）：875-878.

275.康鑫，姜金，谭小义，等.葛根素通过ERK1/2信号通路调控成骨细胞增殖的实验研究［J］.世界科技研究与发展，2015，37（6）：701-704.

276. Moriarty K, Kim KH, Bender JR. Minireview: estrogen receptor-mediated rapid signaling［J］. Endocrinology, 2006, 147（12）：5557-5563.

277.李鑫鑫，李慕勤，肖月，等.纯钛微弧氧化载葛根素复合膜层骨结合的动物实验研究［J］.中国体视学与图像分析，2017，22（4）：387-394.

278.刘永庆，李琪佳，甘洪全，等.葛根素联合国产多孔钽对人成骨细胞COL-I、OC、OPN表达和细胞增殖的影响［J］.中国骨质疏松杂志，2017，23（2）：236-243.

279.杨建.葛根总黄酮及葛根素对骨髓基质细胞成骨分化及成脂分化的影响［D］.长春：吉林大学，2013.

280.路其康，顾正位，毕云生，等.复方葛根片对维甲酸诱导骨质疏松模型大鼠的治疗作用［J］.

中国药房，2015, 26（34）：4804-4806.

281.路其康，李允江，毕云生，等.复方葛根片对衰老模型大鼠骨质的保护作用［J］.解放军药学学报，2015, 31（6）：496-499.

282. Haque Bhuiyan MM, Mohibbullah M, Hannan MA, et al. The neuritogenic and synaptogenic effects of the ethanolic extract of radix Puerariae in cultured rat hippocampal neurons［J］. J Ethnopharmacol, 2015, 173：172-182.

283.张艳梅，于凤文，刘春梅，等.葛根的解肌作用及其药理学研究［J］.沈阳药科大学学报，2009, 26（S1）：121.

284.文颖娟.葛根及其配伍治疗重症肌无力探析［J］.陕西中医学院学报，2012, 35（2）：64-66.

285.张燕平.李声岳治疗眼肌型重症肌无力经验［J］.中医杂志，2006, 47（2）：97.

286.周仲瑛，陈四清，周宁.健脾益肾、熄风通络法治疗重症肌无力［J］.江苏中医药，2006, 27（12）：40-41.

287.刁殿琰，郭明秋，殷晓捷.黄芪葛根汤配合温针灸治疗老年重症肌无力的疗效及对 T 淋巴细胞亚群的影响［J］.中国中医急症，2017, 26（12）：2108-2111.

288.钱春红，陈惠.黄芪葛根汤配合温针灸治疗老年重症肌无力疗效及对 T 淋巴细胞亚群的影响［J］.现代中西医结合杂志，2018, 27（21）：2353-2356.

289.杨俊超，姚远友，文颖娟.葛根及其复方对重症肌无力大鼠肌力恢复和 IL-4 的影响［J］.陕西中医学院学报，2014, 37（6）：85-87.

290.谭秋红，陈勇.针刺配合葛根素对帕金森患者肌僵直的临床疗效观察［J］.中医临床研究，2014, 6（34）：32-34.

291.阳碧发.葛根牵正汤加味治疗面肌痉挛 40 例［J］.云南中医中药杂志，2000（4）：33.

292.杜纪宏，马馨睿，邓建华，等.葛根素治疗贝尔面瘫的疗效观察［J］.现代中西医结合杂志，2011, 20（30）：3821-3822.

293.刘赛，苏冬梅，王春波，等.葛根总黄酮对离体家兔主动脉平滑肌的作用［J］.青岛医学院学报，1998, 34（3）：38-40.

294.郭定聪，何生.复方当归注射液穴位注射联合葛根汤治疗背肌筋膜炎疗效观察［J］.浙江中医杂志，2013, 48（11）：846.

295.李晓林，刘海涛.加味葛根汤治疗寒湿型腰肌劳损 30 例［J］.现代中医药，2016, 36（3）：34-35.

296.于健，苏珂.葛根素对 2 型糖尿病病人胰岛素抵抗的影响［J］.中国新药与临床杂志，2002, 21（10）：585-587.

297.毕会民，邓向群，张妍，等.胰岛素抵抗大鼠骨骼肌超微结构改变及葛根素治疗的效果［J］.中华糖尿病杂志，2005, 13（2）：95-97.

298.陈丹，毕会民，苏杭.葛根素对胰岛素抵抗大鼠骨骼肌中 GSK-3 表达的影响［J］.中药新药与临床药理，2005, 16（4）：233-236.

299.高思佳，王丹，王莹莹，等.基于网络药理学预测葛根解肌退热的作用机制［J］.中国医院用药评价与分析，2018, 18（12）：1585-1587.

300. Diehl AM. Liver disease in alcohol abusers［J］. Alcohol, 2002, 27（1）：7-11.

301.郎涵，魏嵋，汪静，等．葛黄颗粒对酒精性肝病模型大鼠的防治作用［J］．重庆医学，2017, 46（3）：305-307.

302. Z S, S J, S B, et al. Advances in alco-holic liver disease［J］. Curr Gastroenterol Rep, 2004, 6（1）：71-76.

303.董金材，王曦，李凤娇，等．酒精性肝损伤研究及中药治疗进展［J］．辽宁中医杂志，2019, 46（8）：1772-1779.

304.吴国琳，陈玖，余国友，等．葛根素对酒精性肝损伤大鼠肝组织 TGF-β_1 和 α-SMA 表达的影响［J］．中国中药杂志，2008, 33（19）：2245-2249.

305.左军，唐明哲，韩淑丽，等．中医药治疗酒精性肝损伤的研究进展［J］．中医药信息，2017, 34（3）：124-128.

306.季红，郭鑫，尹鹏．葛根素对急性酒精性肝损伤的预防作用［J］．医学综述，2016, 22（15）：3048-3049.

307.彭安平．葛根养阴解毒汤配合西药治疗酒精性肝病 50 例［J］．陕西中医，2014, 35（7）：838-839.

308.栾玉泉，徐立，赵媛，等．葛根对大鼠酒精性肝损伤的治疗作用［J］．大理学院学报，2008, 7（12）：28-30.

309.冯琴，方志红，崔剑巍，等．葛根对大鼠酒精性肝损伤的干预作用［J］．上海中医药杂志，2007, 41（4）：64-66.

310.周福生．肝病中医临证旨要［M］．广州：广东科技出版社，2010.

311.梁金强，陶施民，余庆涛，等．葛根枳椇子栀子提取物对大鼠酒精性脂肪肝的作用研究［J］．药物评价研究，2018, 41（11）：1981-1988.

312. Liu F, Bai X, Ding R, et al. UPLC/Q-TOFMS-Based Metabolomics Studies on the Protective Effect of Panax notoginseng Saponins on Alcoholic Liver Injury［J］. Am J Chinese Med, 43（4）：695-714.

313.刘森琴，葛林．葛根散对酒精性脂肪肝大鼠肝功能损伤的影响［J］．河北中医，2013, 35（11）：1703-1704.

314.隋杨，解乐业．葛根虎杖护肝丸治疗酒精性脂肪肝的临床观察［J］．中国现代药物应用，2017, 11（19）：8-10.

315.何琼，廖应英，干艳捷，等．葛根素注射液对酒精性心肌病患者心功能的影响［J］．现代中西医结合杂志，2012, 21（13）：1410-1411.

316.王威，张广金，王子旭．中药治疗酒精性糖、脂代谢紊乱的研究进展［J］．天津中医药大学学报，2012, 31（4）：247-250.

317.王彩平，郑运江．急性酒精中毒死亡原因及预防［J］．临床急诊杂志，2013, 14（8）：396-397.

318.刘金轲，马世国，孙志超，等．银杏达莫注射液与葛根素注射液治疗脑供血不足的比较［J］．中国处方药，2014, 12（1）：45-46.

319.李亚．葛根治疗酒精性中毒的药效及药理分析［J］．北方药学，2016, 13（7）：185-186.

320.李彩景．葛根治疗酒精性中毒的药理分析及应用效果［J］．海峡药学，2018, 30（5）：154-155.

321.莫庆优，陆祖娥．中药葛根药理分析及治疗酒精性中毒的临床效果研究［J］．中国处方药，2018, 16（3）：81-82.

322.张国英.下肢深静脉血栓患者血液流变学指标的变化［J］.江苏大学学报（医学版），2006, 16（1）：59–60.

323.张廼哲，符云峰，赵会军，等.葛根解酒毒的实验研究［J］.中国医药学报，1998（4）：26–28.

324. Uhlig S, Wendel A. Glutathione enhancement in various mouse organs and protection by glutathione isopropyl ester against liver injury［J］. Biochem Pharmacol, 1990, 39（12）：1877–1881.

325.高学清，汪何雅，钱和，等.葛根和葛花对急性酒精中毒小鼠的解酒作用［J］.食品与生物技术学报，2012, 31（6）：621–627.

326.崔国元，李铁刚，张顺.葛根素对慢性酒精中毒小鼠肝脏的保护作用［J］.实用药物与临床，2009, 12（5）：314–315.

327.张建勋.中药葛根治疗酒精性中毒的疗效及药理分析［J］.中国卫生标准管理，2015, 6（23）：152–153.

328.尹秋霞，陈英剑，孙晓明，等.葛根、枳椇子对大鼠血中乙醇浓度变化的影响［J］.山东中医药大学学报，2003, 27（4）：310–311.

329.李晓军.中药葛根治疗酒精性中毒的药效及药理分析［J］.北方药学，2015, 12（4）：21.

330.赵会军，张乃哲，符云峰.葛根对饮酒大鼠血脂水平的影响［J］.河北中医，1997（1）：45–46.

331.宋浩亮，陈士林，黄梦雨，等.葛根素对酒醉小鼠行为学及抗氧化作用的研究［J］.现代中药研究与实践，2003（3）：36–38.

332. Lin RC, Li TK. Effects of isoflavones on alcohol pharmacokinetics and alcohol–drinking behavior in rats［J］. American J Clinical Nutrition, 1998, 68（6）：1512S–1515S.

333.刘沛霖，李月白，王义生.葛根素预防酒精性股骨头坏死的初步实验研究［J］.中原医刊，2006（7）：17–19.

334. Lin RC, Guthrie S, Xie C, et al. Isoflavonoid Compounds Extracted from Pueraria lobata Suppress Alcohol Preference in a Pharmacogenetic Rat Model of Alcoholism［J］. Alcoholism: Clinical Experi Research, 1996, 20（4）：659–663.

335.张林松，徐卫东，石继伟，等.葛根素与葛根多肽对小鼠酒精性肝损伤的治疗作用研究［J］.江苏中医药，2018, 50（2）：76–78.

336.戎聚全，张朝卿，沈振华，等.蛇菰抗酒毒的实验研究［J］.中国民族民间医药杂志，2003（6）：347–349.

337. Udomsuk L, Juengwatanatrakul T, Putalun W, et al. Suppression of BSEP and MRP2 in mouse liver by miroestrol and deoxymiroestrol isolated from Pueraria candollei［J］. Phytomedicine, 2012, 19（14）：1332–1335.

338.王晶，李洪敏，艾芳，等.葛根素的提取及对小鼠解酒护肝功能的鉴定［J］.局解手术学杂志，2015, 24（4）：358–361.

339.赵敏，杜艳秋，李长喻.葛根素对急性酒精中毒大鼠保护作用的实验研究［J］.中国现代医学杂志，2006, 16（17）：2610–2612.

340.周红，王沁.急性酒精中毒对脑啡肽活性的影响及葛根素调控机理［J］.中国中医急症，2008, 17（6）：817–818.

341.孙晖，田伟，张慧，等.葛根素对酒精中毒后家兔离体小肠平滑肌活动的影响［J］.滨州医学院学报，2009，32（5）：338-339.

342.王少华，王义生.酒精性股骨头坏死的发病机理与防治研究新进展［J］.中国骨与关节外科，2011，4（1）：60-64.

343.王义生，李月白，殷力，等.葛根素预防酒精性股骨头坏死的实验研究［J］.河南医学研究，2007，16（4）：289-297.

344.吴国平，黄晓辉，朱洪.葛根素对急性酒精中毒患者血清β-内啡肽的影响［J］.山东医药，2008，48（9）：16.

345.杜艳秋，赵敏，李长喻.葛根素注射液对急性酒精中毒大鼠β-内啡肽、丙二醛、P-选择素影响的实验研究［J］.中国医科大学学报，2006，35（3）：269-270.

346.刘淑霞，陈志强，何宁，等.葛根素对糖尿病大鼠肾功能及肾组织MMP-10与TIMP-1表达的影响［J］.中草药，2004（2）：56-60.

347.郭密，韦倩，张仲君，等.中药葛根素抗缺氧及抗氧化的药效学研究［J］.解放军保健医学杂志，2007（2）：104-106.

348.朱敏杰，郝海英，陈洁，等.葛根素对肾缺血再灌注大鼠肾脏组织的保护作用及其机制研究［J］.安徽医药，2016，20（11）：2028-2033.

349.朱敏杰，郝海英，陈洁，等.葛根素对肾缺血再灌注大鼠肾脏组织细胞凋亡的影响及其机制探讨［J］.中国实验方剂学杂志，2016，22（23）：127-132.

350.康胜群，赵淑健，赵文惠，等.葛根素对糖尿病肾病的临床观察［J］.临床荟萃，2002，17（8）：440-441.

351. Hocher B, Schwarz A, Reinbacher D, et al. Effects of Endothelin Receptor Antagonists on the Progression of Diabetic Nephropathy［J］. Nephron, 2001, 87（2）: 161-169.

352.崔秀玲，王远征，刘晓健.葛根素对糖尿病模型大鼠尿清蛋白排泄率的影响［J］.医药导报，2010，29（2）：163-164.

353.李小瑞，张清琴，崔艳慧，等.葛根素对食管癌细胞EC9706生长的影响［J］.现代肿瘤医学，2010，18（10）：1922-1924.

354.韩洁，俞超芹，沈慰，等.葛根素抑制卵巢癌细胞HO-8910侵袭及转移的实验研究［J］.中国中西医结合杂志，2009，29（7）：632-635.

355.李静.葛根素抑制人子宫颈癌细胞株HeLa增殖和诱导凋亡作用研究［J］.中医学报，2017，32（4）：490-493.

356.刘银莉，王营.葛根素对人胰腺癌PANC-1细胞增殖凋亡的影响［J］.实用药物与临床，2017，20（11）：1244-1248.

357.袁怀波.葛根总黄酮致人白血病细胞凋亡的效应研究［D］.重庆：西南农业大学，2004.

358.于国秀，李贵新，代一佳，等.葛根素对人胆管癌QBC939细胞生长抑制的影响［J］.潍坊医学院学报，2017，39（5）：362-364.

359.袁涛，朱炳喜，刘军权，等.葛根素对γδT细胞杀伤肝癌SMMC-7721细胞的影响［J］.中国现代应用药学，2015，32（4）：419-424.

360.韩萍，裴兰英，李娟，等.葛根粗提物、葛根素对肺癌H446细胞增殖的抑制作用及其机制［J］.山东医药，2008（15）：7-9.

361.杨文献，刘增印，刘雄伯，等.中药 R 对亚硝基肌氨酸乙酯诱发小鼠前胃癌的预防实验研究［J］.河南肿瘤学杂志，1992（2）：1-3.

362.陆玲，唐玲，吴瑞，等.葛根素对乳腺癌细胞增殖的影响及作用机制［J］.江苏大学学报（医学版），2015，25（5）：404-408.

363.许轶洲，王宁夫，李佩璋，等.葛根素对凝血酶诱导的血管平滑肌细胞增殖的影响［J］.中华医学杂志，2006（7）：476-480.

364.唐东昕，杨柱，龙奉玺.葛根散对小鼠结肠腺癌的抑制作用［J］.医学研究杂志，2012，41（9）：79-81.

365.吕慧丽.葛根粗提物及葛根素对人肝癌 SMMC-7721 细胞的作用及机制［D］.郑州：郑州大学，2009.

366. Yu Z, Li W. Induction of apoptosis by puerarin in colon cancer HT-29 cells［J］. Cancer Lett, 2006, 238（1）：53-60.

367.包启年，蒋卉，郑骏，等.葛根素对去卵巢裸鼠荷人乳腺癌肿瘤生长的影响［J］.中华中医药学刊，2017，35（6）：1459-1462.

368. Lin Y, Hou YC, Lin C, et al. Puerariae radix isoflavones and their metabolites inhibit growth and induce apoptosis in breast cancer cells［J］. Biochem Bioph Res Co, 2009, 378（4）：683-688.

369. Johannesen KAM, DePierre JW. Measurement of cytochrome P-450 in the presence of large amounts of contaminating hemoglobin and methemoglobin［J］. Anal Biochem, 1978, 86（2）：725-732.

370. Guerra MC, Speroni E, Broccoli M, et al. Comparison between Chinese medical herb Pueraria lobata crude extract and its main isoflavone puerarin: Antioxidant properties and effects on rat liver CYP-catalysed drug metabolism［J］. Life Sci, 2000, 67（24）：2997-3006.

371.王庆端，江金花，孙文欣，等.葛根总黄酮对鼠肝微粒体中细胞色素 P450 含量的影响［J］.中国药理学通报，2000（3）：354-355.

372.潘良明，吴鸣，袁绍峰，等.葛根素对激素非依赖性前列腺癌细胞增殖、凋亡、迁移及侵袭的作用［J］.肿瘤，2018，38（7）：680-688.

373.方海明，梅俏，金娟，等.葛根素抑制结肠癌 HT-29 细胞生长及部分机制［J］.山东医药，2008，48（45）：66-68.

374.王利，魏品康，秦志丰，等.葛根素注射液逆转人胃癌裸鼠原位移植瘤多药耐药性的实验研究［J］.成都中医药大学学报，2005（1）：42-44.

375.周菊华.葛根素和血根碱在抗肿瘤免疫中的不同调控及其机制研究［C］.第十四届全国肿瘤生物治疗大会.中国北京：2015.68.

376.王东阳，赵迎社，赵国新，等.中药提取物 R 粉及其两种单体抗诱变作用的研究［J］.河南肿瘤学杂志，1995，8（3）：186-187.

377.王庆端，刘晨江，赵志鸿，等.中药 R 的抗致畸抗致突变作用研究［J］.河南肿瘤学杂志，1992，5（3）：20-22.

378.吴奇志.葛根芩连汤对糖尿病早期视网膜病变患者的 VEGF 水平及预后的影响分析［J］.医学理论与实践，2019，32（7）：991-993.

379.韩瑚.葛根素注射液治疗糖尿病 36 例［J］.广州医学院学报，2000，28（3）：75-76.

380. Wu K, Liang T, Duan X, et al. Anti-diabetic effects of puerarin, isolated from Pueraria lobata（Willd.）, on streptozotocin-diabetogenic mice through promoting insulin expression and ameliorating metabolic function [J]. Food Chem Toxicol, 2013, 60：341-347.

381.申竹芳，谢明智.葛根素与阿斯匹林复方的降血糖作用 [J].药学学报，1985, 20（11）：863-865.

382.张晶，马强，陈荣.葛根芩连汤对 2 型糖尿病合并下肢血管病变的临床效果及作用机制 [J].陕西中医，2018, 39（1）：86-88.

383.邹慧，刘怀珍，胡晓妍，等.复方葛根芩连汤治疗脾虚肝郁、痰瘀内阻型糖尿病合并非酒精性脂肪肝临床观察 [J].安徽中医药大学学报，2019, 38（1）：18-22.

384.邓路娟，闫铭，庞宗然，等.葛根醇提物对肥胖型 2 型糖尿病大血管损伤大鼠血清 sVCAM-1、TNF-α 的影响 [J].河北中医，2008, 30（9）：986-988.

385.苏蕾，苏改生.葛根发酵液对原发性高血压大鼠的降血压作用 [J].食品安全质量检测学报，2016, 7（10）：3924-3928.

386.林卫东，胡靖敏，梁生旺，等.葛根改善胰岛素抵抗的网络药理学研究 [J].中药材，2016, 39（7）：1628-1632.

387.樊海龙，高莉.葛根抗糖尿病的药理作用及机制文献再评价 [J].云南中医中药杂志，2013, 34（1）：34-35.

388.邵小玲，赵同峰.葛根素对早期糖尿病肾病的治疗作用 [J].临床荟萃，2003, 18（18）：1030-1032.

389.黎宇，罗新新，严奉东，等.葛根上调肝胰岛素抵抗 HepG2 细胞 OB-R, IRS2, GLUT1 和 GLUT2 蛋白调节糖代谢的研究 [J].中国中药杂志，2017, 42（10）：1939-1944.

390.方洪帅，王艳蕊，肖茜文，等.葛根总黄酮的提取及其降糖功效研究 [J].农产品加工，2016（5）：6-10.

391.钟广芝，胡鹏飞.葛根异黄酮对糖尿病肾病患者血液流变学及 TGFβ-Smad 通路蛋白影响的研究 [J].临床和实验医学杂志，2016, 15（13）：1288-1291.

392.刘瑶，李伟.葛根素治疗糖尿病肾病的研究进展 [J].中草药，2018, 49（4）：981-986.

393.许金芹，吴秀霞，陈蕾.葛根素注射液联合洛丁新治疗糖尿病肾病 40 例临床观察 [J].中外医学研究，2011, 9（16）：39-40.

394.任平，胡惠君，张瑞.葛根素治疗糖尿病视网膜病变的疗效观察 [J].中国中西医结合杂志，2000, 20（8）：574-576.

395.范建高.中国非酒精性脂肪性肝病诊疗指南（2010 年修订版）[J].中国医学前沿杂志（电子版），2012, 4（7）：4-10.

396.范建高.国内外非酒精性脂肪性肝病诊疗指南的异同 [J].临床肝胆病杂志，2012, 28（7）：493-495.

397.常珊珊，徐济良.非酒精性脂肪肝发病相关因子的机制研究新进展 [J].南通大学学报（医学版），2013, 33（1）：56-60.

398.李士坤.多烯磷脂胆碱联合葛根素对非酒精性脂肪肝患者血清 IL-6、IL-8、TNF-α 水平的影响 [J].社区医学杂志，2015, 13（8）：48-49.

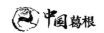

399.续畅，马致洁，黄凤，等．葛根素联合小檗碱干预非酒精性脂肪性肝炎两种动物模型的病理学研究［J］．现代生物医学进展，2019，19（13）：2414-2418.

400. Hwang YP, Choi CY, Chung YC, et al. Protective effects of puerarin on carbon tetrachloride-induced hepatotoxicity［J］. Arch Pharm res, 2007, 30（10）：1309-1317.

401.程斯倩，赵丽晶，于馨洋，等．葛根异黄酮对大鼠前列腺增生的影响［J］．吉林医药学院学报，2014，35（1）：17-20.

402.乌英嘎．葛根素对去卵巢小鼠乳腺及子宫发育的影响［D］．呼和浩特：内蒙古农业大学，2008.

403.戚本明，王正强，郑明秀，等．葛根总黄酮治疗去势大鼠鼻粘膜萎缩的研究［J］．临床耳鼻咽喉科杂志，2001，15（8）：366-367.

404.张永旺，李灵芝，龚海英，等．葛根素对MCF-7细胞的雌激素样促增殖作用［J］．中国药物经济学，2012（2）：10-12.

405.郑高利，张信岳，郑经纬，等．葛根素和葛根总异黄酮的雌激素样活性［J］．中药材，2002，25（8）：566-568.

406.邢志华，马誉畅，李新萍，等．葛根素及其衍生物抗炎、抗痛风作用研究进展［J］．中国中药杂志，2017，42（19）：3703-3708.

407.黄伟强，金哲雄，张贵君，等．葛根止泻作用实验研究［J］．黑龙江医药，2009，22（6）：821-823.

408.钟凌云，马冰洁，叶喜德，等．葛根主要药效成分止泻作用研究［J］．世界科学技术-中医药现代化，2015，17（1）：109-113.

409.张丹，祝伦伦，徐敏，等．葛根煨制前后的止泻作用及机理［J］．中成药，2014，36（10）：2140-2144.

410. Zhuang Z, Ganghui J. Thirty Cases of the Blood-Stasis Type Prolapse of Lumbar Intervertebral Disc Treated by Acupuncture at the Xi（cleft）Point plus Herbal Intervention Injection［J］. J Tradit Chin Med, 28（3）：178-182.

411. Yong PH, Jeong HG. Mechanism of phytoestrogen puerarin-mediated cytoprotection following oxidative injury: Estrogen receptor-dependent up-regulation of PI3K/Akt and HO-1［J］. Toxicol Appl Pharmacol, 233（3）：371-381.

412. Xu YC, Leung SWS, Yeung DKY, et al. Structure-activity relationships of flavonoids for vascular relaxation in porcine coronary artery［J］. Phytochemistry, 2007, 68（8）：1179-1188.

413.费燕，潘俊．中草药葛根在现代美容领域应用前景的研究进展［J］．中国美容医学，2012，21（17）：2311-2312.

414.陆佳乾．一种葛根美容养颜饮料及其制作方法．537224广西壮族自治区贵港市桂平市石龙镇永安街35号，CN106107259A. 2016.

415.李悦，李艳菊．国内外葛根功能食品研究进展［J］．食品研究与开发，2007（12）：174-177.

416.吕远平，李燕，张磊，张佳琪，杨义春，杨义涛，李义，李美凤．一种生葛根全粉的制备方法．636150四川省达州市宣汉县东乡镇北街18号，CN102160629A. 2011.

417.庞增雄，黄宇锋，陈梓灵，等．葛根苦瓜类保健食品辅助降血糖功能动物实验评价［J］．现代食品，2017（15）：81-84.

418.吴健.天然葛粉的提取与保健食品的加工［J］.中国农村小康科技，2000（9）：35.

419.夏蓉，王振斌，陶汇源，刘加友，刘凤叶，庄俊茹，王晴，李婷婷，王文娟.一种降血脂软胶囊及其制备方法.212021 江苏省镇江市民营经济开发区，CN105495599A. 2016.

420.张会香，杨世军.葛根解酒保健饮料的研究［J］.饮料工业，2006, 9（1）：31-35.

421.陈丰，陈绍红，柳海艳，等.辅助性保护化学性肝损伤保健食品配方的特点分析［J］.中草药，2018, 49（7）：1703-1709.

422.衷敬柏，张文娟，杨建宇，等.中医内科常见病诊疗指南（西医疾病部分）冠心病心绞痛［J］.中国中医药现代远程教育，2011, 9（18）：143-145.

423.戴树人，李芝峰，廖荣宏，等.葛根素联合曲美他嗪治疗稳定型心绞痛临界病变患者的临床疗效［J］.中国全科医学，2014, 17（33）：4003-4006.

424.李文栋，陆一平.葛根素与奥扎格雷钠联合治疗不稳定性心绞痛疗效分析［J］.山东医药，2009, 49（48）：100-101.

425.范群雄，陈昆.葛根素注射液联合阿替洛尔治疗急性心肌梗死的临床研究［J］.现代药物与临床，2017, 32（12）：2354-2357.

426.祁学成，王梅，黄晓婷.肝素 葛根素合用治疗不稳定型心绞痛［J］.中国急救医学，2004, 24（3）：73-74.

427.陈秀英.葛根素治疗不稳定型心绞痛疗效观察［J］.中国医院药学杂志，2006, 26（2）：190-191.

428.王桂香，顾凤莲，白爱珍.葛根素注射液治疗冠心病心绞痛 116 例［J］.陕西中医，2006, 27（7）：790.

429.胡健，王东雁，丁俊，等.葛根素注射液联合稳心颗粒治疗冠心病心绞痛疗效观察［J］.中国中医药信息杂志，2011, 18（9）：76-100.

430.浦艳华，虞华鹏，金微，等.葛根素治疗糖尿病合并冠心病心绞痛 103 例报告［J］.山东医药，2004（34）：55.

431.刘厚华.卡维地洛联合葛根素注射液治疗不稳定型心绞痛的疗效观察［J］.实用心脑肺血管病杂志，2012, 20（8）：1293-1294.

432.曹建玲，杨永密.葛根素联合舒血宁治疗冠心病的临床疗效及对血黏度和血浆同型半胱氨酸水平的影响研究［J］.实用心脑肺血管病杂志，2016, 24（5）：157-159.

433.毕雪峰.丹参酮与葛根素注射液治疗冠心病心绞痛（附 62 例疗效评价）［J］.航空航天医药，2010, 21（5）：650-651.

434.许哲.葛根素注射液与硝酸异山梨脂联用治疗冠心病心绞痛 80 例体会［J］.中外医疗，2007（19）：51-52.

435.李海军.丹红注射液与葛根素注射液联用治疗冠心病心绞痛疗效分析［J］.亚太传统医药，2016, 12（14）：143-144.

436.吴文.阿托伐他汀钙联合葛根素治疗冠心病心绞痛 52 例效果观察［J］.基层医学论坛，2016, 20（32）：4554-4555.

437.刘瑞浩.葛根素葡萄糖注射液联合苯磺酸氨氯地平治疗冠心病心绞痛的疗效观察［J］.现代药物与临床，2016, 31（11）：1721-1724.

438.孔建平，孔小云．心可舒和葛根素治疗不稳定型心绞痛临床观察［J］.中国中医药信息杂志，2007，14（1）：74.

439.李永杰，张国成，纪丽，等.葛根素与异舒吉联合用药治疗老年冠心病心绞痛的临床分析［J］.吉林中医药，2006，26（10）：20-21.

440.王文生，张松成.血府逐瘀汤联合葛根素注射液治疗心绞痛 96 例［J］.陕西中医，2010，31（2）：132-133.

441.李军.左旋卡尼汀联合葛根素治疗不稳定型心绞痛的临床观察［J］.中国实用医药，2013，8（11）：157-158.

442.刘晓勇，李琪.参麦注射液加葛根素治疗心绞痛 54 例［J］.陕西中医，2008，29（6）：648-649.

443.中华医学会.慢性肺源性心脏病基层诊疗指南［J］.中华全科医师杂志，2018，17（12）：966-969.

444.余小塘.环磷腺苷联合葛根素注射液治疗慢性肺源性心脏病失代偿期 50 例［J］.中西医结合心脑血管病杂志，2013，11（11）：1397-1398.

445.马乾年.葛根素注射液加低分子肝素钙治疗肺心病急性发作期临床研究［J］.现代中西医结合杂志，2007，16（9）：1196-1197.

446.张金，刘加明.葛根素联合参麦注射液治疗急性心肌梗死临床疗效观察［J］.临床合理用药杂志，2013，6（19）：47-48.

447.陈元和.黄芪注射液联合葛根素治疗肺心病心力衰竭 30 例疗效观察［C］.中华医学会心血管病分会第八次全国心血管病学术会议；2004.773.

448.李继军，王文琴.葛根素治疗慢性肺源性心脏病心力衰竭 40 例疗效分析［J］.中国实用乡村医生杂志，2004（10）：25.

449.蔡元萍，刘黎.葛根素注射液治疗慢性肺心病心力衰竭临床观察［J］.药物流行病学杂志，2006（4）：197-199.

450.于广，刘梅.葛根素注射液治疗肺心病心力衰竭疗效观察［J］.辽宁中医杂志，2006，33（3）：338.

451.董来宾.葛根素注射液联合氟桂利嗪治疗脑动脉硬化症的临床研究［J］.现代药物与临床，2018，33（11）：2832-2835.

452.李国建.葛根素注射液治疗脑动脉硬化症 47 例疗效观察［J］.现代预防医学，2011，38（13）：202-203.

453.徐晓军.葛根素联合参麦液治疗脑动脉硬化症 40 例疗效观察［J］.黑龙江中医药，2007（5）：9-11.

454.谢江文，马甲，颜颖颖，等.葛根素联合阿替普酶治疗急性脑梗死临床疗效观察及安全性评价［J］.中华中医药学刊，2015，33（1）：246-248.

455.张兰.葛根素注射液联合高压氧治疗急性脑梗死的临床疗效［J］.北方药学，2017，14（6）：96-97.

456.程文静，张晓雪，张磊.葛根素联合依达拉奉对急性脑梗死患者炎症因子的影响［J］.中国中医急症，2016，25（2）：245-247.

457.刘长春.葛根素注射液治疗急性脑梗塞的临床效果［J］.中西医结合心血管病电子杂志，2019，7（25）：35.

458.刘朝菊.葛根素注射液治疗脑卒中后遗症 32 例［J］.中国中医急症，2003（3）：218.

459.董春华.奥扎格雷钠联合葛根素注射液治疗脑梗塞的疗效观察［J］.中国冶金工业医学杂志，2019, 36（5）：560–561.

460.张道平.葛根素治疗 2 型糖尿病并发脑梗塞的临床效果分析［J］.糖尿病新世界，2015（2）：60.

461.石凤娟，李琼霞.葛根素注射液结合硫酸镁治疗妊娠高血压综合征临床疗观察［J］.中医药临床杂志，2019, 31（10）：1967–1970.

462.王雁.黄芪党参葛根汤加减联合硫酸镁治疗妊娠期高血压 64 例［J］.西部中医药,2018, 31（6）：96–98.

463.中华医学会糖尿病学分会.中国 2 型糖尿病防治指南（2017 年版)［J］.中国实用内科杂志，2018, 38（4）：292–344.

464.刘晓娟.葛根汤辅助治疗糖尿病合并高血压危象患者的临床效果分析［J］.实用中西医结合临床，2018, 18（3）：14–16.

465.艾超.葛根汤联合硝普钠治疗糖尿病合并高血压危象的临床分析［J］.现代诊断与治疗，2016, 27（2）：226–227.

466.张洪军，崔玉波.原发性高血压的诊断及防治［J］.黑龙江医药，2008, 21（2）：97–99.

467.龚坚，滕秋叶.葛根素对高血压病的疗效观察［J］.医学文选，2001, 20（1）：60.

468.吴慧轩，虞东玲.葛根素注射液治疗高血压病（肝阳上亢证）临床研究［J］.天津中医药，2004, 21（2）：114–115.

469.陆新.葛根祛湿汤治疗原发性高血压病 42 例观察［J］.浙江中医杂志，2015, 50（9）：651.

470.杨升伟，陈云.非洛地平合葛根素治疗老年高血压病疗效观察［J］.浙江中西医结合杂志，2003, 13（10）：24–25.

471.邢占良，舒宝瑞，刘春玲，等.葛根素联合替米沙坦治疗肥胖性高血压疗效观察［J］.河北医药，2016, 38（14）：2137–2139.

472.郭军，雷鹏，刘超峰，等.葛根素加木糖醇注射液治疗高血压合并糖尿病临床观察［J］.西北药学杂志，2004, 19（3）：125–126.

473.刘明帅.格列喹酮与葛根素注射液对 2 型糖尿病患者的临床疗效及其对血糖和血脂的影响［J］.抗感染药学，2018, 15（2）：341–343.

474.胡丽梅，姜保慧，张英.葛根素联合门冬胰岛素对妊娠期糖尿病患者氧化应激、胰岛素抵抗及胰岛 β 细胞功能的影响［J］.河北医药，2016, 38（18）：2761–2764.

475.罗小燕.分析葛根芩连汤与沙格列汀共同治疗 2 型糖尿病的效果［J］.糖尿病新世界，2019, 22（23）：55–56.

476.朱博.葛根素注射液联合西格列汀对初诊 2 型糖尿病患者的疗效［J］.河南医学研究，2019, 28（22）：4131–4132.

477.王凌，刘海英，刘芳洁.黄芪葛根汤治疗老年糖尿病疗效观察及对胰岛素抵抗的影响［J］.新中医，2019, 51（9）：118–121.

478.郭婷婷.葛根芩连汤治疗 2 型糖尿病的临床观察［J］.糖尿病新世界，2019, 22（18）：65–66.

479.杨绍清.葛根芩连汤联合二甲双胍治疗 2 型糖尿病的效果评价［J］.临床医药文献电子杂志，

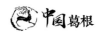

2018, 5（26）: 169-170.

480.孟宪琪.葛根地连汤治疗 2 型糖尿病疗效观察［J］.世界最新医学信息文摘, 2019, 19（1）: 162.

481.何美英, 李小白, 尹书东.维生素 C 联合葛根素治疗早期 2 型糖尿病肾病的疗效观察［J］.中华中医药学刊, 2007, 25（1）: 112-113.

482.张丽玮.葛根素注射液治疗糖尿病周围神经病变 62 例疗效观察［J］.航空航天医学杂志, 2017, 28（4）: 410-411.

483.莫绯华, 王红梅.葛根素注射液联合甲钴胺治疗糖尿病周围神经病变的疗效观察［J］.新疆医学, 2012, 42（1）: 117-118.

484.李红梅.葛根素加尼莫地平治疗糖尿病周围神经病变疗效观察［J］.中国实用神经疾病杂志, 2009, 12（17）: 59-60.

485.励根大.葛根素联合复方丹参注射液治疗糖尿病周围神经病变疗效观察［J］.中国乡村医药, 2007, 14（1）: 16.

486.韩俊山.弥可保联合葛根素治疗糖尿病周围神经病变 36 例疗效观察［J］.实用中西医结合临床, 2007, 7（4）: 22-23.

487.朱首领.α-硫辛酸联合葛根素治疗糖尿病周围神经病变的临床观察［J］.中国实用神经疾病杂志, 2009, 12（19）: 59-60.

488.周兆熊, 张柏根.糖尿病足溃疡的诊断与治疗［J］.中国实用外科杂志, 2006, 26（2）: 98-100.

489.龚鹏飞.分析康复新液联合葛根素注射液治疗糖尿病足溃疡的临床疗效［J］.智慧健康, 2018, 4（22）: 131-132.

490.闫丰霞, 王麦秀, 梁作勇.葛根素注射液对糖尿病足患者的效果观察［J］.双足与保健, 2019, 28（13）: 47-48.

491.于健.葛根素注射液治疗糖尿病足疗效分析［J］.现代中西医结合杂志, 2001, 10（19）: 1819-1821.

492.周启声.葛根素联合胰岛素外用治疗糖尿病足 48 例［J］.右江医学, 2005, 33（4）: 406.

493.张永明.糖尿病足患者行经葛根素联合大剂量甲钴胺治疗效果观察［J］.临床医学, 2014, 34（12）: 124-125.

494.庞雅玲, 蒋淑琰, 王养维, 等.阿加曲班联合葛根素治疗糖尿病动脉硬化闭塞症疗效观察［J］.现代中西医结合杂志, 2016, 25（16）: 1766-1768.

495.周玲芬, 程凯尧.羟苯磺酸钙结合葛根素治疗糖尿病视网膜病的研究［J］.中国高等医学教育, 2014（6）: 127-128.

496.李红燕, 杨忠凯.葛根素注射液联合递法明片治疗单纯型糖尿病视网膜病变的临床疗效观察［J］.西部医学, 2013, 25（11）: 1648-1649.

497.殷志武, 丁艳红.葛根素治疗糖尿病视网膜病变的效果分析［J］.中国现代医药杂志, 2012, 14（2）: 91-92.

498.肖中.血栓通联合葛根素治疗视网膜静脉栓塞 52 例［J］.实用中医药杂志, 2006, 22（2）: 82-83.

499.左宏宇.葛根素联合维脑路通治疗视网膜静脉阻塞疗效观察［J］.临床眼科杂志, 2007, 15（4）:

373.

500.李瑞恒，王丽英，王建平，等．复方樟柳碱联合葛根素治疗视网膜血管阻塞性疾病 25 例［J］．山东大学耳鼻喉眼学报，2010，24（5）：71-75.

501.卢叶，李海明．基于指南之糖尿病肾病的诊疗［J］．上海医药，2013，34（18）：6-9.

502.马昌军，毛爱，冯潇宇．葛根素对早期糖尿病肾病治疗作用的临床研究［J］．西部医学，2011，23（11）：2156-2157.

503.朱丹平，费曜．葛根素注射液联合还原型谷胱甘肽治疗糖尿病肾病的疗效观察［J］．重庆医学，2017，46（25）：3520-3522.

504.韦昭华．葛根素联合替米沙坦治疗早期糖尿病肾病临床观察［J］．中国误诊学杂志，2010，10（18）：4380.

505.周进．葛根素注射液联合贝那普利对 35 例早期糖尿病肾病的影响［J］．安徽医药，2013，17（9）：1585-1586.

506.陈文实，李仁柱，张勤．葛根素联用赖诺普利治疗早期糖尿病肾病临床观察［J］．中华全科医学，2009，7（1）：36-37.

507.刘颖慧，周旦阳．前列地尔与葛根素联合治疗糖尿病肾病疗效观察［J］．现代实用医学，2008，20（9）：717-718.

508.王守俊，王姮，杨国华．缬沙坦联合葛根治疗糖尿病肾病的前瞻性研究［J］．中国综合临床，2005，21（7）：606-607.

509.严爱宏，高佳麟，王士刚．葛根素与蒙诺联合治疗早期糖尿病肾病的疗效观察［J］．泰州职业技术学院学报，2006，6（4）：57-59.

510.沈亚非，李声方．厄贝沙坦联合葛根素治疗糖尿病肾病临床观察［J］．中华实用诊断与治疗杂志，2009，23（2）：171-172.

511.向良浩，张伟民，吴兴．高压氧联合葛根素治疗早期糖尿病肾病疗效观察［J］．中国社区医师（医学专业），2011，13（19）：36.

512.叶长寿，林应华，黄宝英．黄芪葛根汤治疗糖尿病肾病气阴两虚兼瘀阻肾络证临床观察［J］．按摩与康复医学，2017，8（23）：52-53.

513.佟苏东．葛根素注射液联合 α- 硫辛酸治疗 Ⅲ 期糖尿病肾病临床研究［J］．河北医药，2014，36（20）：3136-3137.

514.黄胜光．葛根治疗血管神经性头痛［J］．中医杂志，1999，40（4）：197-198.

515.洪东升．葛根全虫汤治疗血管神经性头痛 60 例［J］．实用中医内科杂志，2012，26（12）：52-53.

516.罗占君，罗迪．葛根天麻汤治疗血管神经性头痛 60 例临床观察［J］．河北中医药学报，2012，27（3）：32.

517.魏萍．芎芷葛根汤治疗血管神经性头痛的临床观察［J］．中国民间疗法，2008（11）：26.

518.郑丹．自拟麻芍葛根汤治疗血管神经性头痛 62 例［J］．广西中医学院学报，2004，7（2）：27-28.

519.郭玉敏．葛根素联合磷酸肌酸钠治疗小儿病毒性心肌炎的疗效观察［J］．中国现代药物应用，2011，5（3）：144.

520.邵丽黎.葛根芩连汤加能量合剂治疗病毒性心肌炎35例［J］.内蒙古中医药，2003（3）：9.

521.杨文明，周宜轩，张念志.葛根芩连芪麦汤治疗急性病毒性心肌炎36例临床观察［J］.中国中医药信息杂志，1999，6（2）：53-54.

522.毛昌方，吴应和，蔡平福.葛根素与含镁极化液联用治疗病毒性心肌炎疗效观察［J］.医学文选，1999，18（5）：804-805.

523.焦俊香.葛根素葡萄糖注射液联合果糖佐治急性病毒性心肌炎120例疗效观察［J］.临床合理用药杂志，2010，3（10）：61-62.

524.王乐伟.黄芪注射液联合葛根素注射液治疗小儿病毒性心肌炎的疗效观察［J］.中国现代药物应用，2010，4（23）：133-134.

525.行海舰.葛根素联合左卡尼汀治疗小儿病毒性心肌炎的临床疗效分析［J］.陕西中医，2015，36（10）：1297-1298.

526.张建华.复方丹参注射液联合葛根素注射液治疗小儿病毒性心肌炎的疗效观察［J］.临床合理用药杂志，2010，3（2）：68.

527.蒋景晔.葛根素联合二丁酰环磷腺苷钙治疗病毒性心肌炎30例疗效分析［J］.海峡药学，2010，22（10）：125-126.

528.周百武.葛根素联合干扰素治疗病毒性心肌炎疗效分析［J］.临床合理用药杂志，2009，2（4）：5-6.

529.刘兵，兰永玲，苗晓艳.葛根素联合参麦注射液辅助治疗小儿病毒性心肌炎的疗效观察［J］.中外医疗，2011，30（34）：140.

530. Correll CU, Schenk EM. Tardive dyskinesia and new antipsychotics［J］. Curr Opin Psychiatr, 2008, 21（2）：151-156.

531.杜万君.葛根治疗迟发性运动障碍［J］.中医杂志，1999，40（3）：134.

532.肖瑜.葛根素联合低分子肝素治疗一氧化碳中毒迟发性脑病的效果观察［J］.临床合理用药杂志，2016，9（26）：31-32.

533.顾仲明.葛根汤治疗局限性硬皮病疗效观察［J］.现代中西医结合杂志，2005，14（14）：1884-1885.

534.田同良，王流云.葛根汤加减治疗银屑病1例［J］.实用中医药杂志，2014，30（7）：658.

535.袁艳平，李长贵.急性痛风性关节炎的规范化治疗［J］.医学综述，2014，20（21）：3902-3905.

536.刘丽娟，张卓.葛根治疗痛风的临床疗效［J］.吉林大学学报（医学版），2005，31（5）：670.

537.陈双四.葛根治疗痛风性关节炎［J］.中医杂志，1999，40（6）：325.

538.何巧玲.葛根素联合胞磷胆碱钠治疗突发性耳聋的临床观察［J］.中国当代医药，2013，20（33）：79-80.

539.杜书章，刘萃红.葛根素联合丹参注射液治疗突发性耳聋38例［J］.郑州大学学报（医学版），2005，40（1）：169.

540.刘卫红，姚琦，王陈荣，等.葛根素注射液耳后注射联合声频共振治疗老年性聋疗效观察［J］.新中医，2013，45（3）：110-113.

541.陈望燕，姚琦，刘卫红，等.葛根对老年豚鼠听功能的保护作用［J］.听力学及言语疾病杂志，2009，17（6）：573-575.

542.蒋睿果，毕丹.葛根素注射液联合长春西汀治疗突发性耳聋的临床研究［J］.现代药物与临床，

2019, 34（5）：1430-1434.

543.苑明茹.益气聪明汤联合葛根素注射液治疗突发性耳聋的临床观察［J］.社区医学杂志，2016，14（12）：63-64.

544.田卫卿.葛根素联合利多卡因对突发性耳聋的治疗效果观察［J］.中国实用医药，2016，11（23）：134-135.

545.王永军.葛根素注射液联合神经节苷脂钠治疗突发性耳聋的临床研究［J］.现代药物与临床，2017，32（10）：1946-1949.

546.郭立静，李婷，饶慧慧，等.葛根素注射液治疗突发性耳聋的临床观察及护理分析［J］.海峡药学，2013，25（3）：220-221.

547.司远征.葛根素联合鼓室内注射地塞米松治疗突发性耳聋［J］.医学理论与实践，2011，24（20）：2462-2463.

548.王翠.葛根素注射液联合巴曲酶治疗突发性耳聋的临床疗效观察［J］.药物评价研究，2018，41（11）：2061-2064.

549.赵青春，祖丽华.葛根汤加减治疗脑外伤性眩晕50例［J］.时珍国医国药，2006，17（2）：252-253.

550.吴小为.葛根止眩汤治疗颈性眩晕88例观察［J］.现代中西医结合杂志，2002，11（12）：1121.

551.彭慧，肖泉.葛根素注射液治疗颈性眩晕37例［J］.中国药业，2003，12（2）：72.

552.郭潇.葛根素与川芎嗪治疗颈性眩晕的临床比较［J］.甘肃中医学院学报，2007，24（4）：25-27.

553.任剑锋，马耒，刘宏，等.联合应用葛根素与天麻素治疗眩晕75例［J］.中国民族民间医药，2010，19（5）：151.

554.王红洲，王万华，毛慧慧.尼莫地平联合葛根素治疗后循环缺血性眩晕临床观察［J］.中西医结合心脑血管病杂志，2011，9（7）：804-805.

555.侯永旭.葛根素注射液治疗内耳眩晕病的临床观察［J］.全科口腔医学电子杂志，2016，3（20）：106-108.

556.张锦茹，杭再存，闫玉萍.葛根素与利多卡因治疗椎基底动脉缺血性眩晕60例疗效观察［J］.现代中西医结合杂志，2005，14（5）：601-602.

557.汤湘江，雒晓东，连新福.葛根素注射液为主治疗帕金森病的临床研究［J］.现代中西医结合杂志，2004，13（23）：3115-3116.

558.顾亮亮，付国惠，张保朝，等.葛根素注射液联合多奈哌齐治疗帕金森病的疗效观察［J］.现代药物与临床，2018，33（5）：1230-1233.

559.朱运斋.葛根棱芪汤治疗帕金森病［J］.中医杂志，2002，43（5）：339-340.

560.杜星霖.帕金森病人应用葛根素注射液与左旋多巴联合治疗的效果分析［J］.首都食品与医药，2019，26（24）：71.

561.叶琳琳，杨子超，李福春，等.抗氧化剂依达拉奉联合葛根素用于帕金森病治疗的临床观察［J］.现代生物医学进展，2014，14（32）：6311-6314.

562.郑春叶，吕少华，黄强，等.加味桂枝加葛根汤治疗帕金森病疼痛40例临床观察［J］.中国民间疗法，2018，26（11）：37-38.

563.李国辉，陈惠．葛根素注射液联合西药治疗少动强直型帕金森病 30 例临床观察［J］.新中医，2010,42（9）：13–14.

564.刘高仁．注射用葛根素治疗重度急性酒精中毒 30 例［J］.中医研究，2012,25（12）：26–28.

565.汪晓娟．用中药葛根治疗酒精中毒的疗效分析［J］.当代医药丛论，2014,12（21）：31.

566.王志彬．葛根素联合醒脑静注射液救治急性重度酒精中毒临床观察［J］.临床合理用药杂志，2010,3（2）：75–76.

567.边亦斌，关世铃．复方麝香注射液联合葛根素治疗重度酒精中毒疗效观察［J］.中国中医急症，2006,15（10）：1096–1141.

568.邵旭峰．葛根素联合纳洛酮治疗中重度急性酒精中毒疗效观察［J］.中国乡村医药,2011,18(2)：67–68.

569.卢佳文．葛根煎剂合生脉注射液治疗急性酒精中毒 42 例［J］.实用中医内科杂志,2001,15（3）：37.

570.酒精性肝病防治指南（2018 年更新版）［J］.实用肝脏病杂志，2018,21（2）：170–176.

571.张国权．葛根保肝汤治疗酒精性肝病 43 例［J］.浙江中医杂志，2014,49（7）：498.

572.申海珠．葛根养阴解毒汤配合西药治疗酒精性肝病 40 例效果观察［J］.临床医学研究与实践，2017,2（3）：116–117.

573.卢广余，王瑞云．复方甘草甜素联合葛根素治疗慢性乙型肝炎 60 例临床观察［J］.实用临床医学，2005,6（11）：36–37.

574.朱伊彬．升麻葛根汤加味治疗乙型肝炎 300 例［J］.安徽中医临床杂志，1997,9（5）：252.

575.方正霞．赤芍葛根汤治疗瘀胆型肝炎［J］.中国基层医药，1999,6（6）：56.

576.向芳．葛根素注射液治疗代谢综合征 64 例临床观察［J］.中医药导报，2010,16（11）：48–49.

577.陈劲柏，郦尧旺，周忠东，等．葛根素治疗下肢外伤性肿胀的临床疗效研究［J］.中华中医药学刊，2009,27（1）：181–182.

578.于红海．血府逐瘀汤配合葛根素治疗玻璃体积血疗效观察［J］.陕西中医，2010,31（12）：1624–1625.

579.洪亮．葛根素注射液结合辨证治疗眼病举隅［J］.江西中医学院学报．2000,12（4）：156–157.

580.李翔，王超，田霞，等．葛根素注射液眼部电离子导入治疗视频终端视疲劳临床观察［J］.辽宁中医杂志，2013,40（6）：1057–1059.

581.何宁，江志芬．葛根素注射液治疗缺血性视神经视网膜疾病［J］.山东中医药大学学报，2002,26（5）：357.

582.宁宣，阎俊．葛根素联合耳穴贴压治疗小儿近视并发斜视弱视 55 例疗效观察［J］.中医儿科杂志，2017,13（2）：67–70.

583.成建萍，杜珍妮，诸钱伟．葛根素注射液联合超声乳化和房角分离术治疗闭角型青光眼合并白内障的临床观察［J］.中国中医药科技，2013,20（2）：197–198.

584.袁兵，刘红书，睢勇．葛根芩连汤治疗腹泻型肠易激综合征临床观察［J］.中国民间疗法，2016,24（8）：58–59.

585.张霞，矫承媛，卞菊．葛根芩连汤治疗小儿轮状病毒肠炎疗效观察［J］.安徽卫生职业技术学院学报，2018,17（1）：37–38.

586.祝兆民.葛根芩连汤治疗急性肠炎 68 例患者的临床疗效及安全分析［J］.中外医疗，2015, 34
（28）：182-183.

587.农远志.葛根芩连汤联合益生菌治疗溃疡性结肠炎 40 例临床观察［J］.中国民族民间医药，
2017, 26（18）：106-107.

588.郭永琳，张瑞卿，朱振华，等.葛根素联合西药治疗布鲁氏杆菌病 300 例临床研究［J］.名医，
2018（7）：159-161.

589.张中义，王学昌，马迎存.神经妥乐平与葛根素治疗颈肩腰腿痛的临床观察［J］.中国实用医
药，2017, 12（10）：138-139.

590.陈翠萍，冯其斌，路莹.葛根素注射液联合金水宝胶囊治疗慢性肾功能衰竭的临床观察［J］.
中医药学报，2008, 36（3）：56-57.

591.车蕙芳，刘睿.葛根素注射液与尿毒清颗粒合用对慢性肾功能衰竭的疗效观察［J］.中药材，
2015, 38（8）：1784-1785.

592.彭诗洁.葛根素配合阿仑膦酸钠治疗绝经后骨质疏松症的效果观察［J］.西南国防医药，2019,
29（5）：543-546.

593.许建涛.雷公藤多甙联合葛根素治疗支气管哮喘的临床观察［J］.中国医药科学，2014, 4（15）：
37-38.

594. Powell N, Till SJ, Kay AB, et al. The topical glucocorticoids beclomethasone dipropionate and
fluticasone propionate inhibit human T-cell allergen-induced production of IL-5，IL-3 and GM-CSF mRNA
and protein［J］. Clin Exp Allergy, 2001, 31（1）：69-76.

595. Lee D, Kim S, Eun J, et al. Mosla dianthera inhibits mast cell-mediated allergic reactions through the
inhibition of histamine release and inflammatory cytokine production［J］. Toxicol Appl Pharm 2006, 216（3）：
479-484.

596.张平.麻黄葛根汤治疗慢性鼻窦炎的疗效观察［J］.中国中西医结合耳鼻咽喉科杂志，2004, 12
（5）：253-254.

597.王焱，孙远东，王海燕.呼吸操配合葛根素治疗矽肺的效果评价［J］.中国城乡企业卫生，
2019, 34（1）：123-125.

598.杜纪宏，马馨睿，邓建华，等.葛根素治疗贝尔面瘫的疗效观察［J］.现代中西医结合杂志，
2011, 20（30）：3821-3822.

599.朱晓雨，王安喜，黄霆，等.葛根素治疗草酸钙结石 80 例临床观察［J］.西北药学杂志，2018,
33（5）：655-657.

600.蒋晨曦，王薛平，吴春青.匹多莫德口服液联合葛根素治疗儿童过敏性紫癜的疗效及对血清
OPN、PTX3 水平的影响［J］.中国妇幼保健，2018, 33（23）：5486-5489.

601.辛培乾，石昌虹.普乐林注射液致肾绞痛 1 例［J］.中国新药杂志，1997, 6（3）：56-57.

602.李奎运，衣淑华.普乐林致过敏性皮疹 1 例报告［J］.药学实践杂志，1998（3）：175.

603.夏燕华.葛根素注射液致过敏反应 1 例［J］.中国医院药学杂志，1999, 19（2）：64.

604.刘佩凤，吕萍.普乐林静脉滴注致溶血反应 1 例［J］.中国医院药学杂志，1999, 19（8）：45.

605.洪永敦，钟艳萍.普乐林注射液不良反应 18 例观察［J］.中药新药与临床药理，1999（2）：
55-56.

606.邱少真.普乐林注射液静滴致过敏性休克1例报告［J］.中国现代医学杂志，2000，10（1）：54.

607.陈龙英、黄伟强、廖宁，等.葛根素注射液引起溶血3例［J］.药物不良反应杂志，2000，2（2）：124-125.

608.汪玲，刘锦业.葛根素注射液致寒战高热4例［J］.药物流行病学杂志，1999（1）：52-53.

609.成才荣.葛根素引起发热11例报告［J］.中国现代应用药学，1999，16（2）：73-74.

610.张强、徐丽婷、谢景文.葛根素注射液致发热的回顾性调查［J］.药物流行病学杂志，1998，7（4）：197-198.

611.郑玉华.葛根素严重不良反应五例［J］.现代实用医学，2004，16（1）：38.

612.常景梅.普乐林致一过性血红蛋白尿一例［J］.中华流行病学杂志，1998，19（6）：41.

613.刘振威、陈雪梅、高尔.磷脂对大鼠离体肠管吸收葛根素的影响［J］.潍坊医学院学报，1998，20（4）：16-17.

614.刘振威、潘爱美、李公宝，等.磷脂对葛根素改善家兔血液流变学和微循环作用的影响［J］.潍坊医学院学报，1998，20（4）：13-15.

615.陈小新、赖小平、李耿，等.葛根素自微乳在大鼠体内的药代动力学研究［J］.中成药，2011，33（7）：1220-1222.

616.崔升淼、赵春顺、何仲贵.大鼠肠管外翻模型对葛根素吸收机制的研究［J］.时珍国医国药，2008，19（7）：1715-1716.

617.周冬菊.葛根素小肠吸收及胃滞留片的研究［D］.北京：北京化工大学，2006.

618.邓新国、胡世兴、张清炯，等.葛根素经腹腔注射在兔眼房水和玻璃体中的药代动力学结果比较［J］.中国药理学通报，2007，23（1）：136-137.

619.杜力军、邢东明、炎彬，等.对葛根素与葛根黄酮体内［J］.世界科学技术－中医药现代化，2004，6（6）：26-31.

620.姜丽、严小军、李云，等.葛根素体内药代动力学研究进展［J］.江西中医药，2015，46（8）：70-74.

621.冉川莲、段俊国、蹇文渊，等.葛根素药代动力学研究进展［J］.中药药理与临床，2012，28（1）：190-194.

622.李妮、路玫，等.葛根素在糖尿病肾病病人中的药动学［J］.中国新药与临床杂志，2002，21（1）：51-53.

623.金昔陆、朱秀媛.血浆中葛根素的薄层－紫外光密度扫描测定法及其在家兔的药动学［J］.中国药理学通报，1991，7（6）：421-424.

624.吴燕红、苏子仁、赖小平，等.愈风宁心片中葛根素在Beagle犬体内药动学研究［J］.中成药，2006，28（2）：215-218.

625.吴燕红、苏子仁、赖小平，等.愈风宁心片中葛根素在小鼠体内的药动学和生物利用度研究［J］.中药新药与临床药理，2004，15（4）：259-261.

626.张志荣、游学均、魏振平，等.愈风宁心胶囊在兔体内的药动学和生物利用度研究，中国药学杂志，1997，32（4）：224.

627.郭建平、成国祥、孙其荣，等.葛根黄酮滴丸兔体内药动学［J］.中国药学杂志，2004，39（5）：51-52.

628.朱春燕，王雪莉，石峰．葛根总黄酮缓释片药动学研究［J］．世界科学技术－中医药现代化，2007，9（6）：58-60.

629.田景振，魏凤环．葛根黄酮缓释胶囊家兔体内药代动力学研究［J］．山东中医药大学学报，2003，27（6）：454-456.

630.向大雄，李焕德，罗杰英，等．葛根总黄酮生物黏附性缓释片在家犬体内的药动学及生物利用度研究［J］．中国药学杂志，2005，40（7）：532-534.

631.张嘉家，易荆丽，周毅生，等．葛根总黄酮分散片的药动学研究及其与愈风宁心片的比较［J］．中国实验方剂学杂志，2014，20（1）：107-110.

632.郑彩美，卢毅，张彤，等．葛根总黄酮经鼻与口服给药的药代动力学研究［J］．中成药，2009，31（8）：1194-1198.

633.吴正红，朱延勤，严汉英．葛根素滴眼液眼内药代动力学的研究［J］．中国药科大学学报，1998，29（3）：221-224.

634.李津明，野津，于姗姗，等．葛根素固体分散体的制备及体内药动学［J］．中国新药与临床杂志，2011，30（4）：294-297.

635.鲁传华，吴鸿飞，周安，等．葛根素纳米粒在小鼠体内的药动学［J］．中国医院药学杂志，2008，28（23）：1977-1980.

636.杨芟，宋金春，刘薇芝．葛根素前体脂质体药动学和生物利用度研究［J］．中国医院药学杂志，2008，28（24）：2075-2077.

637.罗承锋．葛根素固体脂质纳米粒的药动学及其代谢产物研究［D］．广州医学院，2010.

638.邓赟，徐金库，李新松．葛根素脂质体滴眼液的制备及其药动学研究［J］．中国中药杂志，2010，35（3）：301-304.

639.廖昌军，曹丽萍，高秀蓉，等．葛根素 β- 环糊精包合物小鼠血浆中生物利用度研究［J］．四川生理科学杂志，2009，31（2）：64-66.

640.张红艳，孙洪胜，刘健，等．葛根素固体自微乳胶囊在大鼠体内的药动学研究［J］．中国药房，2015，26（34）：4773-4775.

641.陈小新，原素，李耿，等．葛根素自微乳在 Beagle 犬体内的药代动力学及生物利用度研究［J］．中药材，2011，34（5）：750-753.

642.岳鹏飞，游荣辉，杨明，等．葛根素亚微乳的制备及家兔体内药物动力学评价［J］．中国医药工业杂志，2007，38（7）：491-495.

643.张立，崔名全，尹蓉莉，等．葛根素磷脂复合物的制备及表征［J］．亚太传统医药，2012，8（11）：28-29.

644.吴军勇，李泳江，胡雄彬，等．葛根素与磷脂复合后对葛根素微乳经淋巴转运的影响［J］．中草药，2018，49（12）：2914-2918.

645.邓向涛，郝海军，贾幼智，等．葛根素磷脂复合物及其固体分散体的药代动力学及生物利用度研究［J］．中药材，2015，38（9）：1974-1976.

646.杜俊锋，涂亮星，胡凯莉，等．葛根素纳米晶的制备工艺及其表征［J］．湖南中医药大学学报，2017，37（4）：369-372.

647.万小敏，丁宇翔，赵兵杰，等．载葛根素的 PEG 修饰介孔硅纳米粒的制备及其对急性心肌缺血

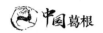

大鼠的保护作用［J］.中草药，2018, 49（8）：1789-1795.

648.马晓星，韩翠艳，刘畅，等.葛根素聚合物胶束的制备及包封率的测定［J］.中国药房，2016, 27（22）：3122-3124.

649.吴卫，李素珍，陈俐秀，等.星点设计－效应面法优化葛根素PGFE胶束聚合物制备工艺［J］.中华中医药杂志，2016, 31（3）：968-970.

650.冯玉兰，柴薇薇，李健和，等.葛根素PEG-PE纳米胶束的制备及在急性心肌缺血模型小鼠体内的组织分布［J］.中国药学杂志，2017, 52（21）：1918-1923.

651.谭钦铎.葛根异黄酮的提取及微胶囊制备的研究［D］.长春：吉林大学，2018.

652.薛瑞，沈晓华，杨洁，等.透明质酸修饰的葛根素PEG-PLGA纳米粒的处方工艺优化及其体外评价［J］.南京中医药大学学报，2016, 32（5）：487-490.

653.刘诗雨，柏希慧，董林娟，等.葛根素羧甲基壳聚糖微球的工艺优化及其体外释放［J］.中国医药工业杂志，2016, 47（3）：299-304.

654.莫建民.葛根素立方液晶的制备及在微针作用下的体外透皮特性研究［J］.中国药房，2017, 28（22）：3132-3135.

655.李祥农.葛根的传说［J］.上海中医药报，2013, 3：89.

656.A S（ed）. The remedy pamphlet of Kwao Krua tuber of Luang Anusarnsuntara kromkarnphiset［M］. Chiang Mai, Thailand：Chiang Mai Upatipongsa Press, 1931.

657. Kerr A. A reputed rejuvenator［J］. J Siam Soc（Natural History Suppl），1932, 8：336-338.

658.霞光.江苏纺织的源头——三块葛布［J］.江苏地方志，2002.

659.范建华.中华节庆辞典［M］.昆明：云南美术出版社，2012.

660.钱钟书.谈艺录（补订本），vol. 100［M］.北京：中华书局，1984.

661.黄裳.故人书简［M］.北京：海豚出版社，2012.

662.郑朝宗.郑朝宗纪念文集［M］.厦门：鹭江出版社，2000.

663.潘啸龙.先秦诗鉴赏辞典［M］.上海：上海辞书出版社，1998.

664.王秀梅.诗经（上）：国风［M］.北京：中华书局，2015.

665.詹福瑞.李白诗全译［M］.石家庄：河北人民出版社，1997.

666.周宗麟.大理县志稿卷六［M］.大理：不详，1917.

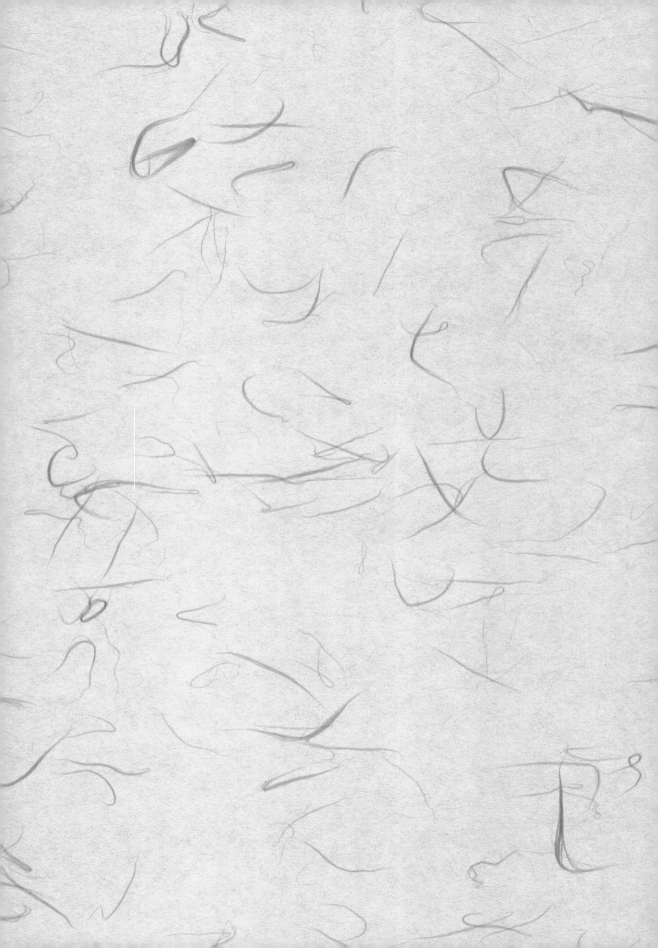